日常臨床における

難症例集

求められる診断と適切な対応

編集委員

大谷一紀　三橋 晃　山城正司
東京都　　神奈川県　　NTT東日本関東病院
大谷歯科クリニック　鎌倉デンタルクリニック　歯科口腔外科

デンタルダイヤモンド社

刊行にあたって

　難症例と思われる患者が来院した際、多くの疑問と不安が頭をよぎるなかで、診査・診断を行い、治療計画を立案し、そして治療に着手することに苦慮するケースは少なくありません。まして、自分が不得手としている治療内容であれば、なおさらです。さらに、それが年々増え続ける高齢患者である場合は、その多くが全身疾患を有していることが多く、一般の歯科医院は一次医療機関として適切な対応が求められています。

　そこで、本増刊号では保存修復、補綴、口腔外科における難症例をピックアップ。実際に、難症例と思われる患者が来院した場合、どのような観点から診査・診断を行い、治療を進めていけばよいのかを、各分野のエキスパートが解説します。

　本増刊号が、開業歯科医師が難症例に遭遇した際の治療指針のヒントとなり、治療が成功するための一助となれば幸いです。

2017年3月
編集委員一同

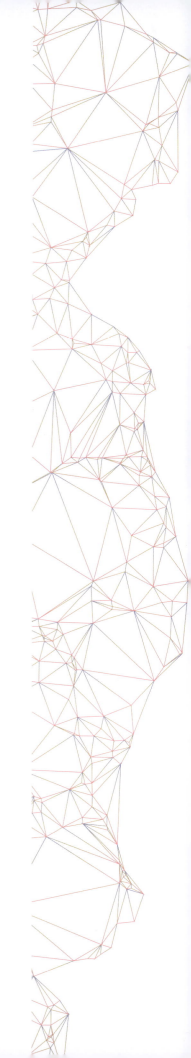

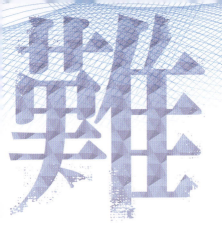

日常臨床における 難症例集
求められる診断と適切な対応

CONTENTS

I. 保存修復

1 根分岐部病変への攻めの治療・守りの治療 ……………………………………… 10
菊池重成　東京都・きくち歯科医院

2 破折器具への対応 ……………………………………………………………………… 17
田中利典　東京都・川勝歯科医院

3 審美治療としての根面被覆術 ………………………………………………………… 24
大河原純也　茨城県・ありす歯科医院

4 透過像はあっても症状がない症例への対応 ………………………………………… 34
三橋 晃　神奈川県・鎌倉デンタルクリニック

5 パーフォレーションリペア　MTAを用いた封鎖 ………………………………… 39
阿部 修　東京都・平和歯科医院

6 隣接面二次う蝕 ………………………………………………………………………… 46
三橋 純　東京都・デンタルみつはし

7 歯周病の難症例の治療を成功へ導く鍵　"動く証拠"を有効活用 ……………… 52
長尾大輔　茨城県・長尾歯科

8 コンポジットレジン修復とシェードマッチ ………………………………………… 59
髙田光彦　兵庫県・髙田歯科

9 象牙質知覚過敏症の効果的な治療法 ………………………………………………… 66
富山 潔　向井義晴　神奈川歯科大学　口腔機能修復学講座　う蝕制御修復学分野

II. 補綴

1 重度歯周病患者に対する歯周補綴と、インプラントによる咬合再構成 ………… 74
藤田大樹　東京都・エド日本橋歯科

2 多数歯欠損・すれ違い咬合の補綴処置 ……………………………………………… 81
大山哲生　日本大学歯学部　歯科補綴学第Ⅱ講座

3 前歯部の審美修復症例　メタルタトゥー、歯頸線の不揃い ……………………………… 90

大谷一紀　東京都・大谷歯科クリニック

4 上顎前歯部にフラビーガムがみられ、前がみの傾向がある症例 ……………………… 96

奥野幾久　大阪府・奥野歯科医院

5 顎堤高度吸収に対応した総義歯 …………………………………………………………… 104

松丸悠一　北海道・コンフォート入れ歯クリニック

6 前歯部インプラント症例　抜歯即時埋入 ………………………………………………… 112

殿塚量平　東京都・とのつか歯科

7 インプラント治療における大きな症例、硬・軟組織マネジメント ………………… 118

松永興昌　福岡県・松永歯科クリニック 審美・インプラントセンター薬院

Ⅲ. 口腔外科

1 抜歯の苦手意識を克服する　難抜歯の予測と抜歯テクニック ………………………… 128

佐藤 豊　JAとりで総合医療センター　口腔外科

2 小児の外傷患者が来院したら　診査と治療 ……………………………………………… 138

宮新美智世　東京医科歯科大学大学院医歯学総合研究科　小児歯科学分野

3 開業医が診る顎関節症・顎関節脱臼 ……………………………………………………… 144

西山 暁　東京医科歯科大学大学院医歯学総合研究科　口腔顔面痛制御学分野

4 歯科心身症とは　診断と対応 ……………………………………………………………… 152

澁谷智明　日立製作所横浜健康管理セン　和気裕之　神奈川県・みどり小児歯科

5 「原因がわからない歯の痛み」非歯原性歯痛 …………………………………………… 162

嶋田昌彦　東京医科歯科大学大学院医歯学総合研究科　口腔顔面痛制御学分野

6 内服薬のある患者への対応　抗血栓薬、骨吸収抑制薬 ………………………………… 168

水谷美保　NTT東日本関東病院　歯科口腔外科

7 口内炎が治らない　おおまかな口腔粘膜疾患の考え方 ………………………………… 176

山城正司　NTT東日本関東病院　歯科口腔外科

8 どんなときに歯牙移植を考えるか　適応と実践的手技 ………………………………… 182

丸川恵理子　東京医科歯科大学大学院医歯学総合研究科　顎口腔外科学分野

9 麻酔が効きにくいときの対応 ……………………………………………………………… 189

深山治久　東京医科歯科大学大学院医歯学総合研究科　麻酔・生体管理学分野

表紙デザイン：和歌月悦子

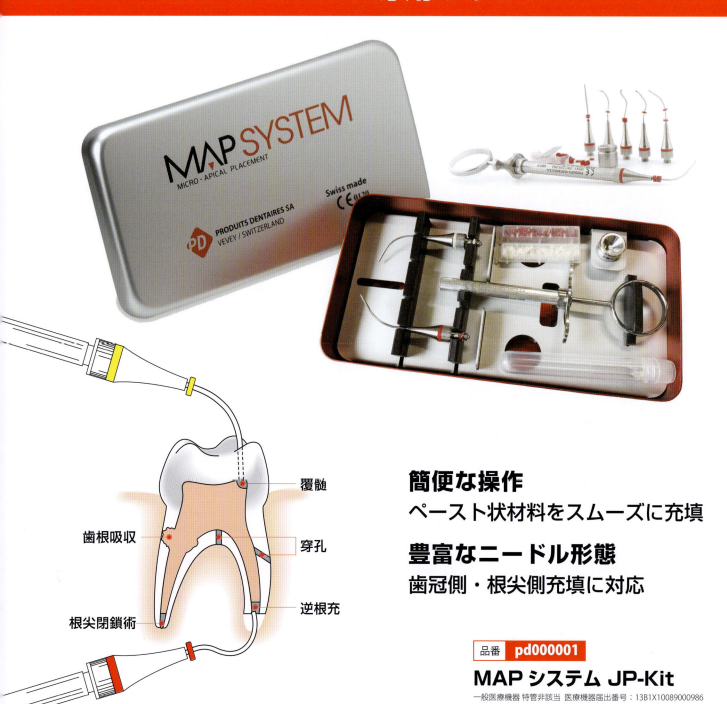

保存修復

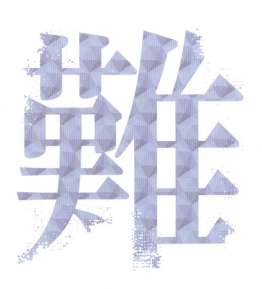
難

Ⅰ. 保存修復

1 根分岐部病変への 攻めの治療・守りの治療

菊池重成 Shigenari KIKUCHI
東京都・きくち歯科医院

 難症例への対応

　歯周治療で対応が難しいケースのひとつに、根分岐部病変がある。洞穴状の形態はプラークコントロールが困難なため、炎症のコントロールが難しく、歯周治療を行っても見えなかったり届かなかったりするために、デブライドメントを十分に行うことが難しい。

　また、根分岐部は大臼歯と上顎小臼歯に存在するが、大臼歯は大きな咬合力がかかる部位でもある。力で歯周病が発症することはないが、炎症＋力で歯周組織の破壊が促進されることがある。炎症と力のコントロールは、歯周治療の両輪なので、どちらも見逃すことはできないし、関連があると思って対処するほうがよいだろう。

　現在、「難治性歯周炎」という診断上の分類は削除されたが、通法の治療を行っても改善せず、病態が進行してしまう難しい症例はある。「治療の限界を知ったうえで、どのようなときに歯周外科処置を行うのか？」、「より積極的な治療方針で歯周再生治療を行うための条件は何か？」、あるいは、「いずれ抜歯→欠損補綴となることを見越して積極的な治療を行わずに現状維持に努めるのはどのような場合か？」、きちんと線を引くことは難しいが、その判断基準を考察する。

 治るための条件

　歯周再生治療によって根分岐部病変が改善し、良好な状態を維持できれば、「歯周病が治った」

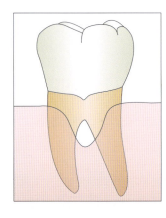

図❶　キーホール型の根分岐部の骨欠損（参考文献[4]より引用改変）

と感じられるのだが、治るためにはさまざまな条件を満たしている必要がある。下記にその条件を3つの観点から示す。

①患者条件（プラークコントロールレベル、全身疾患、コンプライアンス、モチベーション、経済的負担能力など）

　まず、歯周外科手術を行うのに患者が適切であるかを検討する。具体的には、プラークや炎症の残存率が15％以下で、非喫煙者、治療への理解度が高く、全身状態が健康な患者が最適[1]といわれている。

②局所条件（骨欠損の状態、患歯の種類、咬合状態、付着歯肉の状態など）

　次に根分岐部用探針を用いて根分岐部病変の進行度（Ⅰ、Ⅱ、Ⅲ度）を調べ、それに対応する治療法を選択[2]する。Ⅰ度の病変では非外科治療で良好な成績を得ることができ、Ⅲ度の病変ではトンネリング、ルートセパレーション、抜歯などが適応となる。

　歯周再生治療が適応となるのはⅡ度の病変であ

症例1

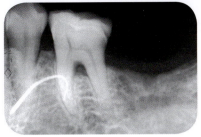
図❷a ⌐6近心舌側にサイナストラクトを認めたため、ガッタパーチャポイントを挿入してデンタルX線写真を撮影した。生活歯のため、歯周治療を優先させた

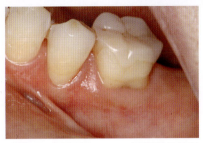
図❷b 歯周ポケットは頬側根分岐部のみ垂直的に5mm、水平的に3mm。分岐部病変は頬側からⅡ度

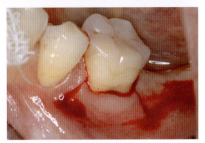
図❷c 骨欠損は根分岐部に限局していたため、切開は⌐6頬側のみ。近遠心に縦切開を入れて、確実なアクセスができるようにした

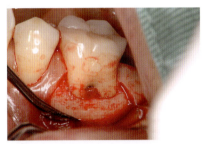
図❷d 根分岐部内は炎症性の肉芽組織で満たされていた。根分岐部底部には黒い歯肉縁下歯石の付着が認められた

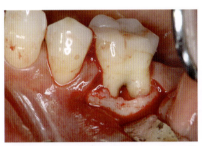
図❷e 根分岐部は舌側にわずかに骨があり、ぎりぎりⅢ度にはなっていないが、奥の深いⅡ度根分岐部病変であった

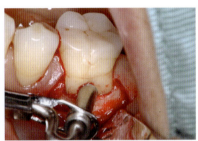
図❷f アマルガム充填器を用いて、β-TCP（オスフェリオン®）を根分岐部内に填塞した

るが、下顎大臼歯のⅡ度根分岐部病変に対する歯周再生治療は成功率が高い[3]といわれている。とくに「欠損形態がキーホール型で狭いもの」（図1）、または「根分岐部病変の頬側に骨壁があるもの」は確実性が高い[4]ので、歯周再生治療はそのような症例を選んで行うのがよいだろう。また、パラファンクションの有無、歯肉の厚みや付着歯肉の幅などを考慮し、最終的にその歯を保存、再生させるために必要な努力やコスト、確実性が治療に見合うものなのかを判断する。

③術者条件（術者の技能、診療態勢、医療資源など）

どれほど条件が整っていても、術者本人の技能が未熟な場合には無理をせず、まずはアクセスが容易で審美性の低い部位の歯周外科処置から行い、習熟してからより難易度の高い処置に挑むべきであろう。

また、患者一人にかけられる診療時間や医療資源が少ない状態では、患者の生活背景を探り、時にライフスタイルに介入し、励ましながら歯周治療を行う余裕はないであろう。長期に安定した状態を維持するためのメインテナンスシステムが確立されていなければ、歯周外科処置で一時的に病態が改善しても、再び悪化してしまう危険性が高い。技能と診療態勢が整っているか、己を振り返ってみる必要があるだろう。

攻めの治療 ①歯周再生治療

目の前の患者とその患歯が、上記の条件に当てはまると判断したときに歯周再生治療を目指す。

●症例1：骨移植術を行い、良好な経過を維持しているケース（図2）
- 患者：52歳、女性
- 主訴：歯周治療を希望

⌐6根分岐部にX線的にⅢ度の病変を認めた。診査後、歯周基本治療を行った。根分岐部病変の治療については、保存的な治療方法を選択するよ

症例1（続き）

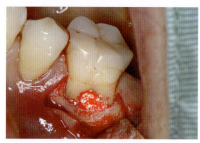

図❷g　根分岐部内の範囲で、緊密に骨補塡材が塡塞されているのがわかる

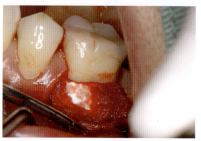

図❷h　欠損部をコラーゲンメンブレン（コラテープ®）で被覆したのち、十分な減張切開を行ってから縫合した

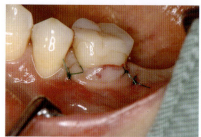

図❷i　歯肉弁を歯冠舌側に引っ掛けて引っ張る懸垂縫合と縦切開部の縫合を行った

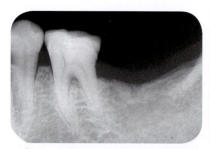

図❷j　術後1日のデンタルX線写真。β-TCPが根分岐部に塡塞されている様子がわかる

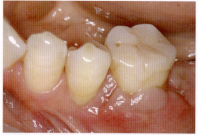

図❷k　術後1週。抜糸後。切開部で裂開がみられる。歯肉に当てないよう注意して、軽くブラッシングを始めるように指示した

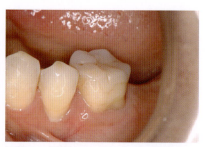

図❷l　術後3ヵ月。炎症は改善している。根分岐部の歯周ポケットは3mm

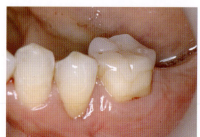

図❷m　術後1年3ヵ月。辺縁歯肉はわずかにクリーピングしている。根分岐部は完全閉鎖している

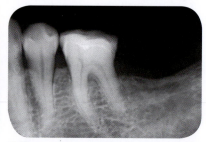

図❷n　術後1年3ヵ月のデンタルX線写真。根分岐部は骨で満たされており、歯槽硬線も認められる。X線的にも根分岐部が完全閉鎖していることがわかる

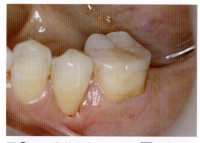

図❷o　術後2年7ヵ月。⌈5の歯肉に炎症が認められるが、⌈6の根分岐部の歯肉は安定している。プラークコントロールの徹底とSPTの継続により、歯周組織の状態を維持するよう支援している

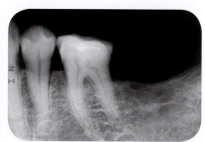

図❷p　術後2年7ヵ月のデンタルX線写真。術後の経過は良好で、X線的な変化は認められない。根分岐部は骨で満たされた状態を維持している

症例2

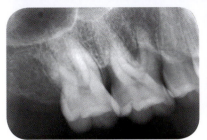

図❸a ⎯6⎯に歯周組織の破壊を認める

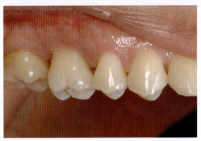

図❸b 歯周ポケットは、口蓋側近心が9mm、頬側遠心が6mm。根分岐部病変は、頬側は認めないが、近遠心的にⅡ度。歯周ポケットの減少と歯周組織再生を目的にエムドゲイン®を用いた歯周再生治療を行った

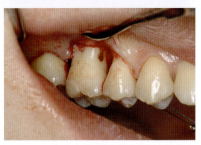

図❸c 歯肉弁剥離直後。近心に大きな歯肉縁下歯石の塊を認めた。歯周基本治療で除去できなかったことは問題だが、明視野にすることで確実なデブライドメントができた

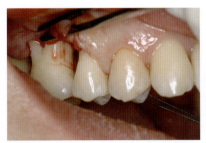

図❸d デブライドメント後。頬側の根分岐部は健全だが、近遠心の根分岐部はともにⅡ度の病変であった。根面処理をした後、エムドゲイン®を欠損部根面に塗布した

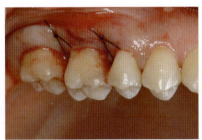

図❸e 垂直懸垂マットレス縫合により、歯肉弁を閉鎖した

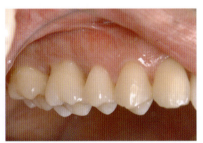

図❸f 術後3週。歯間部にわずかに歯肉退縮を認めるものの、治癒は良好。プラークコントロールもよく、歯肉は安定していた

う心がけ、骨補填材を用いた歯周外科治療を行った。術後、根分岐部は骨で満たされて完全閉鎖しており、それを維持している。

◆ 攻めの治療 ②抜歯

残念ながら、歯周治療で、いつまでも歯を残せるわけではない。歯を失ったときのことを見据え、患者にとって最良の治療をともに考え、提供することも歯科医師の使命である。Ⅲ度の根分岐部病変で残存歯槽骨量が少ないとき、抜歯後にインプラント治療を希望しているのであれば、戦略的に早期に抜歯するのも確実性が高い治療である。上顎大臼歯部に歯槽骨が4mm残れば、オステオトームを用いた上顎洞底挙上術を用いて8mmのインプラントを埋入し、長期間維持することは、炎症のコントロールができているケースであれば可能である。

●症例2：歯周再生治療を行ったものの、経過不良で抜歯したケース（図3）

- 患者：22歳、女性
- 主訴：侵襲性歯周炎

のⅡ度根分岐部病変に対して、エムドゲイン®を用いた歯周再生治療を行った。術後3年目から5年間、海外転勤のためにメインテナンスケア（SPT）が中断した。術後8年で再来院されたが、歯周ポケットは深くなっており、動揺も増加していた。今後の治療計画として、再び歯周再生治療を行う、あるいはSPTの継続によって現状維持を目指す選択も示したが、患者は早期の抜歯とインプラント治療を希望した。患者は若く、人生が長く続くだけに、妥協的な歯の保存をせずに、積極的な治療介入を決断した。

症例2（続き）

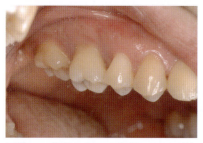

図❸g 術後8年。5年間、SPTが中断していた。熱心にプラークコントロールをしていたようだが、6┃は動揺が増加しており、歯周ポケットは深くなっている。オペ後再評価時→再初診時で動揺度：0→2、歯周ポケット最深部：4→9である

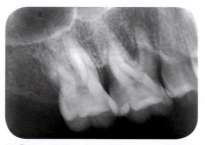

図❸h 術後8年のデンタルX線写真。6┃の歯槽骨吸収が進行していた。根分岐部にも透過像が認められ、X線的にⅢ度であった

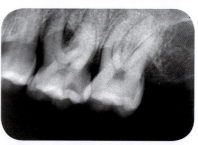

図❸i 反対側の┃6も同様に歯槽骨吸収が進行していた。こちらのほうがより症状が進行していた

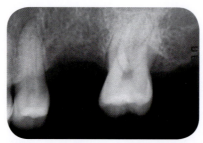

図❸j インプラント治療を希望したため、┃6は抜歯した。歯槽骨の回復量が大きく、インプラント治療は十分に可能な状態であった

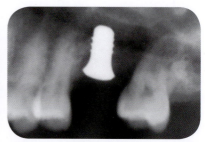

図❸k 上顎洞底挙上術を行うことなく、8mmのインプラントを埋入できた

　歯周炎が進行して抜歯に至る場合、上顎大臼歯部の残存歯槽骨量が少なくなり、インプラント埋入のための骨造成術など複雑な処置が必要になるケースが多い。しかし、このケースでは患者が若く、抜歯後の歯槽骨の回復量が大きかったため、骨造成術を行わずにインプラント治療を行うことができた。

守りの治療

　攻めの治療とは対照的に、確定的な判断を行わず、なるべく現状を維持することを目的に行う治療が守りの治療である。「妥協的メインテナンス」と呼ばれるこの治療は、患者が望まない、決断できない、費用的に折り合いがつかない、診療システムが対応できない、術者が未熟など、さまざまな理由により選択される。

　実際の臨床では、「歯肉を切って縫うなんて痛そうだから、やりたくありません」、「費用的に無理です」などと、歯周外科治療を即座に拒否されることもある。プロフェッショナルとして、科学的根拠に基づき複数の治療方針を示すべきであろうが、それでも患者が妥協的な治療を希望するならば、それを尊重し、待つことも治療のうちである。

　妥協的な治療のみでは重篤な症状を引き起こすと考えられるケースの場合、患者を強く説得することも必要かもしれない。しかし、歯周病は生活習慣病という側面が大きく、医師や他人からとやかく言われて無理に説得されても、自分で"やらねば"と決心しないかぎり、持続することは難しい。

　筆者は、初診時に「患者とドクターは二人三脚です」と必ず説明することにしている。同じ方向を向いて、同じペースで進まないと、ともに倒れてしまう。「治療内容に納得して同じ方向を向いているか？」、「いまの治療のペースについてこられているか？」を意識し、遅刻やキャンセルは

症例3

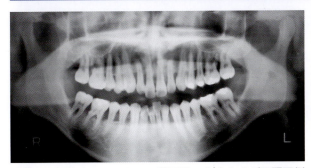
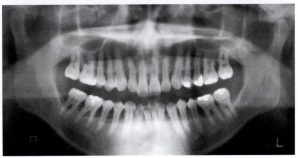

図❹a 初診時のパノラマX線写真。6|6および下顎両側大臼歯部を中心に垂直性骨欠損が進行しており、歯石の沈着も認める。骨欠損は根分岐部まで至っているため、大臼歯部の根分岐部はほどんどの部位がⅡ〜Ⅲ度の病変である

図❹b 初診より9ヵ月後。3〜6ヵ月ごとのSPTを継続している。全顎的に水平性骨吸収を認めるものの、歯周組織は安定しており、1本も歯を失わずに初診時の歯列を維持している

無言の抵抗かもしれないと考えている。これは違うなと気づいたら、ペースを緩めたり、方向の確認をする必要がある。また、いまはそのタイミングではないとわかったら、攻めの治療から守りの治療に切り替えたほうがよい場合もある。

● 症例3：現状維持に努めているケース（図4）
- 患者：37歳、男性
- 主訴：歯のぐらつきと歯肉からの出血

歯周治療を希望して来院した。浸麻下で全顎的にスケーリング・ルートプレーニングを行い、再評価ののち、深い歯周ポケットが残存した大臼歯部に対して歯周外科処置（オープンフラップデブライドメント）を初診より1年間に行った。その後は大きな介入をすることなく、3〜6ヵ月ごとのSPTを継続している。全顎的に水平性骨吸収を認め、Ⅱ〜Ⅲ度の根分岐部病変も残っているが、歯周組織は安定しており、1本も歯を失わずに9年経った現在も初診時の歯列を維持している。

守りの治療のメリットは受け入れられやすく、お互いの理解（方向とペース）を確認するのによい。一方、デメリットは不確定な状態のままで止まってしまうため、予後が不安定で、メインテナンスしにくい状態のままになることが多く、痛みや腫れ、不快症状がコントロールできない場合もあることである。妥協的な治療なので、時間の経過とともに状況が悪化し、適切な治療のタイミングを逸してしまうこともある。

鑑別が必要なケース

歯周炎の進行による根分岐部病変にみえても、実際には原因が異なる場合があるので注意が必要である。

● 症例4：危うく間違えそうになったケース（図5）
- 患者：40歳、男性
- 主訴：歯周再生治療を希望

新聞記者で口調が鋭く、筆者は病状の説明をするだけでプレッシャーを感じた。

近医で|6の掻爬術を受け、直後から頬側根分岐部が腫れてきたとのこと。|6は生活歯で、咬合痛や打診痛はないが、頬側根分岐部に5mmの歯周ポケットおよび1mmの歯肉退縮を認めた。同部位の歯肉には直径5mmの腫瘤ができており、サイナストラクトを認めた。左側方運動時のガイドは|3〜6までのグループファンクションで、咬合関係に問題はなさそうであった。|7は根尖部に透過像を認めたが無症状、補綴物の適合も良好である。

患者が強く希望していたこともあり、根分岐部病変に対して歯周再生治療を行うことを検討したが、|7の感染根管治療を先行させることとした。すると、根管治療を行っただけで、|6頬側根分岐部の腫瘤は消失し、歯周ポケットも3mmに改善した。|6頬側根分岐部は|7根尖部からかなり離れているため、一見無関係に思えたが、原因は辺縁性歯周炎による根分岐部病変ではなく、|7の慢性

症例4

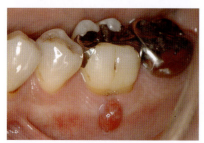
図❺a ｢6頬側根分岐部に5mmの歯周ポケットおよび1mmの歯肉退縮を認めた。同部位の歯肉には、直径5mmの腫瘤ができていた

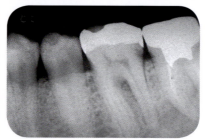
図❺b ｢6根分岐部に限局したX線透過像を認めた

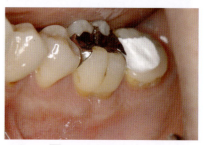
図❺c ｢7の感染根管治療を行ったところ、｢6頬側根分岐部のサイナストラクトは消失し、歯周ポケットも3mmに改善した

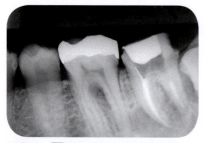
図❺d ｢6根分岐部の透過像は残っていたが、歯周炎による骨吸収ではないと判断し、根分岐部のデブライドメントは行っていない

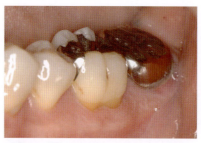
図❺e ｢7は根管治療後に支台築造し、FMCを装着した。サイナストラクトや根分岐部病変の再発などの症状は出ていない

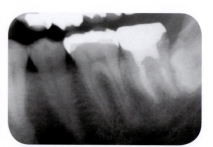
図❺f ｢6根分岐部の透過像は消失し、健全な歯槽骨の構造が認められる

根尖性歯周炎であった。同一歯で歯内－歯周病変が併発している場合、歯内治療を先行させることは容易に判断できるが、このように隣在歯が原因という可能性も考慮しなければならない。

　このようなケースでは適切な鑑別診断を行い、主な原因に対する治療を先に行うことで、余計な侵襲を与えず治癒に導くことができる。この症例で診断を誤り、根分岐部根面のデブライドメントを行っていたら、本来健全であったはずの付着が失われ、医原性の根分岐部病変を生じていた可能性すらある。

大切なことは何か

　積極的に介入すべきケースとそうでないケースを分けるものは、「歯周病が治る」条件を満たしているかどうかだが、条件を満たしていないからといって治療できないというものではない。医療は人と人との関係で成立している。たとえ「難症例」であっても、目の前の患者に寄り添い、想いを汲み取り、プロフェッショナルとして判断し、同じ方向を見て同じペースで歩んでいく。そして現代の医療水準と比較して、妥当な治療を患者が納得して受けられることが大切[5]で、それを提供することが医療人としての務めであり、幸せであると確信している。

【参考文献】
1) Cortellini P, Tonetti MS: Focus on intrabony defects: guided tissue regeneration. Periodontol 2000. 22: 104-32, 2000.
2) 日本歯周病学会（編）：歯周病の検査・診断・治療計画の指針 2008. www.perio.jp/publication/upload_file/guideline_perio_plan_2008.pdf
3) Reddy MS, et al.: Periodontal regeneration - furcation defects: a consensus report from the AAP Regeneration Workshop. J Periodontol. ;86 (2 Suppl) : S131-133, 2015
4) 関野 愉：根分岐部病変の治療についてのEBM・文献的考察. 月刊「歯界展望」別冊　根分岐部病変 臨床対応とエビデンス　医歯薬出版, 2015:38-47.
5) 中島みち：患者革命―納得の医療、納得の死. 岩波アクティブ新書, 2002.

Ⅰ．保存修復

② 破折器具への対応

田中利典 Toshinori TANAKA
東京都・川勝歯科医院

破折器具の捉え方と説明方法

「治療に使う器具が体の中に残っている」と言われたら、一般的にどのようなイメージをもつだろうか。開腹手術時にガーゼやハサミを体の中に残してしまい、術後死亡するような重篤な医療事故をひょっとしたら想像するかもしれない。歯科治療では、偶発的に治療器具（とくにステンレススチール［SS］やニッケルチタン［Ni-Ti］製のファイル）が根管内で折れて残ってしまうことがあるが、これをそのまま「治療器具が残っている」と患者に説明すると、前述のように重篤な事象を連想されてしまいかねない。以前、筆者は患者に「この残っている器具は、いずれ移動して脳に刺さるなんてことはないんですか？」と質問を受けたことがある。

1．破折器具をどう捉えるべきか

偶発的に起こるとはいえ、われわれ歯科医師が、その存在を隠したり不誠実な対応をしたりして患者に誤解を与えてしまうと、のちの治療に協力を得られなくなってしまう。まずは、破折器具の存在を患者に説明する前に、破折器具をどう捉えるべきか、3つのポイントを整理しておきたい。

第一に、滅菌された器具（SSファイル、Ni-Tiファイル、レンツロなど）が使用されていることを大前提とすれば、根管内に残ってしまった破折器具自体が感染の原因になるわけでなく、疼痛の原因にもならない。また、硬組織に囲まれているかぎり、自然と移動することはなく、根管内に留まったままである。SpiliらやPanitvisaiらは、<u>破折器具の存在そのものは治療成績に影響しない</u>、としている[1,2]。

第二に、根管内異物としてみた場合でも、ひと昔前はシルバーポイントという根管充填材（図1a）があり、<u>根管内を金属で充填した時代があった</u>。また、近年でも、ガッタパーチャポイントの中心にプラスチックキャリアなる芯が存在している根管充填材（図1b）があり、一般的なガッタパーチャポイントとシーラーによる根管充填と異なる手法もある。したがって、根管内に存在しているものがガッタパーチャポイントとシーラーでないこともあり、それ以外の歯科材料の存在は許容されない、というわけではない。

第三に、偶発的とはいうものの、「器具の破折を経験したことのない歯科医師は根管治療をして

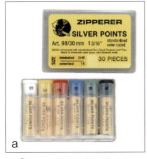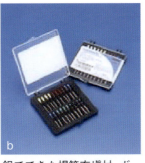

図❶ a：シルバーポイント。銀でできた根管充填材。ガッタパーチャポイントと違い、強くしなるため、作業長までの挿入がファイルと同じような感覚で容易である。b：サーマフィル。ポリスルホン製のプラスチックキャリアの周りにガッターパーチャポイントが付与されている。専用の加熱器で軟化させ、根管内に挿入して根管充填する

いない」[3]と揶揄されるほど、日常臨床では残念ながら起こり得る事象である。当然、ファイルの特性の理解や予防的な使い方の習得[4]は重要である。そして、破折器具が存在している場合、あるいは器具破折が生じた場合、現状を整理して説明することが望ましい。

2．破折器具についての説明方法

以上を踏まえ、すでに破折器具が存在している再根管治療の症例を考えてみよう（図2）。

筆者は、最初に「破折器具」とは言わず、X線写真をご覧いただきながら以下の手順でお話ししている。

「詰め物・被せ物と同じくらいの白さ（X線不透過像）で写っているものが歯の中に存在しています」

「おそらくその白さから、金属系のものと推測されます」

「それ自体は一般的に感染や痛みなど直接問題を引き起こすものではありません。ひと昔前は、金属の針金（シルバーポイント）で歯の中を詰めていた時代もありました」

「歯の根の治療（根管治療）を行う際、感染除去を目的とした、この金属系の材料が障害になってしまうようでは、治療が難しくなります」

「まずはこの材料が取れるかどうか、治療を開始してみて、除去のために歯を多量に削るなど、犠牲が大きくなるようであれば、きれいにできるところまでをよく清掃して、歯の中を詰めていきましょう」

「その後の経過観察で予後が思わしくない場合、外科的に対応することもあるため、時期をみて再評価させてください」

もし、術者自身での除去が難しい場合は、

「専門外来（あるいは歯内療法専門医）での治療が望ましいので、紹介状を作成します」と説明し、医療連携を早期にとることも解決策の一つである。

また、術者自身が器具破折を生じさせてしまっ

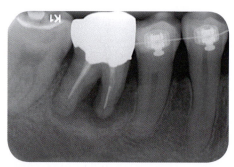

図❷　術者からみれば近心根管にある異物は破折器具とひと目でわかるが、最初からそのように患者に伝えると不安を煽ったり誤解が生じたりする。X線写真上での白さ（不透過像）をもとに、「金属系と推測される」と説明を始める

た場合は、

「治療する歯の中（根管）の形態が複雑で、治療に使う非常に細い器具が歯の中に取り残されてしまいました」

「器具自体は滅菌されており、歯の中で自然と移動するものではありませんが、念のため取り除くことができるかを試みてみます」

「仮に取り除くことができなくても、それ自体は悪さをしません。歯を削りすぎるようであれば中断し、最終的にゴムの材料、糊になる材料とともに歯の中を詰めていきます（根管充塡）」

最後に、その後の観察の必要性と外科処置の可能性についてお伝えしておく。

ぞんざいな説明をしたり、前医に不十分な説明を受けていたりすると、患者側は「治療に使う器具が残っているから痛みが消えない」、「器具が残っているから、この歯は残せないのではないか」といった具合に、話が違う方向にいってしまう。また、破折器具の除去が治療の目的や訴訟の原因になってしまう。根管治療で術者が行うことは感染除去であるとしっかりと認識し、患者に丁寧に説明する必要があろう。

破折器具の診断・対応

複根管歯では、破折器具がどの根管にあるのかを診断する必要がある。X線写真1枚では正確に把握ができないため、破折器具の存在が疑われ

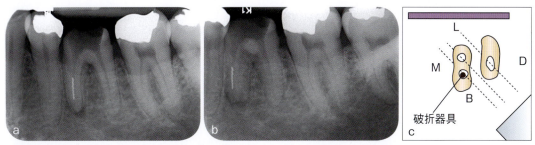

図❸ 初診時における正方線（a）と偏遠心（b）によるX線写真。この症例では、どの根管に破折器具が存在しているだろうか。バッカルオブジェクトルール（SLOBの法則）から、偏遠心撮影で近心に偏位して写る像が頬側である。この症例では、破折器具が偏遠心撮影で近心よりに写っている。したがって、近心頬側根管に存在していると読影できる（c）

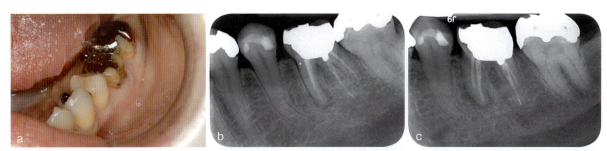

図❹ 46歳、女性の⎿6。他院にて、「破折器具がある」、「症状があるなら残せないかもしれない」と説明を受けたとのこと。破折器具が根管内に存在しているが、問題を抱えているのは近心根のようである。患者に誤解を与えてしまうと、「破折器具を取らないと治らないのでは」という話になりかねない。ちなみに、正方線（b）と偏遠心（c）で、破折器具の存在しない根管が大きく偏位している。破折器具のある根管はX線写真に近い遠心舌側根管である

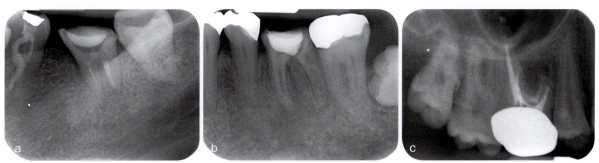

図❺ 破折器具が湾曲の手前にある症例（a）と、湾曲の奥にある症例（b、c）。湾曲の奥にある症例では、歯冠側から明視下で処置ができないため、除去の難易度が高い。下顎大臼歯近心根の2根管では根尖で合流するように湾曲していることがあるが、X線写真上では頬舌的な湾曲は写らないため、注意が必要である

る場合は、偏心投影（一般的には偏遠心撮影）したX線写真を追加して、破折器具のある根管を特定する（図3：バッカルオブジェクトルール、SLOBの法則）[5]。

その存在を確認した後に重要なのは、破折器具を「除去する必要があるか」である。X線写真の根尖部透過像や自覚症状がなければ、除去に伴う歯質削除はかえって犠牲になるため、無理に取り除く必要はない（図4）。通常のX線写真で根尖部透過像が認められないのに痛みを訴えるようであれば、CBCT撮影による根尖部の詳細な観察も、時には必要である。

もし、根尖部透過像や自覚症状が存在するのであれば、除去やバイパス形成（破折器具を残したままでの尖通の確認）が可能なのか、すなわち、「障害を克服できるか」を考える（図5）。このとき、もし根管の湾曲の向こうに破折器具が存在する場合は、歯冠側からの除去が難しい[6,7]。その際は、術前に外科的アプローチの可能性を説明しておくことが望ましい。

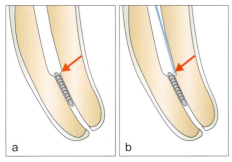

図❻　a：ステージングプラットフォーム（←）。b：超音波チップによる根管内湾側の切削（←）

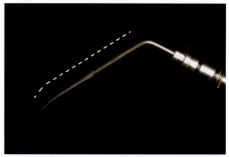

図❼　超音波チップ先端の屈曲。根管内壁を切削する際、チップ先端をわずかに屈曲させることで、意図した部位を切削しやすくなる。ただし、長時間使用すると屈曲部分が破折するので、繰り返しは避ける

破折してしまった場合も含め、除去ができなかったら、届くところまでを機械的・化学的に清掃し、しっかりと根管充填する[8]。根管充填の質は、破折器具がある場合でも、その予後に影響する因子であるため、緊密な根管充填を心がける[9]。

以上のように、破折器具が存在する症例において、「除去する必要があるか」を初めに考え、次に「障害を克服できるか」でそのアプローチを考える。

破折器具除去のアプローチ

破折器具を明るく拡大した視野で除去するために、手術用顕微鏡は不可欠である。Suter らによると、手術用顕微鏡下での破折器具除去は極めてよい成績を得たとしている[10]。これに併せて、超音波振動装置を用いた破折器具除去は、最も行われているアプローチである[6,9,11,12]。

技術的な点では、破折器具が手術用顕微鏡下で観察できるかどうかが、除去の可否に大きく影響する。まず、ゲーツグリッデンドリルなどで破折器具の歯冠側がはっきりと見えるように、ステージングプラットフォームをつくる（図6a）。その際、ストリッピングパーフォレーションに十分注意して、筆者はゲーツグリッデンドリルの2番（70号相当）をよく使用している。

次に、超音波振動装置につけたスプレッダー型超音波チップを根管の内湾側に差し込んでいき、破折器具と歯質の間に隙間を形成していく（図6b）。このとき、ピンポイントで歯質を削除したいため、超音波振動装置の出力は比較的弱い設定（筆者の使用しているエナック［長田電気工業］でパワー2）とする。また、必要があれば、超音波チップの先端を曲げたり、より細くなるように形態修正したりする（図7）。ただし、屈曲させたチップは長時間使用すると先端が破折するため、十分に注意する。あわせて、超音波チップの振動による根管内の発熱に気をつけ、頻繁に根管洗浄をする。Gluskin らによると、超音波振動による発熱で体温より10℃以上の温度上昇が1分以上持続すると、歯周組織に侵襲が加わると報告している[13]。

破折器具の歯冠側が、根管壁にほぼ接していない状態であれば、超音波振動装置の出力を一時的に高くし、破折器具に強い振動を与える（エナック［長田電気工業］でパワー4以上）。また、無機質溶解剤であるEDTAを根管洗浄剤に用いることも有効である。歯根側に残っている長さが短ければ、振動によって強く飛び出してくる。その際、他の根管に誤って入らないように、必要があれば他の根管口に綿球などを置いておくとよい。その他、マセランキットやループテクニックなどの手技がある[14,15]が、ここでは割愛する。いずれにせよ、除去を試みる際、手術用顕微鏡下で破折器具が観察できるように根管壁を整えることができるか、あるいは、切削することが許容できるか、注意しなければならない。とくに、破折器具除去に伴うパーフォレーションは予後に大きく影響する[9]。

破折器具を除去できた症例

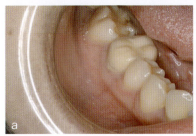
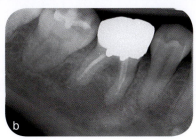

図❽a　33歳、女性の6̄。強い自発痛に悩まされ、大学病院を受診したところ、保存困難と抜歯の説明を受けた。保存を希望し、他院より紹介で当院に来院

図❽b、c　患歯には、大きい根尖部透過像が存在した。近心舌側根管には破折器具が認められた

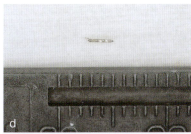
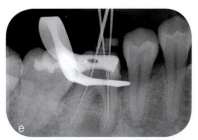

図❽d　根管治療に伴い、破折器具を除去した

図❽e　作業長の確認

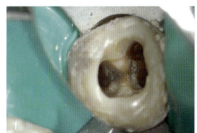
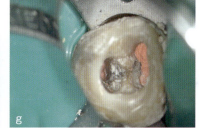

図❽f、g　根管形成を済ませ、根管充填を行った

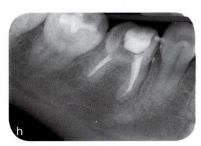
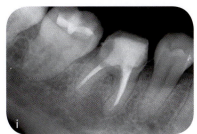
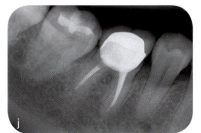

図❽h　根管充填直後

図❽i　術後8ヵ月

図❽j　術後3年。治療に伴い自発痛は消失し、経過観察にてX線透過像は消失した

根管からの破折器具除去と歯質削除を客観的に評価し、除去を試みる（症例：図8〜10）。

破折器具を残して根管充填したものの、経過観察中に再発した場合は、外科処置を行う[16]。そのとき、歯根端切除に伴い、破折器具除去を行う（図11）。外科処置に伴い、破折器具も取り除かれるわけだが、あくまでその目的は通常の根管治療で除去できなかった感染を取り除くことである。治療計画の説明では、その点を十分に伝えるようにする。

破折器具は除去できたが、保存困難であった症例

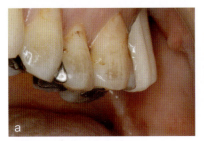

図⑨a　35歳、女性の⏋7

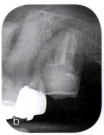

図⑨b、c　口蓋根管に破折器具が存在していた

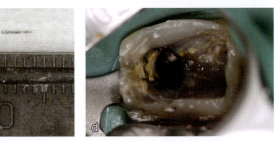

図⑨d　ガッタパーチャポイントを除去すると、根管内に破折線と大きなパーフォレーションが認められた。長期的な予後が悪いと判断し、残念ながら治療中断となった

破折器具除去できなかった症例

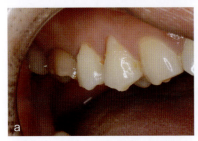

図⑩a　39歳、男性の⏌6。自覚症状を訴え、近医を受診したところ、冠を外したら歯が割れていたために保存困難と説明を受け、インプラントを勧められたとのこと

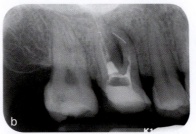

図⑩b　近心頬側根管の湾曲の先に破折器具が存在している。歯の破折は認められなかったが、口蓋根管にパーフォレーション、根分岐部にX線透過像が存在していた。なお、歯周ポケットとは交通していなかった

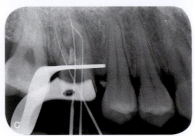

図⑩c　パーフォレーションを修復し、作業長を確認。破折器具は除去できなかった

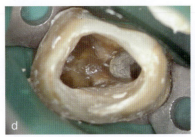

図⑩d　根管充填前。口蓋根管のパーフォレーションはMTAを用いてリペアを行った

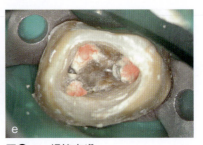

図⑩e　根管充填

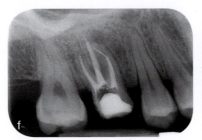

図⑩f　根管内に破折器具が残った状態で、緊密に根管充填

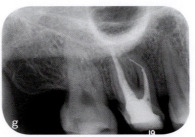

図⑩g　術後7ヵ月。根分岐部のX線透過像は消失し、患歯は問題なく機能していた。紹介元で最終補綴に移行してもらうようにと説明した

外科処置で対応した症例

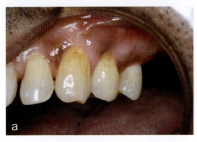
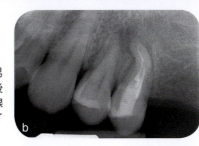

図⓫a　60歳、男性の|5。治療後も根尖部にX線透過像が残存しているとして紹介

図⓫b　破折器具は歯根の湾曲の先に存在している

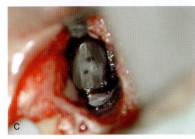
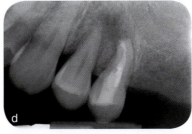
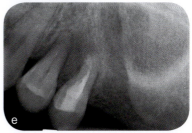

図⓫c　患者の希望も踏まえ、本症例は外科処置で対応することとした

図⓫d　歯根端切除に伴い破折器具も除去。MTAにて逆根管充填を行った

図⓫e　術後4ヵ月。根尖部X線透過像の縮小傾向が観察された

 まとめ

　破折器具は偶発的に起こる事象だが、患者説明を誤ると大きな誤解を招く。根管治療では何を相手に治療しているのか、そのために必要なことは何か。歯内療法の目的を整理しておけば、破折器具の存在で説明に詰まることはなくなるだろう。手術用顕微鏡や超音波振動装置・超音波チップなど、診療環境が整うのであれば破折器具除去に挑戦していただきたいし、そうでないならば、EBMのコンセプトに基づいて術者の技量と患者の価値観を客観的に評価し、医療連携を図っていただきたい。

【参考文献】

1) Spili P, P Parashos, HH Messer, The impact of instrument fracture on outcome of endodontic treatment. J Endod, 31(12): 845-750, 2005.
2) Panitvisai, P., et al., Impact of a retained instrument on treatment outcome: a systematic review and meta-analysis. J Endod, 36(5): 775-780, 2010.
3) Grossman, L.I., Guidelines for the prevention of fracture of root canal instruments. Oral Surg Oral Med Oral Pathol, 28(5): 746-752, 1969.
4) Parashos, P. and H.H. Messer, Rotary Ni-Ti instrument fracture and its consequences. J Endod, 32(11): 1031-1043, 2006.
5) Goerig, A.C. and E.J. Neaverth, A simplified look at the buccal object rule in endodontics. J Endod, 13(12): 570-572, 1987.
6) Ward, J.R., P. Parashos, and H.H. Messer, Evaluation of an ultrasonic technique to remove fractured rotary nickel-titanium endodontic instruments from root canals: clinical cases. J Endod, 29(11): 764-767, 2003.
7) Alomairy, K.H., Evaluating two techniques on removal of fractured rotary nickel-titanium endodontic instruments from root canals: an in vitro study. J Endod, 35(4): 559-562, 2009.
8) Fors, U.G. and J.O. Berg, Endodontic treatment of root canals obstructed by foreign objects. Int Endod J, 19(1): 2-10, 1986.
9) Fu, M., Z. Zhang, and B. Hou, Removal of broken files from root canals by using ultrasonic techniques combined with dental microscope: a retrospective analysis of treatment outcome. J Endod, 37(5): 619-622, 2011.
10) Suter, B., A. Lussi, and P. Sequeira, Probability of removing fractured instruments from root canals. Int Endod J, 38(2): 112-23, 2005.
11) Ward, J.R., The use of an ultrasonic technique to remove a fractured rotary nickel-titanium instrument from the apical third of a curved root canal. Aust Endod J, 29(1): 25-30, 2003.
12) Nevares, G., et al., Success rates for removing or bypassing fractured instruments: a prospective clinical study. J Endod, 38(4): 442-444, 2012.
13) Gluskin, A.H., C.J. Ruddle, and E.J. Zinman, Thermal injury through intraradicular heat transfer using ultrasonic devices: precautions and practical preventive strategies. J Am Dent Assoc, 136(9): 1286-1293, 2005.
14) Hulsmann, M., Methods for removing metal obstructions from the root canal. Endod Dent Traumatol, 9(6): p. 223-237, 1993.
15) Roig-Greene, J.L., The retrieval of foreign objects from root canals: a simple aid. J Endod, 9(9): 394-397, 1983.
16) Madarati, A.A., M.J. Hunter, and P.M. Dummer, Management of intracanal separated instruments. J Endod, 39(5): 569-581, 2013.

I. 保存修復

3 審美治療としての根面被覆術

大河原純也 Junya OKAWARA
茨城県・ありす歯科医院

　患者のQOL向上に伴い、歯肉退縮によるわずかな歯肉レベル不揃いを気にする方が増えている。そのような背景のなか、最近では一般歯科医が根面被覆術を習得する必要性が高まっているように思われる。しかし、一言で根面被覆といっても、その術式はさまざまで、その選択に迷うことも少なくない。そこで、本項では根面被覆を行う際にどのような観点から診査・診断を行い、どのような術式を選択すればよいのか、実際の症例を通じて解説したいと思う。

歯周治療

　根面被覆を含む外科処置を成功させるには、まずは、適切な歯周基本治療により、歯肉の炎症を抑制することが重要な鍵となる。歯肉の炎症を改善することで、本来の軟組織レベルを知ることができるため、正確な診査・診断が可能となる。また、不適切な口腔衛生や悪習癖は歯肉退縮を引き起こすため、この時点で徹底した口腔衛生指導を行うことも重要である。さらに、不適切な咬合や歯列の改善、動揺歯の固定、根管治療、う蝕治療、不適合補綴物の除去（プロビジョナルレストレーションの作製）などもこの時点で行う。

診査・診断

　歯肉退縮の評価法として、Millerの歯肉退縮の分類（**表1**）[1]が広く用いられている。これは、歯肉退縮の大きさや隣接部組織の喪失の程度、さらに不正歯列の有無に応じて、根面被覆の達成度を客観的に評価できるため、臨床的にとても有用である。本項では、Millerの歯肉退縮の分類に従って症例を紹介する。

根面被覆術の種類と選択基準

　これまで、数多くの根面被覆術が考案されてきたが、それらは以下に大別することができる。
①有茎弁歯肉移植術
②無茎弁歯肉移植術
③硬組織移植術
④その他の移植材
⑤①〜④のコンビネーション
　有茎弁歯肉移植術には、歯肉弁側方移動術[2]、

表❶　Millerの歯肉退縮の分類

Class 1	歯肉退縮がMGJに達しない範囲で、隣接部分の硬・軟組織の喪失がない	完全な根面被覆が期待できる
Class 2	歯肉退縮がMGJに達するか超える範囲で、隣接部分の硬・軟組織の喪失がない	完全な根面被覆が期待できる
Class 3	歯肉退縮がMGJに達するか超える範囲で、隣接部分の硬・軟組織のわずかな喪失が認められる。または、わずかな歯の位置異常がある	完全な根面被覆は期待できない
Class 4	歯肉退縮がMGJに達するか超える範囲で、隣接部分の硬・軟組織の喪失が認められる。または、大きな歯の位置異常がある	根面被覆はできない

表❷　筆者の術式選択基準

術式名	審美領域への適応	利点・欠点
組織移植術 （エンベロープ法・トンネル法）	歯肉退縮：Miller の Class 1 角化歯肉幅：≧ 1 mm （以上の条件が満たされていれば第一選択としている）	術後の審美性が最も優れる。しかし、術式の難易度が高く、角化歯肉幅を大幅に増やすことができないのが欠点
有茎弁歯肉移植術と結合組織移植術のコンビネーション	歯肉退縮：Miller の Class 2 角化歯肉幅：すべてに対応可（ただし欠損部付近に十分な角化歯肉が必要）	角化歯肉幅を増やすことができる。しかし、術式の難易度がやや高いのが欠点
遊離歯肉移植術	歯肉退縮：Miller の Class 1〜2 角化歯肉幅すべてに対応可 （術後の審美性が劣るため、審美的要求の高い患者への適応は不可）	角化歯肉幅を大幅に増やすことができ、術式も比較的簡便。しかし、術後の審美性が悪いのが欠点

両側乳頭弁移動術[3]、歯肉弁歯冠側移動術[4]、半月状歯肉弁歯冠側移動術[5]などがある。無茎弁歯肉移植術には、遊離歯肉移植術[6]、結合組織移植術の Langer & Langer 法[7]、Modified Langer[8]法、エンベロープ法[9]、トンネル法[10]などがある。そして、硬組織移植術では GTR 法[11]なども行われており、その他の移植材として無細胞真皮マトリックス（日本未承認）やエムドゲイン®[12]なども報告されている。また、これらを組み合わせた術式も含めると、根面被覆術はまさに多種多様である。このなかでも、最近ではエンベロープ法やトンネル法が、審美領域への根面被覆術のスタンダードになってきているようである。しかし、歯肉退縮が大きい症例では、有茎弁歯肉移植術と結合組織移植術のコンビネーションが有効であり、また清掃性の向上を理由に角化歯肉幅を大幅に増やしたい症例では、遊離歯肉移植術も有効である。

　筆者は、患者の審美的要求、根面被覆の数、付着歯肉幅などを考慮し、目的に応じて表2の基準で術式を選択するようにしている。本項では、表2に挙げた、筆者が日常的に行っている3つの術式について、症例を交えながら解説する。

結合組織の採取

　根面被覆術で用いられる結合組織は、主に口蓋から採取されるが、上顎結節部から採取されることもある。以下に、それぞれの特徴と手技を示す。

1．口蓋部の結合組織

　口蓋部の結合組織は、組織学的に血管が豊富で、厚みが均一の比較的大きな結合組織片を採取できるため、根面被覆でよく使われる。ただし、口蓋軟組織は薄く、1 mm 以上の厚みの確保が難しいことがある。したがって、麻酔時に浸潤麻酔用の針を利用して、あらかじめ採取部位の軟組織の厚みを計測しておくとよい。

　口蓋部からの結合組織採取法として、主に以下の方法が行われている。

①上皮付き結合組織移植片を採取した後に、口腔外で上皮を除去（図1）
②トラップドアテクニックによる採取
③L字テクニックによる採取
④ダブルブレードによる採取
⑤エンベロープテクニックによる採取

などがある。上皮付き結合組織移植片を採取した後に、口腔外で上皮を除去する方法が最も簡便であるが、最も侵襲が大きいと考えられる。一方、エンベロープテクニックによる採取法が、最も侵襲が小さいと考えられるが、盲目的な術式であるため、最も難易度が高い。誤って深部を傷つけると、かえって侵襲が大きくなることがある。慣れるまでは、より簡便な①〜④の方法が安全であると思われる。

上皮付き結合組織移植片を採取後に口腔外で上皮を除去する方法

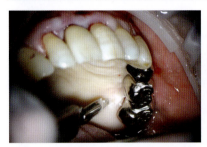
図❶a 口蓋側歯頸部から2〜3mm根尖側に離れた位置に水平切開を入れる

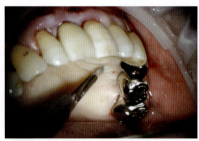
図❶b 必要とする大きさまで、近心に切開を延長

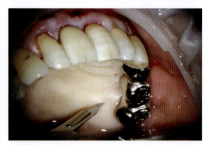
図❶c 水平切開線の遠心端から根尖方向に縦切開を入れる

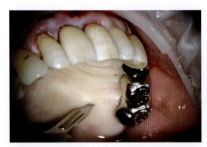
図❶d 必要とする大きさまで縦切開を延長

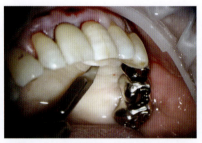
図❶e 水平切開線の近心端から同様に根尖方向に縦切開を入れる

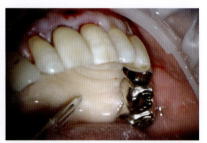
図❶f 近心と遠心の縦切開の先端を水平切開で繋ぐ

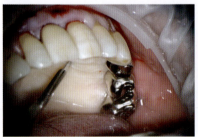
図❶g 四角い切開線が完成

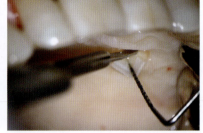
図❶h 四角い切開線の近心の角をプローブなどで引き起こし、切開の起始点とする

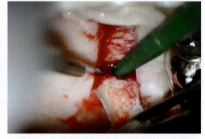
図❶i 上皮付き結合組織移植片を引っ張りながら骨膜を骨側に残して切開を進める

　口蓋には、解剖学的に多くの動・静脈が走行しているため、根尖側に深い位置（正中寄り）や骨膜付近の深部を傷つけると、思わぬ出血に遭遇することがある。とくに歯の欠損部は、歯槽堤が低くなっているため、根尖側に深い位置（正中寄り）を傷つけやすく、注意が必要である。当院では、採取した結合組織から余分な上皮、骨膜、脂肪組織などを口腔外で取り除いている間、アシスタントが数分間の圧迫止血をしている。また、結合組織を採取した反対側を利用して、患者自身に圧迫止血の練習をしてもらい、術後出血の際の対応を指導して帰宅してもらう。

2．上顎結節部の結合組織

　上顎結節部の結合組織は、組織学的に線維性が豊富で、口蓋の結合組織よりも移植後の容積変化が少ないとされている[13]。また、筆者の経験上、上顎結節部は術後疼痛や術後出血が比較的少なく、患者側のメリットは大きいと思われる。しかし、上顎結節部からは、小さな塊として結合組織片が採取されるため、根面被覆用として十分な量を採取できないことが多い。また、血管が粗であるため、移植材として使用する際には、血液供給に十

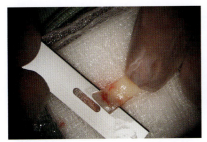
図❶j 採取した上皮付き結合組織から約1mmの厚みで上皮を除去する

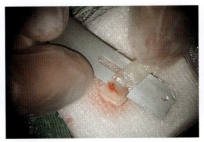
図❶k 切り取る上皮を指で押さえながら注意深く上皮のみを除去する。メスは小刻みに上下させる

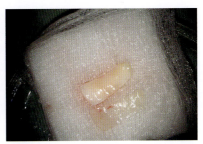
図❶l 上皮付き結合組織から上皮が取り除かれた状態

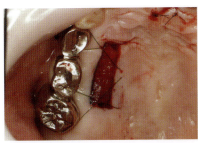
図❶m 止血後、コラーゲン製剤でカバーして縫合（筆者は歯周パックの脱離防止の目的で縫合している）

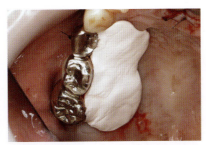
図❶n 術後の不快感を軽減する目的で歯周パックする

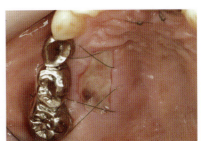
図❶o 術後1週間の状態

症例1：不適切な口腔衛生による歯肉退縮

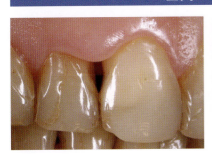
図❷a 初診時

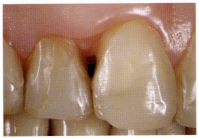
図❷b 口腔衛生指導から1ヵ月後

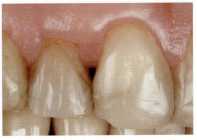
図❷c 口腔衛生指導から3ヵ月後

分配慮した術式が必要である。

筆者は、結合組織片を歯肉弁で完全に覆う歯槽堤増大術などで使用している。なお、結合組織を採取する際は、ディスタルウエッジ手術に準じて採取され、口腔外で余分な上皮、骨膜、脂肪組織などを取り除く。

 症例呈示

●症例1（図2）
- 患者：30代、女性
- 主訴：前歯部のブラックトライアングル

歯周基本治療時に不適切な大きさの歯間ブラシを使用していることが判明。歯間ブラシの使用を中止したところ、約3ヵ月で歯間乳頭が回復した。このように、不適切な口腔衛生や悪習癖は歯肉退縮を引き起こす原因となるため、根面被覆の前に適切な口腔衛生指導が必須と考えている。

●症例2（図3）
- 患者：30代、女性
- 主訴：歯肉退縮によるマージン露出

数年前に当院で上顎前歯部の補綴治療を行っている。歯肉退縮によるマージン露出を理由に再来

症例2：Class 1の歯肉退縮

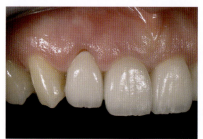

図❸a　術前

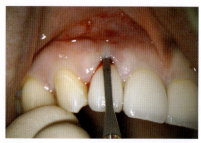

図❸b　エンベロープ（袋状）の部分層弁を形成

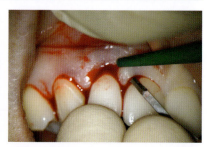

図❸c　袋状の部分層弁は必ず両隣在歯1歯分まで広げる

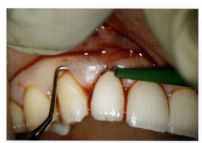

図❸d　プローブを挿入して袋状の歯肉弁が自由に可動することを確認。このとき必要な結合組織のサイズも計測しておく

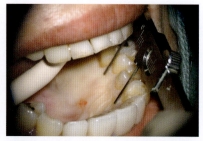

図❸e　エンベロープテクニックによる結合組織の採取。1次切開は口蓋側歯頸部から約3mm根尖側に設定し、必要とされるサイズよりもわずかに長く（2〜3mm程度）切開する

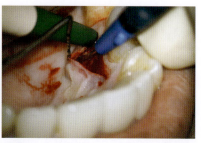

図❸f　2次切開。1mm程度の厚みで上皮組織を切り離す

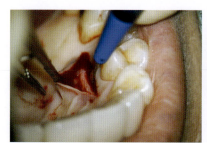

図❸g　3次切開。骨膜を骨側に残すように切開を進める

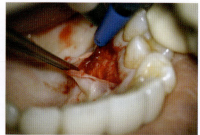

図❸h　コの字に切開して2次切開と3次切開を繋げると結合組織が採取される

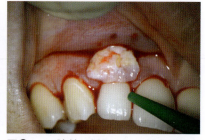

図❸i　口腔外で採取された結合組織から余分な上皮、骨膜、脂肪組織を取り除いた

院。歯肉退縮の原因として不適切な口腔衛生を疑ったが、口腔衛生指導後も改善しなかった。このとき、近遠心の歯間乳頭の高さは正常だったため、本症例の歯肉退縮はClass 1に分類される。また、補綴物マージンの不適や根面カリエスなどがあると根面被覆はできないが、幸いこの症例ではそのような問題は認められなかった。患者は審美的要求が高く、十分な角化歯肉幅があったため、エンベロープ法の根面被覆を行って、審美性を回復した。

●症例3（図4）
- 患者：30代、女性
- 主訴：|1の歯肉退縮

歯周基本治療後の診断で、近遠心の歯間乳頭の高さは正常で、歯肉退縮量は小さくClass 1の歯肉退縮に分類された。審美的要求が高い患者で、1mm程度の角化歯肉も認められたため、エンベロープ法による根面被覆を行った。

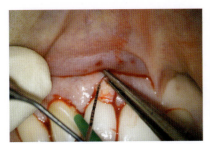
図❸j 袋状の歯肉弁が穿孔しないよう、慎重に移植片を挿入する

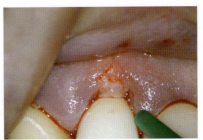
図❸k 移植片が袋状の歯肉弁にぴったり収まった状態。移植片が押し出されてしまう場合は、歯肉弁をもう少し大きく形成し直すか、あるいは移植片を小さくトリミングすることで対応

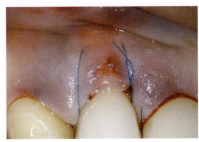
図❸l 懸垂縫合で、移植片が歯肉弁に固定された

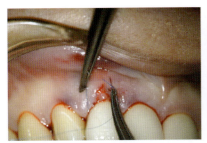
図❸m 必要に応じて単純縫合を追加する

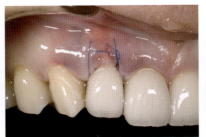
図❸n 術直後。わずかであれば、移植した結合組織片を露出させても構わない（露出は移植片全体の20％以下程度に抑える）。結合組織片を露出させた部位は角化歯肉となるため、結果的に角化歯肉幅を増やすことができる

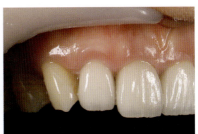
図❸o 術後2年

● 症例4（図5）
- 患者：60代、男性
- 主訴：|3に装着されていた補綴物の歯冠長が長い

近遠心の歯間乳頭の高さは正常だったが、MGJに達する歯肉退縮を認め、Class 2に分類された。しかし、マージン不適の補綴物が装着されており、このままでは根面被覆は適応外と判断した。そこで、患者の同意を得て補綴物を除去したところ、幸い大きなう蝕などの問題がなかったことから、根面被覆を行うことにした。本症例の歯肉退縮は比較的大きく、また歯肉退縮部の遠心に十分な角化歯肉が

症例3：Class 1の歯肉退縮

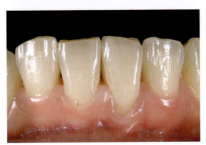
図❹a 術前

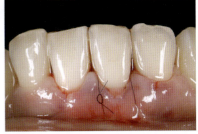
図❹b エンベロープ法による根面被覆

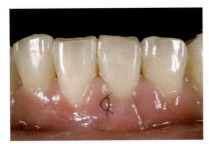
図❹c 術後1週間

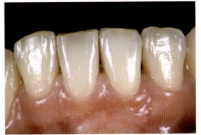
図❹d 術後3年

症例4：Class 2の歯肉退縮

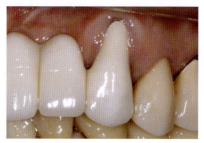

図❺a　術前

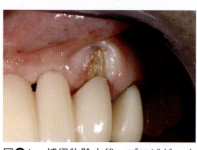

図❺b　補綴物除去後、プロビジョナルレストレーションをセット

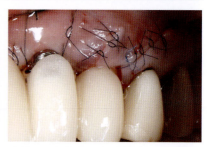

図❺c　有茎弁歯肉移植術（歯肉弁側方移動術）と結合組織移植術のコンビネーションを選択

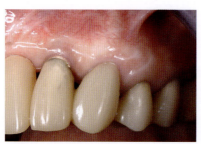

図❺d　術後6ヵ月

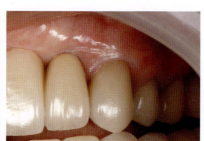

図❺e　術後5年

存在していたため、歯肉弁側方移動術と結合組織移植術のコンビネーションを選択した。このとき、根面の凹凸やセメントなどは徹底的に取り除いてスムーズな歯根面にした後、根面被覆を行った。

● 症例5（図6）
- 患者：40代、女性
- 主訴：他院で|6が保存不可能と診断され、抜歯を勧められた

　初診時、歯肉退縮によって頬側2根は根尖まで露出している状態だった。また、近遠心の歯間乳頭の高さは正常で、MGJに達する歯肉退縮を認めたため、Class 2に分類された。そこで、歯周基本治療や根管治療などの初期治療を行った後、根面被覆を行った。

　まず、露出した歯根の頬側を歯槽堤に収まるところまで削り、さらにブラインドになっている頬側根の口蓋側も含め、徹底的にデブライドメントした。そして、歯肉退縮部の近遠心に十分な角化歯肉が存在していたため、二度にわたり歯肉弁側方移動術と結合組織移植術のコンビネーションによる根面被覆を行い、角化歯肉の幅と厚みを同時に獲得した。

　初診から4年以上経過しているが、現在のところ審美的・機能的な問題は認められていない。

● 症例6（図7）
- 患者：30代、女性
- 主訴：1|1の突出感および、1|の歯肉退縮による審美障害

　1|の歯肉退縮はそれほど大きくなかったが、唇側転位による歯の位置異常を認めたことから、Class 3の歯肉退縮と分類した。本症例のように歯の位置異常がある場合、完全な根面被覆は望めない。そこで、まず初期治療として1|1をディスキングしてスペースを確保した後、部分矯正で歯

30　Ⅰ．保存修復

症例5：Class 2の歯肉退縮

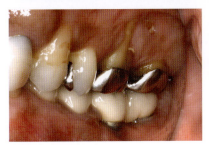

図⓺a　初診時

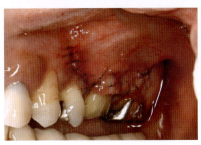

図⓺b　1回目の両側乳頭弁移動術（有茎弁歯肉移植術）と結合組織移植術のコンビネーションによる根面被覆

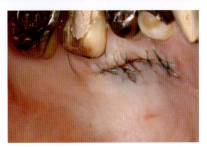

図⓺c　施術部と同側口蓋から結合組織を採取した

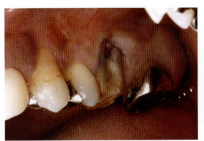

図⓺d　術後

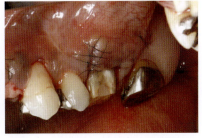

図⓺e　2回目の歯肉弁側方移動術（有茎弁歯肉移植術）と結合組織移植術のコンビネーションによる根面被覆

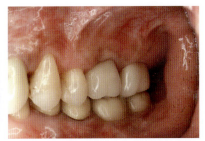

図⓺f　術後3年

症例6：Class 3の歯肉退縮

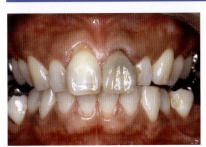

図⓻a　初診時

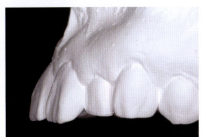

図⓻b　1|1に唇側転位を認める

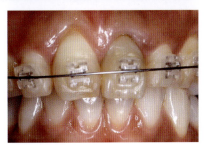

図⓻c　部分矯正治療

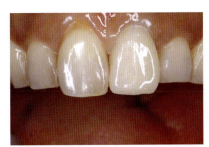

図⓻d　部分矯正治療によって唇側転位を改善

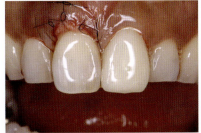

図⓻e　根面被覆直後

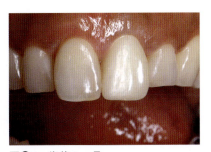

図⓻f　術後1ヵ月

症例7：Class 4の歯肉退縮

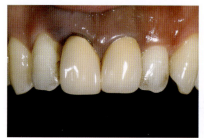
図⑧a　初診時

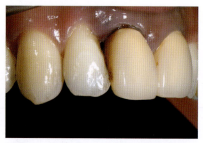
図⑧b　初診時、2|1間に歯間乳頭が認められた

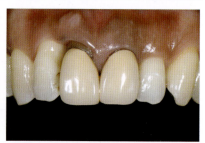
図⑧c　歯周初期治療後

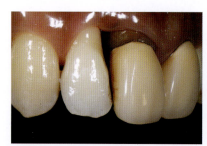
図⑧d　2|1の歯間乳頭が喪失し、Class 4の歯肉退縮に分類され、根面被覆の適応外と判断された

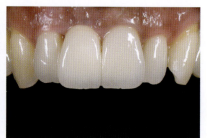
図⑧e　5年後、矯正治療と補綴治療を行った

軸を口蓋側に傾斜させて唇側転位を改善した。これによって、Class 3の歯肉退縮からClass 1の歯肉退縮へと改善され、根面被覆可能な環境が整った。そこで審美的要求が高い患者ということもあり、本症例では、エンベロープ法を用いた根面被覆によって歯肉レベルを改善した。

● 症例7（図8）
- 患者：30代、男性
- 主訴：2|1の歯肉退縮

初診時、2|1にわずかな歯肉退縮が認められた。また、1|は歯根破折が認められHopelessと診断。まず、歯周基本治療による歯肉の炎症を抑制したところ、歯間乳頭が大きく喪失し、2|はClass 4の歯肉退縮となり、根面被覆の適応外であることがわかった。そこで本症例では、1|の抜歯後に部分矯正治療で2|を挺出して、歯肉レベルを揃えた後、②1①の補綴治療にて患者の審美的要求を満たした。

このように、歯周基本治療を行うことで、患者本来の歯肉レベルを知ることができ、正しい診断と治療計画を立てることができるようになる。

● 症例8（図9）
- 患者：40代、女性
- 主訴：歯周病の治療

歯周基本治療による炎症抑制後、口腔前庭がとても浅いため、食物が歯間部に挟まるようになった。また、角化歯肉が存在しないため、ブラッシング時に疼痛を訴え、環境改善が必要と考えられた。審美的要求がそれほど高くない患者で下顎前歯部ということもあり、遊離歯肉移植術を行った。本症例はClass 4の歯肉退縮のため、根面被覆はできなかったものの、口腔清掃しやすい環境が整い、本処置の目的は達せられた。

 おわりに

これまで、根面被覆術は専門医が行う特別な処置と考えられてきた。しかし、患者の要求が「より審美的な治療」へとシフトしているのも事実で

症例8：Class 4の歯肉退縮

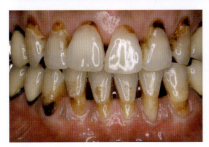
図9a　初診時

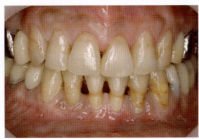
図9b　歯周基本治療後

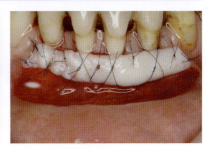
図9c　遊離歯肉移植術

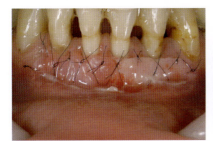
図9d　術後1週間

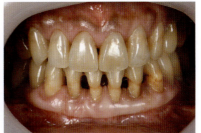
図9e　術後1年。十分な角化歯肉が獲得され、清掃しやすい環境が整った

あり、今後は、一般歯科医でも根面被覆術のニーズが高まると予想される。本項が、臨床のレベルアップの一助になれば幸いである。

【参考文献】

1) Miller PD: A classification of marginal tissue recession. Int J Periodontics Restorative Dent, 5（2）: 8-13, 1985.
2) Grupe HE, Warren RF: Repair of gingival defects by a sliding flap operation. J Periodontol, 27: 92-99, 1956.
3) Cohen DW, Ross SE: The double papilla repositioned flap in periodontal therapy. J Periodontol, 39: 65-70, 1968.
4) Restrepo OJ: Coronally repositioned flap: report of a case. J Periodontol, 44: 564-567, 1973.
5) Tarnow DP: Semilunar coronally repositioned flap. J Clin Periodontol, 13: 182-185, 1986.
6) Sullivan HC, Atkins JH: Free autogenous gingival grafts. I. Principles of successful grafting. Periodontics. Jun; 6(3): 121-129, 1968.
7) Langer B, Langer L: Subepithelial connective tissue graft technique for root coverage. J Periodontol, 56: 715-720, 1985.
8) Bruno J F: Connective tissue graft technique assuring wide root coverage. Int J Periodontics Restorative Dent, 14: 126-137, 1994.
9) Raetzke P B: Covering localized areas of root exposure employing the "envelope" technique. Journal of Periodontology, 56: 397-402 1985.
10) Allen A L: Use of the supraperiosteal envelope in soft tissue grafting for root cover- age. I. Rationale and technique. Int J Periodontics Restorative Dent, 14: 216-227, 1994.
11) Pini Prato G, Tinti C, Vincenzi G, Magnani C, Cortellini P, Clauser C: Guided tissue regeneration versus mucogingival surgery in the treatment of human buccal gingival recession. J Periodontol, Nov; 63(11): 919-928, 1992.
12) Abbas F, Wennström J, Van der Weijden F, Schneiders T, Van der Velden U: Surgical treatment of gingival recessions using emdogain gel: clinical procedure and case reports. Int J Periodontics Restorative Dent, Dec; 23(6): 607-613, 2003.
13) Dellavia C, Ricci G, Pettinari L, Allievi C, Grizzi F, Gagliano N: Human palatal and tuberosity mucosa as donor sites for ridge augmentation. Int J Periodontics Restorative Dent, Mar-Apr; 34(2): 179-186, 2014.

I. 保存修復

4 透過像はあっても症状がない症例への対応

三橋 晃 Akira MITSUHASHI
神奈川県・鎌倉デンタルクリニック

 リスクコントロールを考える

　いまでも強く印象に残っている症例がある。

　歯科医師になったばかりのころ、メインテナンスで管理中だった80代の高齢患者の口腔内に、不適冠を発見した。辺縁から黒く二次う蝕になっていたので、説明をしてから冠を除去し、う蝕除去を試みた。自覚症状はなかったが、歯肉縁下の深い部分から髄床底までう蝕が広がっていた。う蝕を徹底的に除去するうちに、髄床底を穿孔し、保存不可能となり抜歯に至った。もちろんその状況を診療後に説明し、納得・了解していただいた。しかし、悪いことに患歯は下顎第2大臼歯でブリッジの支台になっていたため、結果、患歯を抜歯してから義歯に移行することになってしまった。

　患者は、80歳を超えてから初めて義歯を装着。患歯に自覚症状はなく、私が手を施さなければ数ヵ月、いや数年そこに存在することができたのではないかと、ずっと良心の呵責を感じていた。"良心の呵責"を辞書で調べると、「悪いことをしてしまった自分自身に対して、心を痛めること」とある。

　冠を除去してう蝕を取ることが悪いわけではない。臨床で毎日のように経験する行為であり、歯学教育でもそれを正とする。しかし、自覚症状がまったくない場合や、抜歯すると義歯になる可能性が高くなる Key Tooth である場合、さらに高齢という条件がかかわってきたときには、正攻法の治療だけではなく、患者を全人的に診る必要がある。患者の背景にある人生を想像しながら治療に介入する時期や侵襲の程度を決定しなければ、患者が想像していた以上の負担となる可能性がある。

　いまであれば、穿孔部にはマイクロスコープ下で封鎖処置を施し、歯肉縁下う蝕であれば根分岐部の位置を考慮した歯肉根尖側移動術、歯根分割や移植など、抜歯になる前のオプションは多数ある。しかし、若き日の筆者に、そのようなオプションはなかった。つまり、歯科医師側のスキルの問題も重なり、その時点で最良な術式を施し、患者に不利益が生じないようにしていくことができなかった。自身にその時点でスキルがない場合には、大学病院や専門性の高い他医院へと紹介する勇気をもつべきである。

　図1、2の症例は、やはり80歳を超える高齢の患者である。右下に不適 PFMB r が入っているが、患者の訴えはなく、日常生活に問題がない。左側にインプラントが入っているが、もし 7| を失うことになっても、同部へのインプラントは費用的、体力的なことを踏まえて希望していない。このような条件で 7 6| を失った場合、前述の症例と同じく80歳を超えて初めての義歯装着の経験となるが、本人には自覚症状もなく、抜歯→義歯の流れに驚愕している。それゆえ現在は、深いポケットや根管治療未処置のリスクを説明したうえで、何か問題が生じた際にすぐに対処することとし、引き続きメインテナンス下で管理、経過観察をしている。

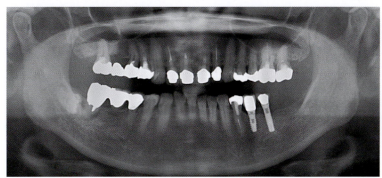 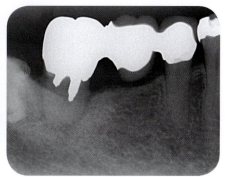

図❶ 81歳、女性のパノラマX線写真。下顎右側臼歯部のブリッジに自覚症状はないが、X線では根尖透過像と未根管処置の状態である。歯周ポケットも存在しているが、患者は積極的な治療を希望していない

図❷ 同デンタルX線写真

根管治療（first treatment）

抜髄歯
96%

根尖病変のない失活歯
100%

根尖病変のある失活歯
（歯髄壊死・未処置歯）
86%

再根管治療（Retreatment）

再治療（根尖病変なし）
98%

再治療（根尖病変あり）
62%

図❸ Sjogrenら（1990）。根管治療の予後（参考文献[1]より引用改変）。356症例の8〜10年予後

再根管治療開始時にすでに存在するリスク

抜髄症例では9割以上の成功率といわれている根管処置も、再根管治療かつ根尖透過像を有する場合は6割程度の成功率に留まる（図3）[1]。その理由は、前医が処置時にラバーダムを用いなかったことによる感染源の混入、不用意なファイル操作によって形成されたレッジによる根管からの逸脱、間接コア形成時に過剰な歯質切削があった場合、歯質の菲薄化などが考えられる。歯質の菲薄化は、とくに歯頸部において歯根破折に大きな影響を及ぼす[2]。

目の前の症例が何回目の再根管処置なのかを患者に聞きだしたうえで治療を行うが、治療前に「前の先生が二度と除去できないようにしっかりと接着した土台を、いまより少しだけ大きく削って除去しなければなりません。土台を外すリスクは1回目、2回目、3回目と高くなって、後からやり直す先生はどんどん追い込まれていくのです」など、再根管処置のリスクをあらかじめ患者に伝えておく。

主訴が違和感や疼痛のみで所見がない患者が来院したら？

初診時には主訴を確認することが重要であるが、とくに問診については時間をかけるべきである。患者から与えられた情報を十分に吟味し、何をどうしてほしいのかを聞きだす。診断を導き出したら、主訴を完全に消すことができるのかを検討し、患者の期待値よりも治療効果が低くなる可能性がある場合は、十分な説明により治療の見立てを患者が了解したうえで、初めて治療を進められる。

患歯にX線透過像やサイナストラクト（瘻孔

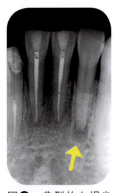 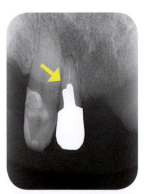 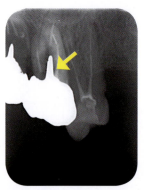

図❹ 典型的な根尖部透過像　　図❺ 近心への穿孔が原因　　図❻ 頰舌的穿孔。ポストコア先端部に透過像。破折ファイルもみられる

があり、患者がその歯に症状を訴えている場合には通法通りに治療を行っていく。一方、主訴が痛みや違和感のみで、患歯をX線やマイクロスコープなどで精査しても所見がまったく見出せない場合は、安易な歯の切削や補綴物の除去はこのタイミングでは行わない。「後医は名医」という言葉があるように、患者がドクターショッピングをするようなケースでは、最初の歯科医師が所見を見出せなくても、数軒回って数週間を経過しているうちに症状と所見が収束してきて、初めはわからなかった患歯が容易にわかることがある。このような一例を患者にも説明し、患者が無駄にドクターショッピングをしないように注意を促す必要がある。

また、所見があってもそれが打診痛や圧痛だけの場合、症状の実態が摑みにくい。これらの痛みは、術者が問いかけて患者が答える患者主観の"痛みや違和感の指標"であり、個人の痛みや違和感に対する閾値や許容度、忍耐強さ、寛容さなどの性格は多種多様である。また、術者に対する不信感や緊張度、さらに痛みを評価した日時や現在の患者を取り巻く社会環境など、多因子によってその尺度が大きく変化し影響を及ぼすといわれているからである。

痛みや違和感は、術者と患者で共有できない他覚所見であることを常に念頭に置いて治療を行わないと、患者の主観に引っ張られてしまい、いつまで経っても根管充填ができないなど、術者と患者、双方にとって不幸な結果に陥ることになる。患者との信頼関係を早期に築き、「打診痛が消失しなくても、根管内の感染源が取り去られたとこちらで判断した場合には、最終的な薬を詰めていきます」などと、根管充填の時期を決定するイニシアティブを治療開始前にある程度もつことも必要ではないかと考えている。

根尖透過像やサイナストラクトなどが存在せず、打診痛や圧痛のみを訴える場合や違和感を主訴に根管処置に至る場合には、感覚の消失を治療のゴールとしないことを初めから伝える。そして、根管治療の目的が根管内の感染源を取り去ることであり、それに関連した疼痛や違和感の一部が緩解する可能性があることを十分に説明し、患者の了解のうえで診療を開始しなければならない。

透過像の位置によってあらかじめわかる難易度

根尖部に透過像が存在する典型的な症例（図4）では、通常の根管処置で問題なく解決できると思われるが、根尖に透過像が存在せず、歯根中央のポストコア先端部に相当する透過像が存在し（図5）、歯周ポケット診査時にプローブが該当部まで入る場合には、陳旧化したポスト穿孔が疑われる（図6）。この際、通常の根管処置を施したとしても、症状は緩和しないことが予想される。ま

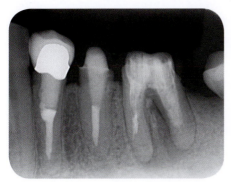
図❼ 6遠心根。歯根破折特有の、歯根を取り囲む透過像（"halo" radiolucency）

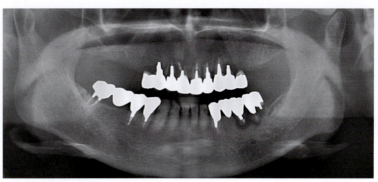
図❽ 数年前に多額の費用をかけて

た、ポスト除去時に疼痛や出血を伴えば、患者に不信感を抱かせてしまう。そのため、このようなX線所見を得たときには、あらかじめ穿孔の可能性を説明し、症状の原因のひとつになっている場合もあることを伝えておかなければならない。"後出しジャンケン"のような説明では、「根管処置をしても治らないし、今回穿孔されたのでは？」と、患者の不安はますます大きくなってしまう。

穿孔部封鎖の成功率は、正しい手法、材料で行った場合、70～90％と高い報告がある[3,4]。ただし、初めから歯周ポケットと穿孔部が交通していたり、X線透過像を呈している穿孔部は陳旧性であり、穿孔部封鎖の成功率は著しく下がるといわれている[4]。また、最近の論文では、穿孔部の大きさに予後は左右されないともいわれている[3]が、穿孔位置については、従来から軸側壁より髄床底、歯頸部より根尖部で予後良好な傾向があると報告されている[5]。

また、歯根破折特有の"halo" radiolucencyと呼ばれる歯根を取り囲む透過像がみられる場合（図❼）には、根管処置が奏効しない。陳旧化している場合には、穿孔部と同様限局性歯周ポケットを有するので鑑別の一助となる。

患者の幻想と真実とのギャップ

・X線上ですでに破折していると判断できる歯
・軟化象牙質を除去したら歯質がなくなると予想される歯
・歯質が非常に菲薄で、コアを除去するときに割れる可能性が高い歯
・骨吸収が広範囲に及び、もはや保存不可能と思われる歯
・視診によりすでに亀裂が入っていたり、破折が確認できるような歯

これらがあらかじめわかっている場合には、治療前に抜歯後はどのような補綴物のイメージになるのか、治療途中はどのような不便や制限があるのか、治療に有する時間や費用などを十分に説明しなければならない。

図❽はすべて抜歯と診断され、セカンドオピニオンで来院された患者である。上顎 4+5 には連結されたロングスパンなPFMブリッジが入っていて、大きく動揺している。下顎も 3～6 まで連結されたPFMブリッジ、7～4 まで連結されたPFMブリッジが入っていて、咬合時に両側大臼歯部が大きく動揺する。X線写真だけで判断するのは難しいが、読者の先生方ならば、何本抜歯と患者に宣言するであろうか？

数人の経験ある歯科医師に聞いてみると、若干の違いはあるものの、多くの歯を大まかに抜歯することには相違がなかった。上顎は歯根破折やう蝕がみられ、保存できる可能性がほぼなく、下顎も前歯を除いたすべての歯が抜歯になる可能性が高い。このような患者は、ほとんどが連結されている補綴物であるにもかかわらず、自分の歯がしっかり残っていると信じて疑わない。治療に介

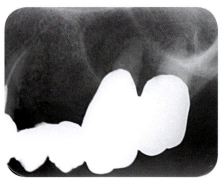
図❾ ［3〜7までのブリッジが装着されていた

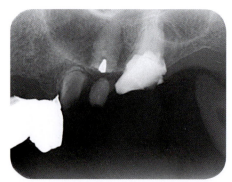
図❿ 補綴物除去後、保存不可能であった

入する前に十分なコンサルテーションを行い、自身が置かれている状況を受け入れる心理的な準備や覚悟ができていることを確認してから処置を開始するべきである。

症状が出現した場合には……

　症状がない場合には積極的手法を取らないほうが、よい結果に繋がる可能性が高いと解説してきたが、症状が出現した場合には、もちろん積極的に治療に介入する。図9は上顎左側に咬合痛を訴え、連結冠の不適もみられたため積極的に冠を除去した症例である。6の歯根は分断し、7は歯肉縁下に至る大きなう蝕がみられ、抜歯となった（図10）。症状が出現しないうちから、視診やプロービングなどから予想できる結果を歯科衛生士も含め患者に伝え続けていたため、抜歯後は4〜7の大きな欠損となったが、患者の受け入れは比較的容易であった。

　透過像はあるものの症状がない症例の治療に対する解釈は、患者によってさまざまな要素が複雑に絡むため、治療開始の意思決定が難しいと思っている。"歯内治療をしない治療"もオプションとして考えなければならないが、その歯の冠が脱離した、咬むと痛い、違和感を自分から申し出てきた、サイナストラクトが出現してくる、審美的要求があって銀冠を白くしたいなど、要望や症状に変化がみられたときが、積極的に治療を開始するベストタイミングであると思っている。

　米国歯内療法学会（AAE）のInformed Consent Guidelines[6]でも、患者とインフォームド・コンセントを行うなかで"No treatment"を必ず考慮することが明記されており、以下のように記述されていることを紹介し、本項を終えたいと思う。
"Keep in mind that choosing no treatment at all is always an alternative to every treatment or procedure. However, the likely results of no treatment must also be explained."
訳）まったく治療をしない選択をすることは、常にあらゆる治療法の代替手段であるということを覚えておいてください。しかし、治療をしないことについて可能性のある結果（リスク）についても説明しなければなりません。

【参考文献】

1) Sjogren et al.: Factors affecting the long-term results of endodontic treatment. J Endod, 16 (10) : 498-504, 1990.
2) Zandbiglari T, Davids H, Schafer E: Influence of instrument taper on the resistance to fracture of endodontically treated roots. Oral Surg Oral Med Oral Pathol Oral Radiol Endod, 101: 126-131, 2006.
3) Pontius V, Pontius O, Braun A, Frankenberger R, Roggendorf MJ: Retrospective evaluation of perforation repairs in 6 private practices. J Endod, 39 (11) : 1346-1358, 2013.
4) Krupp C, Bargholz C, Brüsehaber M, Hülsmann M: Treatment outcome after repair of root perforations with mineral trioxide aggregate: a retrospective evaluation of 90 teeth. J Endod, 39 (11) :1364-1368, 2013.
5) Fuss Z, Trope M: Root perforations: classification and treatment choices based on prognostic factors. Endod Dent Traumatol, 12: 255-264, 1996.
6) Guidelines and Position Statements 〜 Informed Consent Guidelines　http://www.aae.org/guidelines/

I．保存修復

5 パーフォレーションリペア
―MTAを用いた封鎖―

阿部 修 Shu ABE
東京都・平和歯科医院

1993年、MTAによる初めてのパーフォレーションリペア（穿孔部封鎖）が報告された[1]。それ以前は、アマルガムやグラスアイオノマーセメント、そしてCRなどで修復がなされていたが、それらの治療結果は不安定であり[2]、パーフォレーションの予知性の高い治療方法は存在していなかった。

しかし、MTAの開発と臨床研究によってその様相は一変し、現在ではパーフォレーションの多くが確実性をもって治療できる時代になったといえよう。

MTAは従来の材料と比較して有意に高い生体親和性[3～6]と高い封鎖性を有し[7～9]、骨やセメント質などの歯周組織の硬組織再生能を促進する可能性[10～12]などが示されていることから、穿孔における第一選択の材料となっている。

本項では、歯内療法で症状が消えない原因がパーフォレーションであった症例を供覧し、MTAによるパーフォレーションリペアテクニックの実際について解説する。

症例

◉症例1（図1～9）：ストリップパーフォレーション
- 患者：33歳、女性
- 主訴：右下奥歯で噛むと痛い
- 現症：

6̄咬合時痛および打診痛（＋）、自発痛（－）、サイナストラクト（－）、歯周ポケット（－）。初診時デンタルX線写真（図1）において、6̄近心根に根尖病変が認められた。

- 既往歴：

6ヵ月前に近医で再根管治療を受け、一度症状が緩和したが再発。最初の歯内療法は、10年以上前に受けていた。

本症例は、パーフォレーションが発生しやすいとされている根管口から髄床底への移行部における、いわゆるストリップパーフォレーションであ

症例1：ストリップパーフォレーション

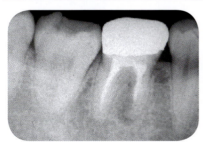

図❶　初診時デンタルX線写真

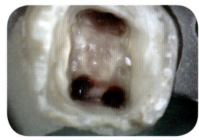

図❷a　冠とコアレジンを除去したところ、近心頬側根管から出血していた

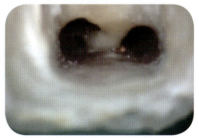

図❷b　近心頬側根管口付近に、あきらかなパーフォレーションが認められた

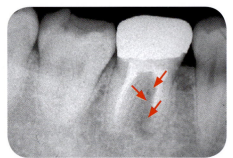
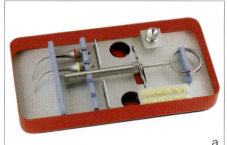

図❸ パーフォレーション（矢印部分）は、過剰に拡大された根管壁に沿うように、髄床底部付近から根尖部付近まで、筋状に発生していた。感染源を除去後、MTAで根管充填することによって、根管充填とパーフォレーションリペアを同時に行うこととした

図❹ MTAは取り扱いにくいという欠点があるが、筆者はすべての症例にMAPシステム（a：マイクロテック）を使用することで、問題を解決している。中空のシリンジ（b）からMTAを押し出せる（c）ため、ピンポイントなMTAの填塞が可能となる

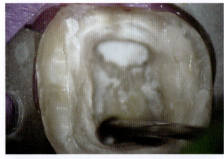
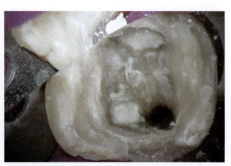

図❺ MAPシステムのシリンジ先端をパーフォレーション部に当て、MTAを送り込む

図❻ 途中、プラガーやペーパーポイントなどで圧接しながら、MTAを填塞する

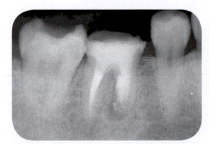
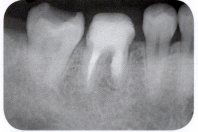
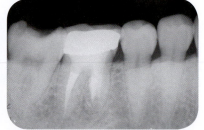

図❼ MTAによる根管充填時。根管内が著しく拡大されている

図❽ 5ヵ月後。根尖病変の明確な縮小傾向が認められた

図❾ 4年経過時。根尖病変は消失し、日常生活に支障のない状態が維持されている

る。原因は、解剖学的に歯質の厚みが薄い部位に対する過度な拡大操作であると考えられた。薄くなった根管壁に大きな穿孔が生じていたため、穿孔部を板状にMTAでリペアするよりも、根管充填そのものをパーフォレーションリペアを兼ねて行ったほうが、確実な封鎖が可能であると考えた。臨床的に難しい点は、MTAによる根管充填操作である。MTAで緊密に根管充填を行うことはたいへん難しいが、MAPシステムを適切に応用することで、そうした問題点の多くを回避できると実感している。

●症例2（図10〜14）：根管口探索時に生じたと考えられるパーフォレーション

- 患者：43歳、女性
- 主訴：左上の奥歯を治療中だが痛みが取れない
- 現症：

|6 咬合時痛および打診痛（＋＋）、自発痛（＋）。歯周ポケット（－）。患者が持参したデンタルX線写真から、近心頬側根に根尖病変が認められ、その近心根のみ未治療であり、根管口付近にパー

症例2：根管口探索時に生じたと考えられるパーフォレーション

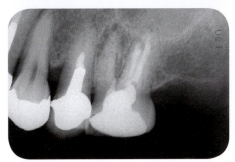

図⓾　初診時に患者が持参したデンタルX線写真

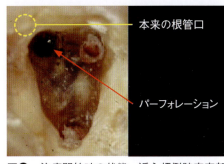

図⓫　治療開始時の状態。近心頬側髄床底部にパーフォレーションが認められ、出血していた。本来の近心頬側根管口付近は切削されており、明確な根管口は見えない状態

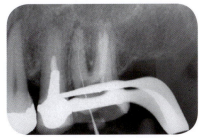

図⓬　治療時のデンタルX線写真。本来の近心頬側根の根管口付近を慎重に探索し、根管を探り出した。その後、パーフォレーションリペアを行い、根管は通法どおりに再根管治療を行った。しかし、遠心頬側根からも出血を認めたため精査したところ、根管壁中央部にもパーフォレーションがあることを確認した

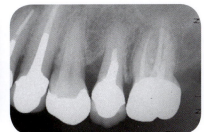

図⓭　根管充塡時のデンタルX線写真。近心根の歯内療法を実施したところ、主な症状は消失した。近心頬側根と口蓋根はガッタパーチャポイント、遠心頬側根はMTAによる根管充塡を実施した

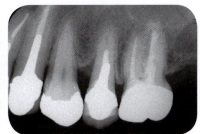

図⓮　10年経過時。歯根周囲歯槽骨は再生し、症状の再発などもなく、日常生活に支障のない状態が維持されている

フォレーションが認められた。

- 既往歴：

3ヵ月前から根管治療を受けているが、痛みが取れなかった。担当医から、「次回は歯ぐきを切って薬を入れる」と説明され、怖くなり転院。

髄床底部のパーフォレーションについては、彎曲した近心頬側根を探索する過程において、何らかのバーを使用して探索したことから発生したものと予想された。遠心頬側根については、初期適合号数が90号であったことから、過剰な根管拡大操作によるパーフォレーションと考えられた。

近心根と口蓋根はガッタパーチャポイント、パーフォレーションを伴う遠心根については、症例1と同様にMTAによる根管充塡を行い、症状は消失した。

●症例3（図15〜24）：コア形成時に生じたと考えられるパーフォレーション

- 患者：41歳、女性
- 主訴：歯ぐきが腫れてきた
- 現症：

7̄6̄頬側歯間乳頭部付近に、サイナストラクトが認められた。咬合時痛および打診痛（+）、自発痛（−）、歯周ポケット（−）

- 既往歴：

10年以上前に治療を受けたが、忙しいときなどに違和感が出ていた。しかし、すぐに症状がなく

症例3：コア形成時に生じたと考えられるパーフォレーション

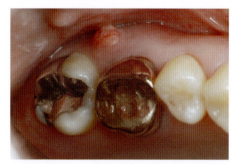

図⑮　初診時口腔内写真。7 6|間の頰側歯肉に、サイナストラクトが認められた

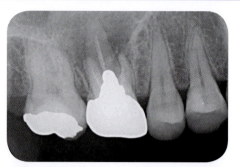

図⑯　初診時デンタルX線写真。6|に根尖病変が認められた。太いメタルコアが装着されている

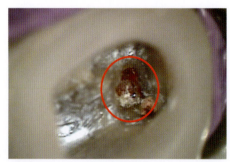

図⑰　クラウンとコアを除去したところ、頰側近心根と遠心根との間にパーフォレーションが認められた。コア形成時に生じたと思われ、遠心頰側根の根管口と近接していた

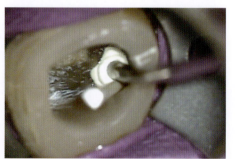

図⑱　パーフォレーション部に近い遠心根管のガッタパーチャポイントを一部除去して、メインポイントを挿入、根管内にMTAが入り込まないようにしつつ、パーフォレーションリペアを行った

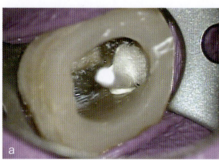
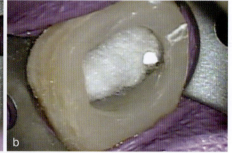

図⑲　MTAの上に湿綿球を置き（a）、他の根管には水酸化カルシウムを貼薬して仮封した（b）

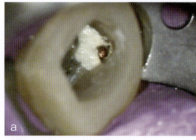
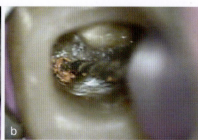
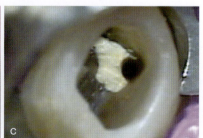

図⑳　次回来院時、MTAの完全な硬化を確認。メインポイントを引き抜き、その空間をアクセスホールとして再根管治療を行った（a）。通法どおりに再根管治療を実施（b）。ガッタパーチャポイントなどの感染源除去と根管拡大を行い、水酸化カルシウムの貼薬を行った（c）

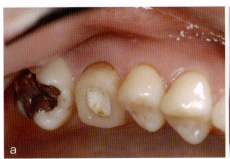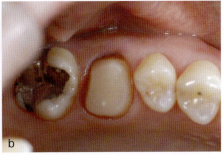

図㉑　1週間で、症状とサイナストラクトが消失（a）。根管充塡と支台築造を実施（b）

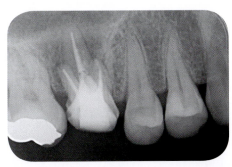

図㉒　根管充塡後のデンタルX線写真。根尖病変の縮小傾向が認められた

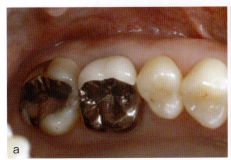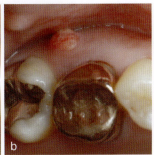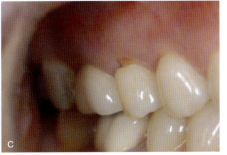

図㉓　補綴時口腔内写真（a）。術前の症状とサイナストラクト（b）は消失した。補綴後の口腔内写真（c）

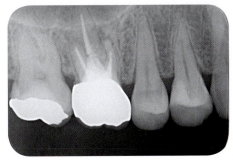

図㉔　1年経過時。根尖病変はさらに縮小し、症状もない状態が維持されている

　なるため、放置していた。
　本症例は穿孔部が根管口と近接していることから、パーフォレーションリペア時にMTAが根管内に入り込まないような工夫が必要であった。その際には、太いメインポイントなどを使用することが有効である。誤ってMTAが根管内に入り込んで硬化すると、その除去は非常に困難となり、危険である。パーフォレーションリペアと再根管治療のどちらを先に行うかは、パーフォレーション部からの滲出液などによる根管内の細菌感染を防ぐために、先にパーフォレーションリペアを行ったほうが望ましいと考えられる。

症例4：2根管であるとの思い込みから生じたと考えられるパーフォレーション

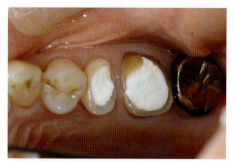

図㉕　初診時口腔内写真

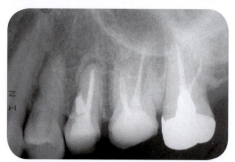

図㉖　初診時デンタルX線写真。5 6ともに根管充塡がなされていた。5には根尖病変とパーフォレーションが認められ、6には遠心頬側根に根管充塡材が認められなかった

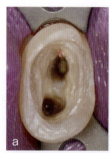 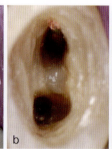 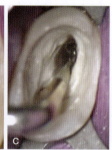

図㉗　a：5仮封材除去時。第2小臼歯であるが2根管であり、口蓋根からは出血が認められた。b：拡大してみると、中心部に歯質とは色の異なる（CRと思われる）部分が認められた。c：CRと思われる部分を慎重に除去した

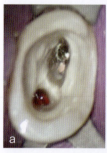 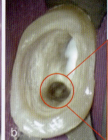 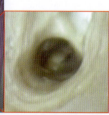

図㉘　a：CRの下からガッタパーチャポイントの本体と思われる部分が露出してきた。同時に洗浄を行っていたところ、口蓋側の根管から出血が認められた。口蓋側の根管形態は偽根管であり、パーフォレーション部であった。b：パーフォレーション部をマイクロスコープ下で確認すると、穿孔は円形ではなく、根尖側に細長く続く大きなものであった

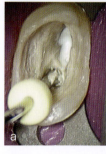 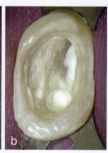 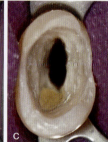

図㉚　a：MTAを使用してパーフォレーションリペアを行った。b：MTA充塡直後。MTAの完全な硬化には4時間かかるため、湿綿球を置いたうえで1週間仮封。c：MTA充塡後1週間。MTAの硬化を確認後、通法にて根管充塡まで実施。本症例は2根管ではなく、典型的な解剖形態をもつ第2小臼歯であった

● 症例4（図25～32）：2根管であるとの思い込みから生じたと考えられるパーフォレーション
- 患者：47歳、女性
- 主訴：1年以上治療中の、左上奥歯の痛みが消えない
- 現症：5 6咬合時痛および打診痛（＋＋）、自発痛（＋）、歯周ポケット（－）
- 既往歴：

　1年以上前から歯内療法を続けているが、症状が消えない。3ヵ月前に一度、セラミッククラウ

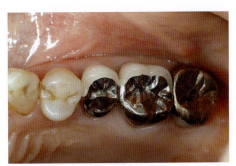

図❸⓪ 補綴時口腔内写真。|6は通法の再根管治療を行った。|5のパーフォレーション部が大きかったため、加重負担を避けるために|6との連結冠とした

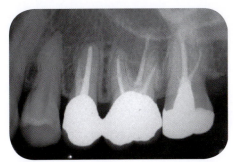

図❸① 3年経過時のデンタルX線写真。|56ともに症状は消失し、日常生活に支障ない状態が維持されている

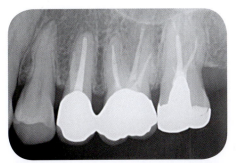

図❸② 8年経過時のデンタルX線写真。パーフォレーションリペア部付近にも歯槽硬線が認められ、その生体親和性の高さを感じた。症状はなく、良好に経過している

ンを装着したが、その後、痛みがさらに強く発現したため、除去して再度治療をしている。しかし咬合時の痛みがやはり消えないとのことで転院。

本症例は、パーフォレーションが人為的な根管に生じ、穿孔部が大きく開口していることから、そこにMTAを適切に貼薬する操作が困難であった。水分を多めにMTAを調合し、MAPシステムで送り込んではペーパーポイントで水分を取りつつ圧接するという操作を繰り返すことで、適切な充填が達成されたと考えている。

パーフォレーションリペア部位には、MTAと接する部位に明確な歯槽硬線が認められることから、改めてMTAの生体親和性の高さを感じる症例となった。

【参考文献】

1) Lee SJ, Monsef M, Torabinejad M: Sealing ability of a mineral trioxide aggregate for repair of lateral root perforations. J Endod, 19: 541-544, 1993.
2) Guttman JL, Harrison JW. Surgical endodontics. St.Luis: Ishiyaku EuroAmerica, 237-262, 1994.
3) Kettering JD, Torabinejad M. Investigation of mutagenicity of mineral trioxide aggregate and other commonly used root-end filling materials. J Endod, Nov, 21(11): 537-542, 1995.
4) Torabinejad M, Hong CU, Pitt Ford TR, Kettering JD. Cytotoxicity of four root end filling materials. J Endod. 1995 Oct; 21(10): 489-492.
5) Torabinejad M, Hong CU, Pitt Ford TR, Kaiyawasam SP. Tissue reaction to implanted super-EBA and mineral trioxide aggregate in the mandible of guinea pigs: a preliminary report. J Endod. 1995 Nov;21 (11): 569-571.
6) Min KS, Kim HI, Park HJ, Pi SH, Hong CU, Kim EC. Human pulp cells response to Portland cement in vitro. J Endod. 2007 Feb;33 (2): 163-166.
7) Ford TR, Torabinejad M, McKendry DJ, Hong CU, Kariyawasam SP: Use of mineral trioxide aggregate for repair of furcal perforations. Oral Surg Oral Med Oral Pathol Oral Radiol Endod. 1995 Jun; 79 (6): 756-763.
8) Koh ET, Torabinejad M, Pitt Ford TR, Brady K, McDonald F: Mineral trioxide aggregate stimulates a biological response in human osteoblasts. J Biomed Mater Res. 1997 Dec 5; 37 (3): 432-439.
9) Koh ET, McDonald F, Pitt Ford TR, Torabinejad M: Cellular response to Mineral Trioxide Aggregate. J Endod. 1998 Aug;24 (8): 543-547.
10) Torabinejad M, Higa RK, McKendry DJ, Pitt Ford TR: Dye leakage of four root end filling materials: effects of blood contamination. J Endod. 1994 Apr; 20 (4): 159-163.
11) Torabinejad M, Rastegar AF, Kettering JD, Pitt Ford TR: Bacterial leakage of mineral trioxide aggregate as a root-end filling material. J Endod. 1995 Mar; 21 (3): 109-112.
12) Nakata TT, Bae KS, Baumgartner JC: Perforation repair comparing mineral trioxide aggregate and amalgam using an anaerobic bacterial leakage model. J Endod. 1998 Mar; 24 (3): 184-186.

Ⅰ．保存修復

6 隣接面二次う蝕

三橋 純 Jun MITSUHASHI
東京都・デンタルみつはし

　臼歯部隣接面はう蝕の好発部位であるが、見えにくいために、診断、処置ともに質が低下しがちで、そのすべての症例は難症例である。これらはコンポジットレジン修復（以下、CR修復）で対処できることも多いが、治療に先立ち、的確な戦略を立てずに窩洞形成を始めてしまうと、歯肉からの出血、防湿の不備、レジンの過不足などで治療の質が低下してしまう。本項では、臼歯部隣接面う蝕に対するCR修復を的確に行うための手順と処置の注意点について、症例を通して解説する。

 Surface Tension Control Technique

　歯肉縁下は、歯肉溝滲出液により臨界pHを下回ることがないため、通常はう蝕が原発することはない。しかし、埋伏智歯の影響で第2大臼歯遠心歯肉縁下にう蝕が原発することがある。発生してしまうと、視認性の悪さ、防湿の問題から難症例となってしまう。

◉症例1：下顎第2大臼歯遠心部CR二次う蝕
・患者：50代、女性
・主訴：下顎左側臼歯部の冷水痛

　20年以上前に水平埋伏智歯を抜歯してから第2大臼歯遠心部をCR修復した既往がある。デンタルX線にて歯肉縁下にCRの不適合が認められ、シリンジのエアーで冷痛が再現されるため、二次う蝕と診断、再修復することとした（図1、2）。

1．歯冠長延長術を厭わない

　既存のCR修復が不適合になった原因は、息肉と防湿の不備であったことは容易に想像できる。そこで、再修復にあたっては現状の歯肉縁の高さを下げる歯冠長延長術を前もって行うことが必須となる。「修復処置なのにそこまでは……」と厭わないこと。そのポイントは、

1）臼後三角は腺組織や結合組織で厚いので、整形の範囲が狭いと歯肉が下がらないため、骨整形の範囲をやや遠心へ広げるようにする（図1、3）。

症例1

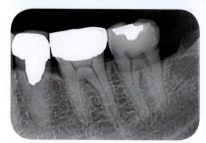
図❶　歯肉側のCRが不適合であることがあきらかである

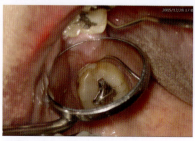
図❷　遠心歯肉が高位で、このままでは窩洞形成、防湿が困難である

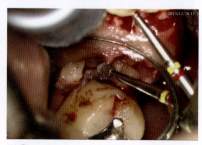
図❸　ポストカット（メリーダイヤ）で骨整形する

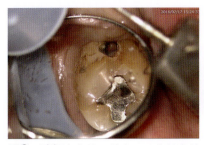
図❹ 適切なミラーテクニックにより、う蝕、歯肉を視認しながら、窩洞形成する

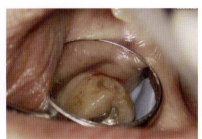
図❺ 舌側に入れたバキュームにより、粘膜も含めて乾燥状態を維持できていることがわかる。レーザーにより、歯肉をわずかに切除している

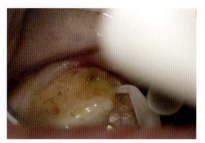
図❻ 顕微鏡などで視覚強化して、窩洞内のみに塗布する

2）最終的なう窩の深さを予想しながら、生物学的幅径を考慮して根面の際まで整形することの2つである。

2．1人で処置しない

歯冠長延長術後、1ヵ月以上経過してから修復処置に入る。歯肉を無用に傷つけて出血させないように注意しながら窩洞形成するためには、適切なミラーテクニックにより"見ながら"形成することが肝心である（図4）。そのためにはアシスタントによる介助は必須である。CR修復は防湿が肝心なことはいうまでもないが、この部位はラバーダム防湿できないことが多いので、アシスタントに舌側にバキュームを入れたままにしてもらい、乾燥状態を維持することになる（図5）。そのためには、舌の知覚が麻痺しているほうが有利であり、浸潤麻酔だけではなく下顎孔伝達麻酔もしておくことを強く推奨する。また、追加の歯肉切除には、止血効果の高い半導体レーザーの使用が望ましい。

3．ボンディング材を窩洞からはみ出させない

レジンを窩洞外へ溢れ出させてしまうと、形態修正が非常に困難になり、再び不適合CRが生じかねない。フロアブルレジンの表面張力を利用して充填を窩洞内に留めるようにするために、その前段階としてのボンディングレジンを窩洞内にのみ塗布、硬化させる。そのためにセルフエッチングプライミングシステム（メガボンドFA：クラレノリタケデンタル）を用いて、プライミングとボンディングを分けることが重要である（図6）。

4．フロアブルレジンを使いこなす

流れのよいハイフロータイプと、形態付与しやすいローフロータイプのフロアブルレジンを部位により使い分けることで、レジンの形態をコントロールできる。

1）フロアブルレジンは、充填すると周囲の硬い部分との間の陥凹部に流れ込んで溜まるよう充填される。ハイフロータイプはその境が平面的になりやすく、ローフロータイプは凸面になりやすい（図7）。

2）レジンを積層充填するときに、窩洞底部から順に積層してしまいがちだが、最初に充填した面の高さ以上には豊隆しないので、その充填後のレジン全体の形は平面的になってしまう（図8a）。

これを防いで歯冠の豊隆を再現しつつ窩洞からはみ出さないようにするためには、まず辺縁隆線に近い部分をローフロータイプで膨らませるように充填硬化させる（図9、10）。次に、歯肉側に近い部分を、同様にローフロータイプで充填硬化させる。そして最後に、最もマージンに近い部分をハイフロータイプで充填すれば、窩洞外へ溢れ出すことなく、歯冠の豊隆を再現することが可能となる（図8b、11）。

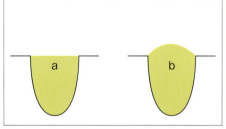

図❼ ハイフロータイプは周囲と平坦になりやすく（a）、ローフロータイプは盛り上がりやすい（b）

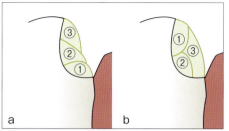

図❽ a：窩洞の下部から積層してしまうと豊隆が不足してしまう。b：ローフロータイプで上部の豊隆を築盛した後に、ハイフロータイプでマージン部を充填することで、歯冠形態を再現させつつ、窩洞外へ溢れ出させずに充填することができる

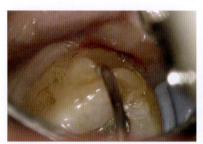

図❾ 2ヵ所曲げたチップを用いて遠心部に充填する

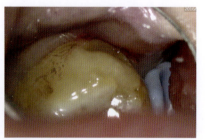

図❿ 辺縁隆線に近い部分だけをローフロータイプで築盛し、豊隆を再現しやすくする

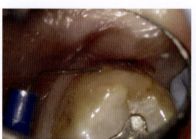

図⓫ NanoTip 30G（ウルトラデントジャパン）とCleafil Majesty（クラレノリタケデンタル）でマージン部を充填する

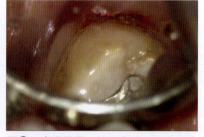

図⓬ 窩洞周囲に溢れ出すことなく充填できたので、形態修正も不要になる

5．シリンジチップを選択する

　遠心部にフロアブルレジンを充填する際には、チップの形状を通常の"くの字"ではなく、さらにもう1ヵ所曲げたものを用意しておくとよい（図9）。ハイフロータイプレジンで歯肉側マージン部をはみ出さないように充填するには、微妙な量のコントロールが求められる。そこで、通常のチップではなく極細のチップ（NanoTip 30G：ウルトラデントジャパン）を選択する（図11）。全メーカーのシリンジに装着できるわけではないが、マージン部の充填には必須のチップである。

　充填後の形態修正は不要で、通法どおりに研磨を行うだけで完了となるので、根面や窩洞周囲を傷つけることなく修復できる（図12）。

 Rubber Wedge Method

●症例2：|5 遠心部 CR 修復
- 患者：40代、女性

症例2

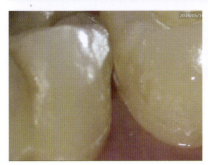
図⓭ |5 遠心コンタクト直下にう窩を認める

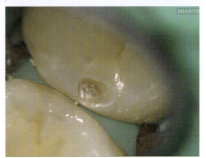
図⓮ 歯間離開させて隣在歯隣接面を傷つけないように窩洞形成を進める

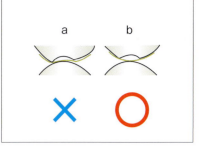
図⓯ a：隣在歯が窩洞内に入り込んでいるのでマトリックスが適合しない。
b：マトリックスの彎曲に適合するようにイメージしながら窩洞形成する

- **主訴**：左上の冷水痛

舌側面からの拡大視により|5 遠心の隣接面コンタクト直下にう窩を認めた（**図13**）。他にもう蝕が多いため、う蝕リスクが高いと判断し、修復処置することとした。

1. ラバーダム連続防湿

コンタクト直下に生じたう蝕処置に際しては、ラバーダム防湿法をすることで、防湿効果のみならず、ラバーシートにより歯間乳頭を押し下げることができるので、その後の治療が非常に容易になることが多い。

2. バイタインリングを設置して窩洞形成

窩洞形成のポイントとしては以下の3つがある。

1) 隣在歯隣接面を傷つけてしまうと、そこから新たにう蝕が発生しやすくなるので[1]、厳重に注意する。メタル隔壁を挿入して保護することもできるが、隣在歯隣接面の形態が見えなくなり、この後に説明する"マトリックスの適合を考慮した窩洞形成"ができなくなってしまう。そこで、バイタインリング（ラウンドリング、パロデント：デンツプライ）を設置して歯間離開させたまま窩洞形成にすることで、隣在歯保護を図る（**図14**）。

2) 2級窩洞には歯髄側、頬舌側、歯肉側の4面があるため、ミラーテクニックを用いて4面を必ず確認することを習慣化する。

3) 2級窩洞の充塡には、マトリックスによる隔壁法を用いることがほとんどである。その場合、窩洞に対するマトリックスの適合性が充塡後のレジンの辺縁適合性を決定づけることになる。充塡後にはみ出したレジンをいかにしてすり合わせしようにも、周囲の歯質を犠牲にせずに形態修正することはできないためである。また、既成のマトリックスの形状のバリエーションは少ないので、窩洞形成時と形成後に使用するマトリックスの形状をイメージして、その適合性を考慮しながら形成を行うことが大切である（**図15**）。

3. 隔壁法

隣接面コンタクト圧を適正に回復すること、レジンの辺縁適合性を確保することを目標に、Rubber Wedge Method を用いる。

1) マトリックスにはポリエチレン製の Hawe Transparent Adapt Sectional Matrix（Kerr、カボデンタルシステムズジャパン）を用いる。

2) ウェッジはゴム紐である Wedjets のイエロー（Hygenic、タカラベルモント）を用いる。

3) 歯間離開のためのバイタインリングとしては、前出のラウンドリング（パロデント、デンツプライ三金）を用いる。

マトリックスを挿入後、5cmほどに切ったWedjets をフロスの要領で歯肉側マージン下部に

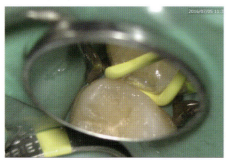

図⓰ Wedjetsの両端をダイヤモンドピンセットで近心に引いて、マトリックスの完成とする

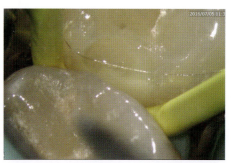

図⓱ コンタクトをわずかに超えたところまで、マトリックス越しにレジンの高さを確認しながら充填する

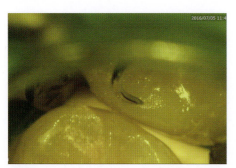

図⓲ マトリックスがなければ曲面に充填しやすい

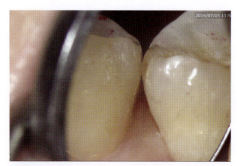

図⓳ 適合性が高く、辺縁隆線も理想的な充填が完了した

入れる。次にバイタインリングを設置するが、その際にWedjetsの両端が咬合面側へ出るように、片側ずつ持ち上げてリングと歯面の間に入るようにする。

4）Wedjetsの両端をダイヤモンドピンセットで引っ張り、頰舌側のマトリックスが歯面に適合するように調整して、これを隔壁の最終形態とする（図16）。

4．ボンディング処理と隣接面の充填

充填は、重合収縮を考慮して歯髄側からフロアブルレジンを積層充填する。隣接面はコンタクトポイントをわずかに超えたところまでに止める（図17）。その後、いったんリングとマトリックスを除去してからリングのみ再装着して辺縁隆線をペーストレジンで充填する（図18）。こうすることで、ペーストレジンの粘性を利用して辺縁隆線の曲面を再現することができる（図19）。硬化後には歯肉側、頰舌側は形態修正は不要で、咬合調整・研磨だけで修復を完了できる。

Combination Method

●**症例3：6̲遠心CR**
- 患者：20代、女性
- 主訴：歯間部にフロスが入らず、違和感がある

6̲遠心に歯間部を埋めつくすようにレジンがはみ出した状態であった（図20）。レジン削除後、ラバーダム防湿をして窩洞形成すると、う蝕が深く、歯肉側は歯肉縁下にまで及んでいた（図21）。

このままではマトリックスを押さえるウェッジを固定することができないと判断した。ボンディング処理後、前述のSurface Tension Control Techniqueで窩洞外へはみ出さないように歯肉側マージンをフロアブルレジンで充填して、歯肉側レジンマージンが歯肉縁上になるようにした（図

症例3

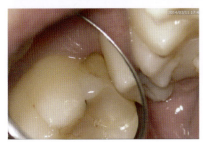
図⑳ 歯間部にはみ出したレジン

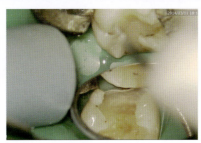
図㉑ う蝕は歯肉縁下深くに及んでいた

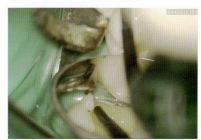
図㉒ ローフロータイプのレジンではみ出さないように充填する

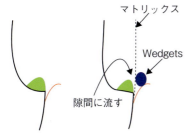
図㉓ 左：レジンでマージンを上に持ち上げる。右：マトリックスとは必ずクサビ状の隙間が生じる

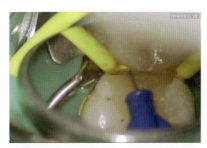
図㉔ Nano Tip 30G（ウルトラデントジャパン）で隙間を埋めるように流し込む

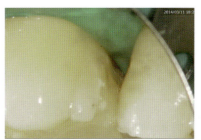
図㉕ マトリックスを除去した直後。良好な辺縁適合性が確認できる

22）。その後、Rubber Wedge Methodでマトリックスをすでに硬化したレジンに適合させた（図23）。その際、すでに硬化させたレジンは断面が丸いため、マトリックスとは隙間が生じやすいことを念頭において、隙間に流し込むようにハイフロータイプのフロアブルレジンをNano Tip 30G（ウルトラデントジャパン）で充填した（図24）。充填後にマトリックスを除去したところ、良好な歯肉側の適合性を確認することができた（図25）。

Surface Tension Control TechniqueとRubber Wedge Method、およびそのコンビネーションにより、2級修復の精度を上げることができる。拡大視野下でのチャレンジを強くお勧めする。

【参考文献】
1）Qvist V. et al.: Progression of approximal caries in relation to iatrogenic preparation damage. J Dent Res, 1992, Jul; 71 (7): 1370-1373.
2）日本歯科保存学会（編）：う蝕治療ガイドライン.
3）三橋 純：拡大して見えてくる高精度のコンポジットレジン修復. 日本歯科評論, 2015.
4）三橋 純："見える化"が変える歯科診療. クインテッセンス, 5, 2015.

Ⅰ. 保存修復

7 歯周病の難症例の治療を成功へ導く鍵
―"動く証拠"を有効活用―

長尾大輔 Daisuke NAGAO
茨城県・長尾歯科

 大きな役割

　78歳、女性の口腔内写真、主訴である $\overline{1}$ のデンタルX線写真、および同部のプロービング値を図1に示す。$\overline{1}$ の近心は、歯根表面が浮き上がったような像を呈し、全周にわたり、出血を伴った4〜7mmの深い歯周ポケットを認める。決して簡単なケースではないが、患者はなんとしてもこの歯を残してほしいようである。

　患者は以前、とくに何の症状もなく、歯並びが少し悪かっただけの上顎にあった複数の残存歯を、かかりつけであった前医にて、すべて抜歯したそうである。あくまでも、患者自身が希望したようであった。なぜそのようなことを望んだのか聞いてみると、「入れ歯のほうが面倒くさくないし、見た目もきれいで、しっかり咬めるからよいわよ」と、友人に勧められたかららしい。しかし現在、食事をしても味気なく、なんて馬鹿なことをしたのだろうと、ひどく後悔をしていた。

　いくら患者の希望とはいえ、歯科医師としてのプライドや責任のもと、「あなたの歯はかけがえのないとても大切なものであり、これに勝るものは何もない」ということを、十分に理解してもらうまで伝えきることはできなかったのだろうか。それゆえ患者は、歯の専門家であるはずの歯科医師よりも、友人のいうことを安易に信用してしまったのではないだろうか。筆者は非常に残念な気持ちになったことをいまも覚えている。

　2015年の厚生労働省の調査によると、日本人の平均寿命は、男性80.79歳、女性87.05歳と、男女ともに80歳を超えている。数字だけでみれば、この患者の余命は約9年であるが、平均寿命と健康寿命には、男性は約9年、女性は約12年ほどの開きがあるといわれている。そのため、筆者は患者に対して、少しでも快適な生活を送ってもらえるように、患者の体力やライフスタイルに合わせた、極力無理のない治療計画・処置法など、さまざまな提案を行った。

　人が人らしく生き生きと生活するためには、日々の暮らしのなかでおいしく食べ、家族や友人と楽しく会話ができることが基本である。つまり、国民の健康寿命を延ばし、QOLの向上を図るためには、歯と口腔の健康の維持・改善を担う、われわれ歯科医療従事者の役割と責任は非常に大きいと考えられる。

 重要なサイン

　筆者は、前回の平成23年歯科疾患実態調査に続き、平成28年10月に行われた直近の同調査においても、口腔内の検診を行った。本項執筆時点では、その集計結果が出ていないため、あくまでも2回続けて現場に携わった者の感想でしかないのだが、調査に協力してくれた患者のプラークコントロールや歯周ポケット、歯石沈着などから、少なくとも歯周病罹患状況に関しては、6年前と大きな変化がないのではと予想している。

　図2は前回の調査結果である。4mm以上6mm未満の歯周ポケットは、15〜19歳で出現し、以降、

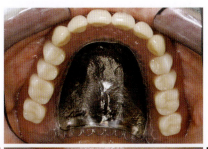
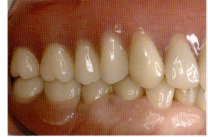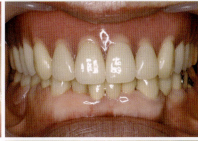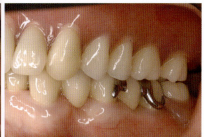
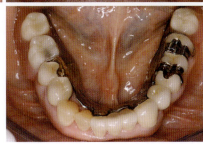

図❶a　78歳、女性の口腔内写真。上顎に総義歯、下顎には部分床義歯とPFMの歯冠補綴物が入っている

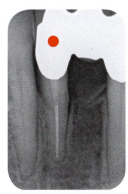

図❶b　78歳、女性の1̲（赤丸部）の術前のX線像。ブリッジの支台になっている1̲の近心は、歯根表面が浮き上がったような像を呈している

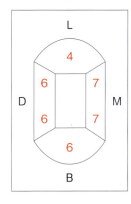

図❶c　78歳、女性の1̲の術前のプロービング値。全周に渡り4〜7mmの出血（赤数字は出血）を伴った深い歯周ポケットを認める

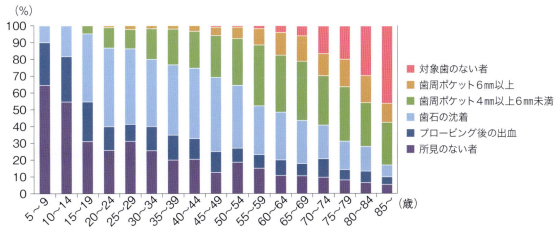

図❷　平成23年歯科疾患実地調査における歯周病の罹患状況。15〜19歳で4mm以上6mm未満の歯周ポケットが出現し、以降徐々に増加していく。また、20歳を超えると6mm以上の歯周ポケットが認められ始め、45歳以降でその割合が増加するとともに、欠損歯も認められるようになる

7 歯周病の難症例の治療を成功へ導く鍵　—"動く証拠"を有効活用—　53

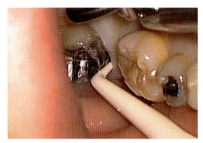
図❸a 当院で行っている歯科用マイクロスコープを用いたミニマムな歯周外科の様子。術直前、プロービングを行うと、10mm以上の深い歯周ポケットを認めた

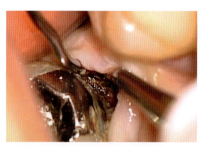
図❸b 術中。縦切開やフラップ弁の翻転などはせず、骨膜剥離子で歯周ポケットを押し広げ、マイクロスコープ用サクションで血液などを吸引し、根面に付着している歯肉縁下歯石を確認する

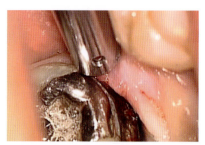
図❸c 術中。超音波チップの側面で、根面に付着している歯肉縁下歯石を除去した

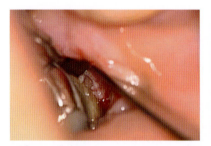
図❸d 術直後。マイクロスコープ用のミラーなどで、10mm以上の歯周ポケット底まで、きれいにデブライドメントできたことがはっきりと確認できる

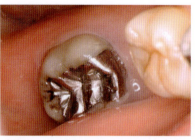
図❸e 術後1週間。押し広げていた歯の周囲の歯肉が、しっかり歯を抱きしめているように見える。歯肉退縮などは認めない。ちなみに、患者は術後に鎮痛薬を一度も服用していない

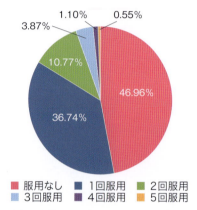
図❹ 当院におけるミニマムな歯周外科後の鎮痛薬服用回数の比率。服用なしと、1回服用が約84％を占めている。非常に低侵襲であることがうかがえる

徐々に増加していく。また、6mm以上の歯周ポケットは、20歳を超えると認められるようになり、45歳以降でその割合は増加し、欠損歯も認められるようになる。つまり、日本国民は4mm以上の歯周ポケットを有してから、約20年で歯周病の難症例へと移行し、ついには歯を失ってしまう危険性がある。

日々の臨床において、遭遇しない日がないほど、非常に身近な4mm以上の歯周ポケット。患者のかけがえのない歯を守るためには、決して侮ることのできない重要なサインであるのだが、われわれはこれに真摯に向き合い、その危険性をしっかりと患者に伝えきれているのだろうか。

非外科の長所を兼ね備えた歯周外科

図3に、当院で行っている歯科用マイクロスコープを用いたミニマムな歯周外科の術中の様子を示す。いわゆる従来のオープンフラップのような、縦切開やフラップ弁の形成は一切行わない。歯科用マイクロスコープ下で、ペリオトームや骨膜剥離子などを用いて歯周ポケットを押し広げ、必要最小限の術野を形成後、直視またはマイクロスコープ用のミラーを歯周ポケット内に挿入し、内部を拡大明視野下で確認しながら、選択的に高精度なデブライドメントを施す手術である[1, 2]。また、エムドゲイン®や人工骨移植、GTR法などは行わない。

本法は、従来の歯周外科に比べ、術野に大きな侵襲を加えず、血液供給を阻害しにくいので、治癒も早く、良好な結果が得られやすいと感じている。また、術後の鎮痛薬の服用状況（図4）から、非外科の長所を兼ね備えた、低侵襲で高精度な歯

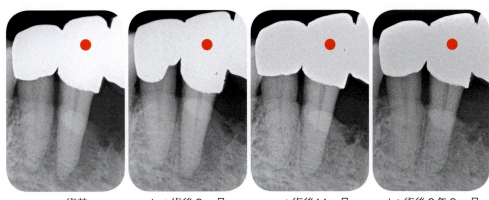

a：術前　　　b：術後3ヵ月　　　c：術後11ヵ月　　　d：術後8年6ヵ月

図❺　③のデンタルX線写真。術前の根尖を超えるほどの大きなX線透過像は、術後11ヵ月において全体的に不透過性が増し、その後8年6ヵ月にわたり不透過性を維持しているようにみえる（補綴物は他院作製のまま）。患者は現在75歳の後期高齢者になられた

周外科と考えている。したがって、有病者や高齢者に対しても、比較的施しやすい術式であると実感している。

 保存が困難と思われた症例（図5、6）

- 患者：68歳、男性
- 主訴：右下の糸切り歯の歯茎から膿が出る
- 全身既往歴：高血圧であるが、薬剤でコントロールされている。ノンスモーカー
- 口腔内所見：全顎的に口腔衛生状態は不良。不適合の補綴物が多い
- 処置：歯周基本治療終了後、歯科用マイクロスコープ下でミニマムな歯周外科を施した

 自己評価

筆者は、2008～2012年の5年間に、患者88名、計2,206本の歯に対し、歯科用マイクロスコープ下で、のべ449回、図5、6と同様オペを施し、そのデータをまとめ[3]、録画した治療の動画などとともに自己評価を行った。なお、智歯76本（上顎32本、下顎44本）は、意図的に抜歯したものも多かったため、本項では、これを除く計2,130本の結果の一部を提示する。

図7aは、上顎の部位別における術前の各プロービング値が、術後に3mm以下に改善できた割合を示している。第1・第2大臼歯では、術前の

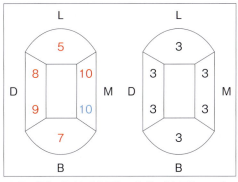

図❻　③の術前（左図）・術後（右図）のプロービング値（赤数字は出血、青数字は排膿を表す）。術前は非常に重篤な数値であり、保存は困難かと思われたが、術後8年6ヵ月にわたって安定している

プロービング値がおよそ6mm未満であれば、犬歯・小臼歯では6mm以上であっても、前歯では8mm以下であれば、それぞれ比較的高い割合で、3mm以下に導ける可能性があることがわかった。

図7bは、下顎の部位別における術前の各プロービング値が、術後に3mm以下に改善できた割合を示している。第1・第2大臼歯では、術前のプロービング値がおよそ6mm未満であれば、第2小臼歯では7mm以下であれば、第1小臼歯では9mm以上であっても、前歯、犬歯では7mm以下であれば、それぞれ比較的高い割合で3mm以下に導ける可能性があることがわかった。

図8は術後の歯の保存率を示している。上下顎とも、小臼歯より前方歯群においては、98%以上と高い値を示していた。また、下顎大臼歯は99%

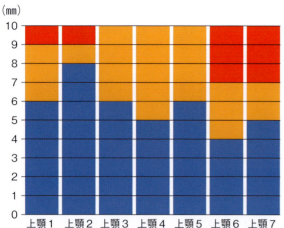

図❼a 術後に3mm以下に改善できる割合と術前のプロービング値（上顎）。術前のプロービング値が、第1・第2大臼歯では6mm未満であれば、犬歯・小臼歯では6mm以上であっても、前歯では8mm以下であれば、それぞれ3mm以下に導ける可能性がある

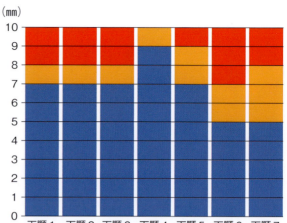

図❼b 同値（下顎）。術前のプロービング値が、第1・第2大臼歯では6mm未満であれば、第2小臼歯では7mm以下であれば、第1小臼歯では9mm以上であっても、前歯・犬歯では7mm以下であれば、それぞれ3mm以下に導ける可能性がある

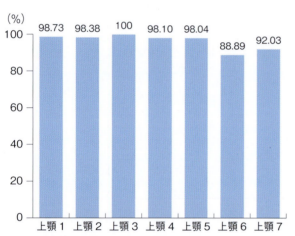

図❽a 部位別に示した術後の歯の保存率（上顎）。小臼歯より前方歯群では約98％以上と、35本の歯を失ったものの、多くの歯を保存することができた

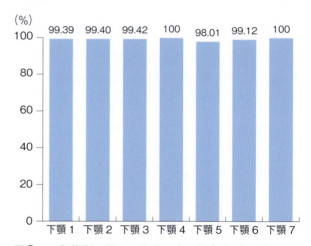

図❽b 部位別に示した術後の歯の保存率（下顎）。すべての歯群において約99％以上と、7本の歯を失ったものの、多くの歯を保存することができた

以上と非常に高い割合で保存できた。しかし、上顎大臼歯は約90％前後と、決して低い値ではなかったが、やや下顎より劣る結果であった。

抜歯数は、合計42本（上顎35本、下顎7本）と、こちらも上顎が多かった。これらは、根分岐部が上顎3ヵ所、下顎2ヵ所と、解剖学的特徴の違いや、術中の動画などの検証によって、器具の到達性も上顎でやや不利に働いた可能性があると考える。いずれにしても、保存できなかった割合は全体で約1.97％とごくわずかであった。

 成功への鍵

筆者は歯科用マイクロスコープに出合ってから15年が経つ。導入当初、裸眼では決して見ることのできない、長く・狭く・暗い根管内の様子が、手にとるように筆者の目の中に飛び込んできたときの感動を、いまでも昨日のことのように鮮明に覚えている。しかし、この時点では、より多くの視覚的情報が得られるようになっただけにすぎず、レベルの高い顕微鏡歯科医療を提供できていたわ

表❶ 日本人の永久歯の全長（参考文献[4]より引用改変）。われわれは根管治療を行う際、これだけ長く・狭く・暗い根管内を、機械的・化学的にきれいにしていかなければならないのである。裸眼や手指の感覚のみでは非常に困難であるが、歯科用マイクロスコープを用いれば、拡大明視野によって、的確な情報が容易に得られ、精度の高い処置が施せるようになるのはいうまでもない

		中切歯	側切歯	犬歯	第1小臼歯	第2小臼歯	第1大臼歯	第2大臼歯
右側	上顎	23.95mm	22.05mm	26.59mm	20.05mm	20.91mm	18.97mm	19.41mm
右側	下顎	20.04mm	20.92mm	25.74mm	21.11mm	20.77mm	20.32mm	18.96mm
左側	上顎	23.42mm	22.25mm	26.32mm	20.58mm	20.55mm	18.78mm	19.65mm
左側	下顎	20.17mm	20.86mm	25.16mm	20.90mm	20.81mm	20.55mm	19.65mm

けでは決してない。そのため、筆者はこれまでに国内外のさまざまな研修会などで必死に研鑽を積み重ね、現在では日常臨床でオールラウンドに、これを有効活用できるようになっている。

近年、歯科用マイクロスコープを導入する歯科医院は増加している。しかし、歯内療法以外に使わなかったり、操作の困難さなどから、設置以来ほとんど使っておらず、その本当の有効性に気づいていない、または挫折してしまった先生が多いことに、筆者は疑問を感じている[5]。たとえば、患者に術前・中・後の様子を動画を交え説明すれば、容易に情報の共有ができるため、患者との信頼関係の構築や、歯に対する価値観の向上が図られ、さまざまな協力も得られやすくなり、良好な結果へと導きやすい[6,7]。また、中等度以上の歯周病に対しても、これまでに報告[1,2]してきたような、低侵襲の歯周外科を提供できるのである。

歯科用マイクロスコープを日常のさまざまな場面や症例で、オールラウンドに用いたことのない先生は、本当にそのようなことが可能なのかと思われるかもしれないが、よくよく考えていただきたい。いまだかつて、歯の全長（表1）より深い、30mm以上の歯周ポケットに遭遇した先生はおられるだろうか。つまり、歯を失う危険性が増す6mm以上の歯周ポケットに至る前、またはそうなってからでも、歯科用マイクロスコープはわれわれに、歯周ポケットがいかに浅いものかを教えてくれるはずである。

患者ごとの口腔衛生状況・残存歯数・咬合状態・協力度・部位や解剖学的形態などは、千差万別であるため、無論、すべてのケースで良好な答えが出せるわけではない。また、より高いスキルも要求されるが、多くの歯科医師がこれらを日常臨床に取り入れて努力することで、いままで困難と思っていた症例であっても、的確な対応ができるようになる。本項で示した当院の自己評価のように、より多くの歯を助けられることが実感できるはずである。

超高齢社会のわが国において、毎日遭遇する身近な症例に、より低侵襲で高精度に対応し、かけがえのない歯を極力保存していくことは、われわれ歯科医療従事者にとって、何よりも重要な使命ではないだろうか。また、若い世代の患者に対しても、問題が軽度の段階で的確に対応していくことは、20年後、30年後に彼らが高齢者となった際、自分の健康な歯のおかげで、より質の高い生活を送れることにも結びついていくはずである。その結果、歯科疾患実態調査の歯周病罹患状況の改善や、平均寿命と健康寿命の差も縮められるかもしれない。ひいては、日本国民の歯に対する価値観の向上とともに、われわれ歯科医療従事者に対する信頼感も、より高まっていくことだろう。

冒頭で述べた78歳の女性は、その後、当院にて歯科用マイクロスコープ下でミニマムな歯周外科を受けられた。歯肉縁下歯石とともに、セメント質剥離と思われる歯根と相似形の大きな薄片を除去することができた（図9）。予後のデンタルX線写真を図10に示す。

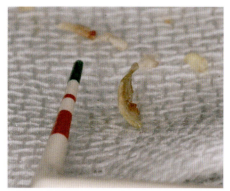

図❾ 歯科用マイクロスコープ下での低侵襲な歯周外科により、歯肉縁下歯石とともに、セメント質剝離と思われる歯根と相似形の大きな薄片を除去することができた

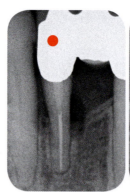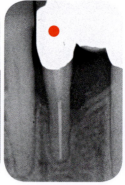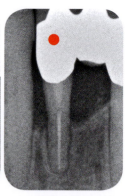

a：術直後　　　b：術後3ヵ月　　　c：術後4年3ヵ月

図❿ 78歳、女性の1|のX線像。術直後に認められた近心から頬側にかけてのX線透過像は、術後3ヵ月において徐々に不透過性が増し、その後4年3ヵ月にわたり、ほぼ不透過性を維持しているようにみえる。患者は82歳になられた

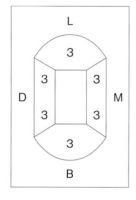

図⓫ 78歳、女性の1|の術後4年3ヵ月のプロービング値。術前に全周にわたって認められた4～7mmの出血を伴った深い歯周ポケットは改善され、安定している

　術後4年3ヵ月が経過し、患者は82歳になられたが、プロービング値も安定した状態を保っている（図11）。術前の状況からは、決して簡単に保存できる症例ではなかった。そのため、口腔外科などを紹介し、抜歯後、部分床義歯の改造や新製も間違いではなかったかもしれない。しかし、患者は自身の誤った判断で、上顎の歯を多数失った過去の苦い経験から、痛みのほとんどない楽な処置によって、希望どおりに歯を残せたことを本当によかったと感謝してくれた。

　人それぞれ歯に対する価値観が異なるようにし、症例に対する難易度も、先生ごとにさまざまなはずである。まずは難症例をつくらないように、また、難症例に遭遇した場合には、より低侵襲・高精度に対応するために、真の自己評価や、それに基づくスキルアップを図るための記録装置である"動く証拠"を応用していただきたい。歯周治療を含め、日常臨床のさまざまな場面で歯科用マイクロスコープを有効活用していくことは、難症例の治療を成功へ導く鍵であると、筆者は確信している。

【参考文献】
1) 長尾大輔：歯科用手術用実態顕微鏡の活用による歯周組織への高精度な低侵襲アプローチ．別冊ザ・クインテッセンス，マイクロデンティストリー YEARBOOK 2014，クインテッセンス出版，東京，2014：30-37.
2) 長尾大輔：毎日のように遭遇する歯周病だから。使おう歯科用マイクロスコープ．デンタルダイヤモンド，40（3）：88-93，2015.
3) Daisuke Nagao: Review of minimally invasive periodontal surgery using a dental microscope. Int J Microdent. 6(1): 6-21, 2015.
4) 高橋和人，他：図説 歯の解剖学．医歯薬出版，東京，1998.
5) 吉田 格：マイクロデンティストリーの現状と可能性．デンタルダイヤモンド，40（1）：82-88，2015.
6) 吉田 格：コミュニケーションツールとして顕微鏡．日本歯科評論，66（3）：95-100，2006.
7) 三橋 純，吉田 格：録画データーを生かすためのマイクロスコープ入門コース．ザ・クインテッセンス，29（1,3,5,7）：2010.

Ⅰ．保存修復

8 コンポジットレジン修復と
シェードマッチ

髙田光彦 Mitsuhiko TAKATA
兵庫県・髙田歯科

　わが国において、ダイレクトボンディングと称される自費コンポジットレジン（CR）修復が導入されるようになって、10年以上の時間が経過した。しかし、いまだにその普及率は4％にも満たないのが現状である。

　普及しない大きな原因としては、対患者マーケティングの問題も考えられるが、最も大きな原因は術者側の技術的な問題、とくにシェードマッチの難易度が高いことであろうと筆者は考えている。

　保険治療で行うCR修復と比較して、物性的にほぼ差のない自費用CRを使って行うダイレクトボンディングには、その差別化のためにシェードマッチは欠かせない。また、逆にシェードマッチを確実にできれば、よりミニマルインターベーション（MI）で審美的な治療を積極的に実践できるようになる。

　本項では、シェードマッチの臨床上のポイントについて解説していく。

 明度・彩度・色相

　一般的に、前歯部の補綴治療においては、"明度"を基準にシェードテイクを行うことが多いと思う。その方法として最も広く知られているのは、明度順に配列済みのVITAクラシカルシェードガイド（VITA・白水貿易：図1。以下、VITAシェード）を歯に近づけて、近似色を探し出す方法である。

　その一例を、私自身の前歯の色であるD2を例に挙げて次に示す。VITAシェードのD2を写真として取り込み（図2a）、それを明度だけの情報に変換する（図2b）。明度順に配列したVITAシェードを用いることで、D2前後の"近似色"として、A2とB2がそれに該当することがわかった（図3）。

　補綴においては、D2の近似色で対応できる場合もあるが、部分修復治療ではわずかな色の差異であっても目立ってしまう（図4）。そこで、次

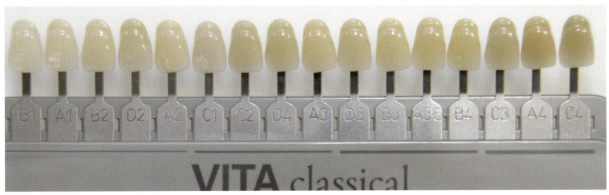

図❶ VITAクラシカルシェードガイド

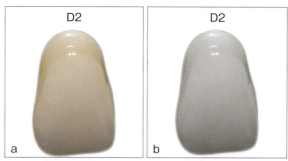

図❷　色成分を除去することで、明度のみの情報に変換できる（b）

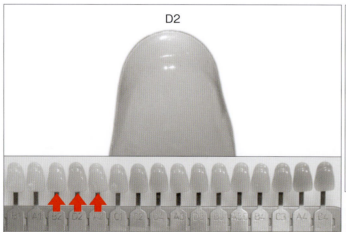

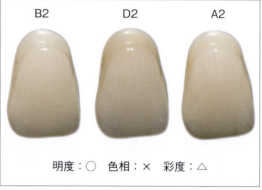

明度：○　色相：×　彩度：△

図❸　明度順配列のVITAシェードでは、隣在するB2とA2が近似シェードとなる

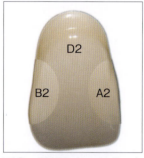

図❹　近似色といえど、充填に用いると色相の違いによる違和感が顕著

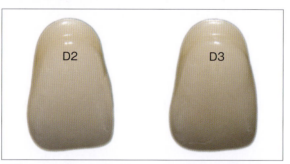

図❺　D2とD3は明度が大きく異なるが、色相は近似している

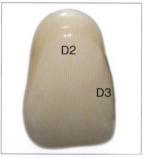

図❻　図4のA2シェードと同じ位置にD3を充填したイメージ。違和感が少ない

はD2と色相が同系列のD3を例に挙げる（**図5**）。D2とD3は明度が大きく異なるが、色相は近い関係にある。D2の歯にD3を充填するとこのようになる（**図6**）。補綴におけるシェードマッチとは異なり、部分修復では明度のみならず、色相も重要になることがあきらかである。逆に、彩度は多少ずれていても、シェード不適合のリスクは少ない。

このように、明度と彩度まで含めた正確なシェードテイクを行うためには、日ごろからのトレーニングが重要になる。元来、シェードテイクを得意としない筆者は、以前から測色器（Spectro Shade Micro：MHT Optic Research AG；**図7**）を用いてシェードテイクを行うこととしている。測色器を用いることで、VITAシェードでの近似色を得ることができるが、問題は多くのCRは各

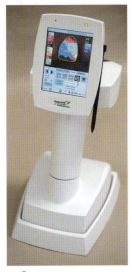

図❼ Spectro Shade Micro（MHT Optic Research AG）

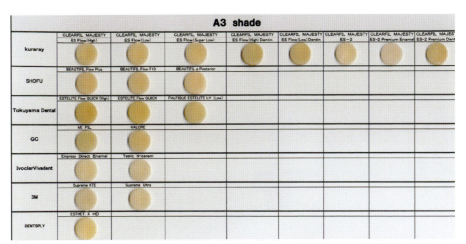

図❽ 筆者の医院にある CR を同じ厚みで成形したもの。商品によって色調はさまざま

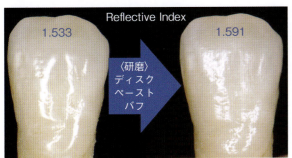

図❾ CR の研磨・艶出し工程を抜去歯に行い、その前後を簡易的屈折率測定器で計測した

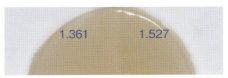

Filtek™ Supreme XTE（3M）

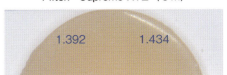

CLEARFIL MAJESTY ES-2（クラレ）

図❿ 3M 社の CR は、天然エナメル質の屈折率に近い屈折率を示す

社独自のシェード規格で製造されているため、たとえば同じ A3 シェードといえど、図8のように製品によって色の差が大きい。

そこで測色器を用いる場合において、原則的に VITA シェードに準拠したシェードで製造されている CR を選択することが必要となる。筆者は、前歯修復においては VITA シェード準拠である Filtek™ Supreme XTE（3M）、または CLEARFIL MAJESTY ES-2（クラレ）が第一選択と考える。

次に、ある実験を示す。天然抜去歯の表面を研磨ディスクで研磨したのち、ペーストと研磨ブラシ／羽布を用いて艶出ししたものを用意し、その前後の表面の反射率を、簡易的な反射率測定器で計測すると、図9のような結果となる。さらに、3M 社とクラレ社のそれぞれの CR をタブレット状に硬化させたものを用意し、その半分のみを同じ研磨方法で研磨したものを用い屈折率を測定した。その結果、表面の屈折率においては、クラレ社の製品は、見た目にも数値的にも艶が不足していることがわかる（図10）。

以上のことより、筆者の第一選択は、現状では 3M 社の Filtek™ Supreme XTE としている。

以下、デジタルシェードテイクの考え方を用いた症例を示す。

デジタルシェードテイクの考え方を用いた症例

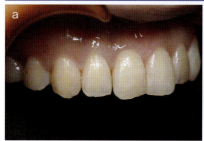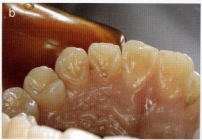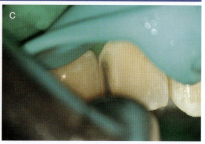

図⑪a〜c ②遠心隣接面にカリエスがある。口蓋側のエナメル質は脱灰していないため、唇側から切除することにした

本ケース（図11a、b）では、CR充塡にて治療することを計画した。測色器を用いたシェードテイクで確実なシェードマッチが可能であるなら、高度な技術を要する舌側からのアプローチによるCR充塡よりも、唇側からアプローチするほうが、はるかに簡単に作業を行える。口蓋側のエナメル質に脱灰がみられないときは、基本的に唇側からのアプローチで窩洞を形成することとしている（図11c）

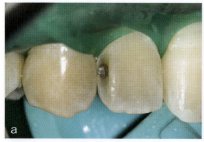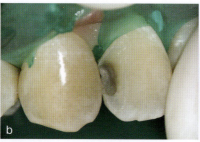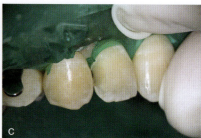

図⑫a b 露髄に備えてラバーダム下で行う　　　　　　　　　　　　　図⑫c 初診時は象牙質のみ充塡した

初診時に、ポリプロピレングリコール溶液のう蝕検知液で染め出しを行いながら、唇側から軟化象牙質を徹底的に除去した（図12a、b）。このとき、脱灰していない舌側のエナメル質を極力温存しておくことで、この後のCR充塡の作業が格段に行いやすくなる。初回は、象牙質の露出部位のみCR充塡して終了した（図12c）

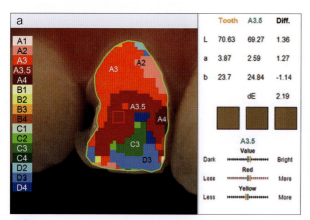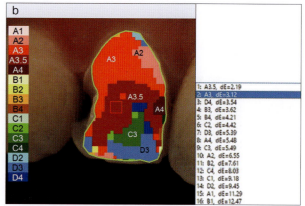

図⑬a b SpectroShade Micro（Medical High Technologies）による計測画面。このマッピングをもとに、使用するCRを選ぶ、dEの値を注視して近似色を選定する

2回目の診療では、ラバーダム装着前に測色器にてシェードテイクを行う。このデータをもとに実際に用いるCRのシェードを選択するのだが、VITAシェードと天然歯の色が完全に一致することはなく、あくまで"近似色"を選定することとなる。歯頸部付近はエナメル質が薄く、逆に切端付近は象牙質の成分がほとんど存在しないことから、歯の中央付近の測定値をもとにCRを選択する。本症例では、歯の中央付近のシェードはA3.5であるが、計測画面右にdEと表示されている色差（ΔE）の値は、2.19となっている（図13a）。

色差は1以下が理想とされるが、現実は近似色を選ぶこととなり、筆者はdEの値が3以下になるシェードを選択している。画面右下に表されるデータをもとに、dEの値が3以下になるA3.5が第1候補に、次いでA3がdE3.12で第2候補となる（図13b）

I. 保存修復

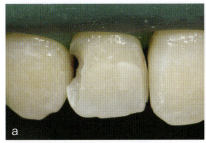
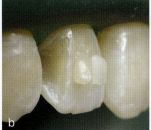
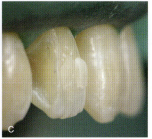

図⓮ a〜c　ボンディング前に、少量のボディシェードの CR を歯面に薄く盛りつけて硬化させる。手で影を落として表面の反射を抑えると、色を把握しやすくなる

A3.5 と A3 の選択に悩んだときには、歯面をボンディング処理する前に、Filtek™ Supreme XTE のボディシェードである A3.5B と A3B を若干量歯面に盛りつけて、光重合して近似色を選定することもある（図14 a）。このときのポイントは、盛りつける CR は極力薄く伸ばしたほうがよい。たとえるなら、丸餅のような形態（図14 b）ではなく、パンケーキのように平たくしておく（図14 c）。丸餅のように盛り上がった形状にしてしまうと、診療室の照明が表面で乱反射してしまい、色情報が把握しにくくなるため、表面で反射しないように薄く伸ばしておく。写真でもあきらかなように、遠心側に置いた A3.5B のほうが、近心側の A3B よりもシェードの適合性が高いので、A3.5B をメインの CR として選択した

表❶　Shade Selection

A	MultiLayer	B	MultiLayer	C	MultiLayer	D	MultiLayer
A1	A2D+A1B+WE+CLEAR	B1	A1D+B1B+WE+C	C1	A1D+C1B+D2E+GRAY	D1	A3D+D2B+D2E+BLUE
A2	A3D+A2B+A1E+C	B2	B3D+B2B+B1E+A	C2	A2D+C2B+D2E+G	D2	A4D+D3B+D2E+B
A3	A4D+A3B+A2E+AMBER	B3	B5B+B3B+B2E+A	C3	C4D+C3B+D2E+G	D3	C4D+D3B+D2E+B
A3.5	A4D+A3.5B+D2E+A	B4	B5B+B3B+B2E+A	C4	C4D+C3B+D2E+G	W	WD+WB+WE+C
A4	A6B+A4B+A3E+A	B5	A6B+B5B+D2E+A			XW	WD+XWB+WE+C
A5	A6B+A4B+D2E+GRAY						

Filtek™ Supreme XTE のシェードセレクションガイドをもとに、A3.5シェードのためには、A4D+A3.5B+D2E(+Amber Trance) をレイヤリングする必要があることがわかる

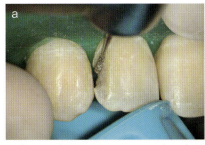
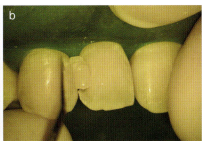
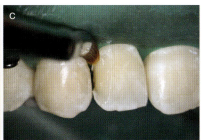

図⓯　a：小型のダイヤモンドバー（MI-5F：茂久田商会）を用いて CR の表層を削り、未反応官能基を露出させる。b、c：ボンディング処理後、A4D を多めに充填する。ベベルの上に CR を盛り上げることで、境界を不明瞭にすることが可能

2 回目の治療。まず、前回充填した CR の表層を一層だけ削り、CR 内部の未反応官能基を露出させてボンディング材が作用できる環境を作り（図15 a）、ボンディング処理後に A4D の CR を多めに充填する。窩洞周囲には 45° ベベルを全周に付与してあるので、そのベベルの 1/3〜1/2 程度まで CR が盛り上がるように築盛する（図15 b、c）

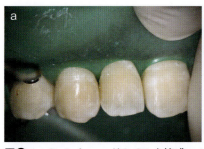 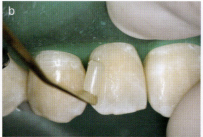 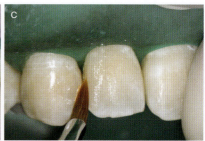

図⓰a　BodyシェードのCRを築盛。1回でCRを充填することで、気泡の混入を予防する

次に、A3.5BのCRを築盛。先に充填したA4Dを完全に覆う形で充填し、ベベルの上1/2～2/3まで盛り上がるようにする（図16a）。次いでD2Eを充填し、隣接面以外の箇所を終えてから、隣接面の充填に移行する（図16b、c）

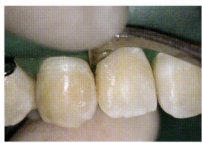 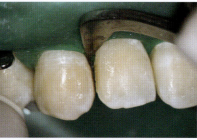 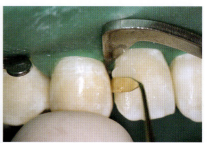

図⓱　セパレータを使う際は、歯間乳頭を傷つけないように配慮する。また、一気に歯間離開するのではなく、歯根膜線維が伸びる時間を空けて、数回に分けて離開する

隣接面はタイトなコンタクトを再現するために、エリオットまたはアイボリーのセパレータを用いて歯間離開を行ってからエナメル色のCRを充填する（図17）

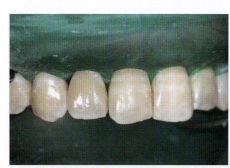

図⓲　最終研磨終了時

最終研磨終了（図18）。天然歯はCR充填中の乾燥のため、若干明度が上がってしまい、白くなっている。研磨終了時点で自らが充填したCRの色が周囲の天然歯に比較して"白く見えている"場合は、後に天然歯の色調が回復した際に、シェードが大きくずれてくる。研磨終了時点では、充填した部位が"若干暗く見えている"のが望ましい。選択したシェードが適切であった場合には、最終研磨終了時で十分な色調の適合が確認できる

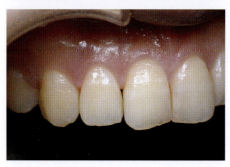

図⓳　最終研磨後1ヵ月、シェードの適合性と歯冠充填の回復傾向をチェック

後日、最終研磨のために来院してもらい、選択したシェードの適合を確認する（図19）

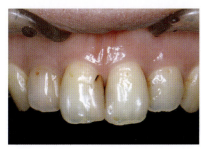

図⑳ 1⎤近心に、色調不適合のCRが存在する

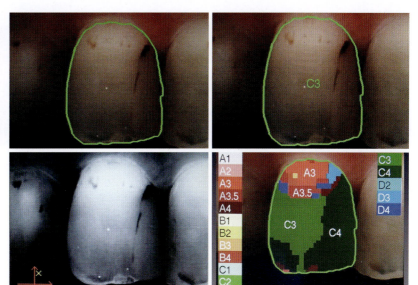

図㉑ 測色すると、歯の色はC系統であることがわかる

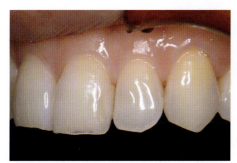

図㉒ ⎣12に色調の適合性は高い、不良なCR充塡がある

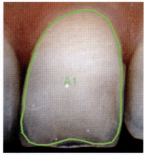 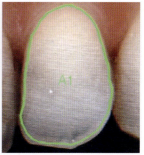

図㉓ 測色すると⎣12、ともにA系統であった

まとめ

　このように、測色器を用いることで、非常に簡単にシェードが適合したCR充塡が可能である。以下に、測色器を導入していない場合の臨床上のポイントを記す。

　前歯部に不良CR充塡のあるケースを示す（図20）。このようにシェードが不適合なCRが充塡されているケースの場合は、シェードがC系統やD系統である確率が非常に高い（図21）。

　逆に、不良なCR充塡ではあるが、シェードはそれほど不適合でない場合（図22）は、高確率でA系統やB系統である（図23）。それはつまり、多くの歯科医院では、保険治療ではA系統のCR充塡が行われていることに起因する。すなわち、"旧CRの色の適合"がみられる場合は、"A系統のCRでの審美回復"が行いやすい可能性が高いが、"旧CRの色の不適合"がみられる場合、歯はCやD系統であることが多いため、安易に手を出すと色調不一致の失敗に陥る可能性が高いので要注意である。これを踏まえて、ぜひ色調適合性の高いCR修復に、そしてダイレクトボンディングに取り組んでいただきたい。

I. 保存修復

9 象牙質知覚過敏症の効果的な治療法

富山 潔 Kiyoshi TOMIYAMA　　**向井義晴** Yoshiharu MUKAI
神奈川歯科大学　口腔機能修復学講座　う蝕制御修復学分野

　近年の超高齢社会の進行に伴い、わが国では楔状欠損や酸蝕症を含むTooth wear（歯の損耗症）や、歯周病の進行に伴う歯肉の退縮による歯根面露出が増加している。歯根面露出を有する歯には、象牙質知覚過敏症（Dentin hypersensitivity）が発症しやすく、これに対して多種多様な製品が発売されていることから、歯科医師が象牙質知覚過敏症抑制剤を選択する際に迷うことも少なくないだろう。

 知覚過敏の疫学的調査

　欧州、北米を中心に、12,000人を対象とした大規模調査によれば、歯科医院への来院患者中、36％が知覚過敏症の経験を有しており、日本の歯科医院で実施された調査では、成人の20％に認められたとされている。また、多くの文献をまとめた調査結果では、4〜74％の来院患者に認められるとされている。一般的に知覚過敏の好発年齢は、25〜45歳で女性に多く、エナメル質が薄い頬側歯頸部に多い。また、ある疫学的調査では、外来患者の約23％に楔状欠損（Wedge Shaped Defect：以下、WSD）が認められ、WSDを有する患者の約70％が知覚過敏症の症状を訴えていたと報告されている。これに対して、歯周病患者では知覚過敏症の罹患率が60〜98％と有意に増加するという報告がある。

 知覚過敏発症のメカニズム

　象牙質における知覚伝達メカニズムについては、いくつかの仮説が提唱されている。そのなかで、最も広く受け入れられてきたのが、Brännströmらが提唱した動水力学説（Hydrodynamic theory）で、露出した象牙質面に作用した冷水刺激や擦過刺激が、象牙細管内の組織液の流れを変化させ、痛みを発現するというメカニズムである（**図1**）。

　しかし、電流や化学物質は細管内組織液の動きをほとんど、あるいはまったく伴わない可能性があることから[1]、最近では、知覚過敏症の発症メカニズムは、動水力学説を中心としつつも多元的に捉えるべきであるとする考え方も出てきている。

　たとえば、ホワイトニング後の感覚亢進を、知覚過敏症として扱うこともある。つまり、動水力学説に基づいた知覚過敏発症メカニズムではなく、エナメル質の構造変化、象牙細管の機能的径の増加、歯髄神経の過敏化による発症などが考えられるが、いまのところ十分な根拠が得られていない。また、深さや到達度が不明な亀裂により生じる知覚過敏症も、その発症メカニズムは十分にはあきらかになっていない。

　一方、知覚過敏症を訴える患者の患歯に認められるWSD部に存在する、知覚過敏帯および非知覚過敏帯を走査型電子顕微鏡（SEM）により観察した報告では、知覚過敏帯では約75％の象牙細管が開口しており、開口した象牙細管の内壁に膜様構造物が認められる。非知覚過敏帯では、約23％の象牙細管しか開口しておらず、多くの象牙細管内腔は、種々の大きさの石灰化物質で封鎖されていることが報告されている[2]。したがって、

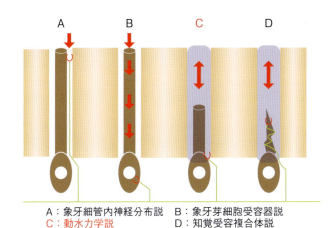

図❶ 知覚過敏発症のメカニズム
A：象牙細管内神経分布説　B：象牙芽細胞受容器説
C：動水力学説　D：知覚受容複合体説

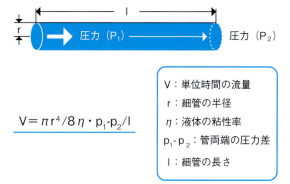

$$V = \pi r^4 / 8\eta \cdot p_1 - p_2 / l$$

V：単位時間の流量
r：細管の半径
η：液体の粘性率
$p_1 - p_2$：管両端の圧力差
l：細管の長さ

図❷　Hagen - Poiseuille の法則。細管内流体の量を減少させるためには、細管半径の縮小が最も重要である

とくに歯頸部の知覚過敏症においては、WSD部でも開口した象牙細管が塞がれていれば知覚過敏が生じにくいことがわかる。開口した象牙細管に加わった刺激によって、象牙細管内容液の流れに急激な変化を生じさせるが、完全に封鎖するか、直径を狭めることができれば、知覚過敏症を低下させるか、治癒させることができると考えられている。

象牙細管の直径と密度は、歯髄近傍で2.5μm：45,000本／㎟、中央で1.2μm：29,500本／㎟、エナメル象牙境で0.9μm：20,000本／㎟であり、歯髄に近づくにつれ、太くなり密度が増す。開口した細管の直径を狭めるだけでも、Hagen - Poiseuille の法則に基づき象牙細管内に存在し、科学的、温熱的、そして物理的刺激により生じる象牙細管内液の流動を抑制することができるはずである（図２）。

知覚過敏の診査・診断

知覚過敏症とは、露出した象牙質に温度（とくに20℃を少し下回るぐらいの冷たさ）、乾燥、擦過、浸透圧変化、または化学的な刺激が加えられることにより誘発され、象牙質の露出により生じる一時的（10秒以内）な疼痛で、その他の異常や病理的要因によらない状態を示す。したがって、診査により持続的な疼痛を伴う場合は、知覚過敏症の定義からはずれており、知覚過敏治療により改善しないケースも多い。

また、知覚過敏症の臨床治験の立案と治療のためのガイドライン作成を目的とした委員会が1994年に設置され、知覚過敏症の定義についての統一見解が発表された。この見解によれば、知覚過敏の新定義は、『熱、脱水、擦過、浸透圧、化学的刺激に対する反応として、露出象牙質に誘発された短く鋭い痛みを特徴とし、象牙質の欠損や病理学的な原因によるものではない』とされていることから、知覚過敏症として治療を始める前に、十分に症例を絞るべきである。

知覚過敏の治療

1．知覚過敏に至った原因を考える

知覚過敏は以下のような原因が考えられるが、前述の定義を逸脱している場合、知覚過敏治療の適応外となる。
①プラークの滞留（代謝産物としての酸が原因）
②摩耗、咬耗、アブフラクション
③酸蝕症
④ホワイトニング処置
⑤修復治療後の過敏症
⑥歯質の亀裂

2．症例選択時の注意点

①大きな楔状欠損を伴う症例は修復処置が必要となる場合がある。
②メタルインレー修復、コンポジットレジン、グラスアイオノマー修復処置が施されている症例

では、材料と歯質界面部の漏洩が原因となっている可能性がある。

③知覚過敏症が長期にわたって継続している場合は、歯髄に病理変化が生じている場合がある。

④歯周病を伴った知覚過敏症例に関しては、歯周治療後、GI が score 0 でポケット底からの出血も認めなくなった症例に対して、知覚過敏治療剤の塗布を行うことが推奨される。

3．知覚過敏治療剤塗布前の注意点：知覚過敏部の清浄化と水分のコントロール

知覚過敏治療剤塗布を行う部位に、唾液や滲出液中のタンパク質、あるいは水分が残留している場合、治療剤の効果が減じるか、無効にしてしまう可能性がある。症状が出ることを患者に説明したうえで、患部をオキシフルあるいはエタノールを含ませた綿球で軽く拭いた後、エアー乾燥し、薬剤の塗布を行うことで、知覚過敏部の清浄化と水分のコントロールに役立つと考える。

4．知覚過敏治療剤の選択

"Grossman による理想的な知覚過敏治療剤の条件"によれば、理想的な知覚過敏治療剤の条件は以下のとおりである[3]。

①過度に歯髄を刺激しない

②比較的無痛である

③使用が簡便である

④効果に即効性がある

⑤効果に持続性がある

⑥歯を変色させない

市場には、これらの条件を兼ね備え、象牙細管を封鎖し、知覚過敏を抑制するのに効果的なさまざまな薬剤が発売されている。そのなかには象牙細管の封鎖を強固に行える材料として、結晶物生成系やレジン系などがある。象牙質表面であまり厚みを作らず、プラークの停滞を促すことのない治療剤は、**表1**のような材料が発売されている。

無論、この表に記載していないタイプのレジン系細管封鎖材や歯磨剤なども、使用法次第で十分

に効果を発揮できる。表1の知覚過敏症抑制剤は、いずれも知覚過敏の抑制に有効であるとともに、形成する被膜が比較的薄いと考えられる製品である。一方、歯根象牙質面に塗布した知覚過敏抑制剤が、知覚過敏抑制効果を発揮するのみならず、歯根象牙質の耐酸性を向上させる効果を併せもつならば、国民の健康を維持するうえで有用であると考えられる。象牙細管を塞ぐとともに、象牙質表面を薄い被膜で強固に覆うことができる知覚過敏抑制剤は、知覚過敏症状を減じるのみならず、露出した歯根面に脱灰抑制効果を与えることができる。筆者らはこの点に注目し、ナノシールの細管封鎖効果、脱灰抑制効果ならびに PRG バリアコートに含まれる S-PRG フィラーによる同効果について検討を加えた。

5．ナノシールの象牙細管封鎖、および脱灰抑制効果

ナノシール（**図3**）を塗布することによる細管封鎖効果はどの程度で、さらに塗布面下の象牙質にはどのような効果が及ぶのかを検討した。

ナノシールをウシ歯根部の象牙質表面に塗布し、比較には、リン酸酸性フッ化物ジェル（フルオールゼリー：ビーブランドメディコーデンタル）を用いた。評価方法は、Transverse Microradiography（以下、TMR）[4] を用いて、ミネラル喪失量（IML）の測定を行い、群間での比較を行った。また細管の封鎖状態を確認するために SEM 観察を行った。

ナノシール塗布に際しては、使用説明書の指示どおりに、A 液と B 液を混和後 5〜20 秒（長くても 1 分以内）には塗布するようにしていただきたい。より高い効果を得るためには、注意すべき点である。本研究の実験群は、コントロール群（CT）は非処理、フルオールゼリー群（AP）は、塗布後 60 秒間静置した。ナノシール処理には 2 通りの塗布法を試みた。1 つ目は、ナノシール処理A 群（NA）として、混和したナノシールを 10 秒

68　Ⅰ．保存修復

表❶　知覚過敏治療剤（象牙細管封鎖系）

商品名（メーカー名）	成分	機序	効果
ナノシール（日本歯科薬品）	A液：フルオロアルミノシリケートガラス B液：リン酸水溶液	結晶物	凝集したガラス粒子がカルシウムを取り込んで、厚さ1～2μmの粒子沈着層を形成し、細管内部まで封鎖する
PRGバリアコート（松風）	ベース：S-PRGフィラー、水、重合性モノマーなど アクティブ：ホスホン系モノマー、カルボン酸系	結晶物 レジン	コーティング層が歯面および細管内部まで封鎖するだけでなく、PRGフィラーから徐放される各種イオンが細菌叢をはじめとする口腔内環境を改善する可能性がある多種イオンが、脱灰抑制や口腔内環境改善を促す
MSコートF（サンメディカル）	モノマー、重合性モノマー、光触媒など5%MMA-p-SSA共重合体（MSポリマー）、2.1%シュウ酸、フッ化ナトリウム	結晶物	成分がカルシウムと反応してできたMSポリマー被膜が、細管を内部まで封鎖する。フッ化物が耐酸性を促進
スマートプロテクトソフト（茂久田商会）	シュウ酸カリウム、硝酸カリウム、硫酸亜鉛、フッ化ナトリウムなど	鈍麻 結晶物	細管内でシュウ酸カリウムを結晶化、沈着させ、細管を封鎖する。補助的に、知覚鈍麻作用を発現する
ティースメイトディセンシタイザー（クラレノリタケデンタル）	リン酸四カルシウム（TTCP）、無水リン酸水素、カルシウム（DCPA）、精製水	結晶物	TTCP、DCPAそして水が反応し、生成されたハイドロキシアパタイトが細管を塞ぐ
スーパーシール5秒（モリムラ・エイコー）	不明だが、シュウ酸カルシウムを含むと推察する	結晶物	不溶性のシュウ酸カルシウム結晶が細管を塞ぐ
グルーマ・ディセンシタイザー（ヘレウスクルツァー）	35%HEMA水溶液、5%グルタールアルデヒド	組織液の凝固	象牙細管内部の組織液やタンパク質を凝固・固定（注意事項として、粘膜の刺激性に注意⇒粘膜の保護が必須）
デセンシー（日本歯科薬品）	2-HEMA、グルタールアルデヒド	組織液の凝固	グルタールアルデヒドが作った凝固物を、2-HEMAが嫌気重合させ、強固な固体膜を形成する（注意事項として、粘膜の刺激性に注意⇒粘膜の保護が必須）
G-ガード（ジーシー）	リン酸系エステルモノマー配合	レジン	ナノフィラーを配合した強固なレジン層で接着、封鎖
クリンプロXTバーニッシュ（3M ESPE）	レジン添加型グラスアイオノマーをベースとする	レジン GIC	カルシウム結晶物による封鎖とグリセロリン酸カルシウムによるリン、カルシウム徐放による再石灰化

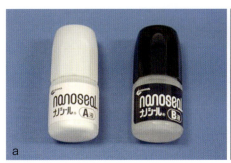 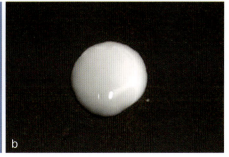

図❸　ナノシール（日本歯科薬品）。a：本体、b：混和液

間擦り込んだ後、新たに液を追加してさらに10秒間擦り込んだ。また、ナノシール処理B群（NB）では、混和したナノシールを20秒間擦り込んだ後、液を追加して20秒間、さらに液を追加して20秒間、合計60秒間の擦り込み処理を行った。各群のミネラル喪失量を比較すると、CT群に比較しNB群のミネラル喪失量が有意に低く抑えられていることがわかる（図4）。

この結果は、ナノシールを20秒ごとに追加しながら60秒間処理を行う方法が、フルオールゼリー塗布後60秒間放置する方法と同程度の脱灰抑制能を有する可能性を示している。

次に、この結果を踏まえて、NAとNB群をSEM観察し、細管の封鎖状態を比較した結果（図5）、非処理（CT）およびAP群では、象牙細管がほとんど開いてしまっているのに対し、NAお

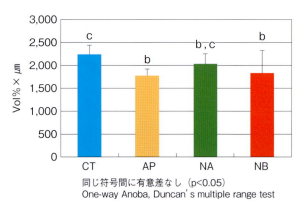

図❹　ミネラル喪失量

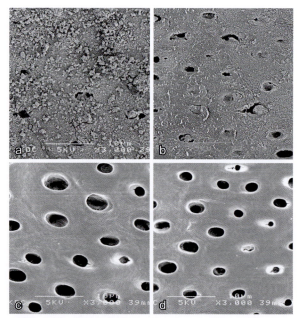

図❺　処理、脱灰試験後のSEM像。a：NB、b：NA、c：CT、d：AP

およびNBではほとんどの細管が封鎖され、とくにNBは脱灰試験後であるにもかかわらず、細管封鎖率が高く、象牙質表面における反応生成物の付着も強固であった。

以上の結果から、<u>ナノシールを繰り返し塗布することにより、象牙細管が強固に封鎖されるだけでなく、象牙質の耐酸性も向上させ、根面う蝕の予防や初期う蝕病巣の脱灰抑制に効果を発揮することが認められた。</u>

6．S-PRGフィラーの象牙細管封鎖および脱灰抑制効果

S-PRGフィラーは、中性環境下でフッ素、ストロンチウム、アルミニウム、ナトリウム、ホウ素、ケイ素などの各種イオンの放出が可能な多機能ガラスである（**図6**）。

現在、S-PRGフィラーとヒュームドシリカの混合粉末とポリアクリル酸の反応生成物を象牙質表面に擦り込むことにより、細管の封鎖を期待したS-PRGフィラーを応用する新規象牙質知覚過敏治療システムが開発中である。そこでわれわれは、本材料塗布面下象牙質の脱灰抑制をTMRで評価するとともに、象牙細管の封鎖能をSEMにより形態学的に観察した[5]。

その結果、各薬液処理前（知覚過敏症模倣象牙質）はすべての象牙細管が開口しているが、S-PRG処理後では完全に細管が封鎖されていることが確認された。脱灰液浸漬後も、S-PRG群の象牙細管は痕跡も確認できないほど、反応生成物で強固に被覆されていた（**図7**）。また、脱灰試験後の未処理の象牙質のミネラル喪失量は、未処理群で4,816.5、S-PRG群で2,050.9（vol%×μm）であり、塗布面下象牙質に対して優れた耐酸性を寄与することも示された。

臨床現場で遭遇する象牙質知覚過敏症のうち、口腔内清掃状況の悪い患者で、知覚過敏治療剤を塗布してもなかなか改善しなかった経験はないだろうか。このようなケースでは、本実験における脱灰試験のような状況（プラーク細菌が産生する酸による脱灰が生じている状況）が生じ、細管を塞いでいる反応生成物が脆くなったり、あるいは脱落しやすくなることがあるかもしれない。本実験の結果、S-PRG法により象牙質面に形成された反応生成物は、耐酸性を有することが確認された。その他、これら2つの材料同様に、細管の封鎖効果と象牙質脱灰抑制効果を併せもつ材料として、MSコートF（**図8**）が挙げられ、現在脱灰抑制効果を検討中である。

治癒困難な象牙質知覚過敏症を克服するために

象牙質知覚過敏症を克服するために、筆者は以

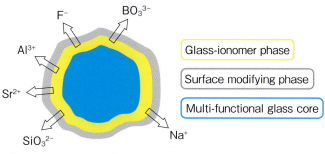

図❻ S-PRGフィラー模式図

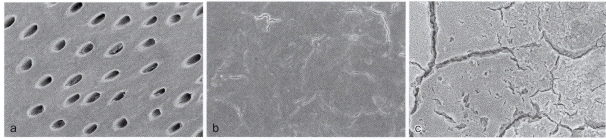

図❼ SEM観察像。a：処理前、b：処理後、c：脱灰試験後

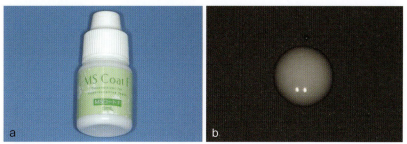

図❽ MSコートF（サンメディカル）。a：本体、b：液

下の点が重要であると考える。

①口腔内をう蝕原性の高い状態にしない、酸性環境にしないための対策をとること。

②知覚過敏治療剤塗布前に、知覚過敏部を清浄化すること。プラークの除去、水分のコントロールが重要。レジン系の封鎖剤は即効性があり、有用ではあるが、接着性を得るためにも塗布面の清掃は必要である。また、溶解しにくい材料であるため、歯周ポケット内に過剰に入り込まないように塗布することが重要である。

③反応生成物を形成する知覚過敏治療剤を擦り込む。細管の緊密な封鎖と同時に歯質の耐酸性を高める効果を得ることができ、周囲環境の低いpHを緩衝する効果も得られる場合がある。

【参考文献】

1）寺中敏夫，向井義晴（著），冨士谷盛興，千田 彰（編）：象牙質知覚過敏症はなぜ起こる？．象牙質知覚過敏症 目からウロコのパーフェクト治療ガイド第2版，医歯薬出版，東京，2013：9．

2）Yoshiyama M, Masada J, Uchida A, Ishida H: Scanning electron microscopic characterization of sensitive vs. insensitive human radicular dentin , J Dent Res 68: 1498-1502, 1989.

3）Grossman LI. The treatment of hypersensitive Dentin, J am Dent Assoc 22: 592-602, 1935.

4）Mukai Y, Lagerweij MD, ten Cate JM. Effect of a solution with high fluoride concentration on remineralization of shallow and deep root surface caries in vitro. Caries Res 35: 317–324, 2001.

5）澤 悦夫，向井義晴，富山 潔，椎谷 亨，飯塚純子，長谷川晴彦，寺中敏夫：S-PRG微粉末とポリアクリル酸を応用した新規象牙質知覚過敏治療法の開発 －象牙細管封鎖能と耐酸性能－．日本歯科保存学会誌，56：17-24，2013．

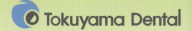

歯科充填用コンポジットレジン（光硬化型）
エステライトユニバーサルフロー

Super Low Medium High

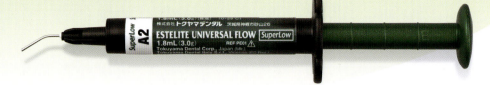

どのシェードの人工歯に「A2」が充填されているか判りますか？

B1 A1 B2 A2 C1 A3

答え

全てのシェードに「A2」が充填されています。

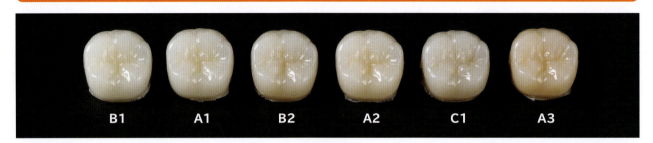

B1 A1 B2 A2 C1 A3

（ブラックライト照射にて充填箇所を確認）

ひとつのシェードで ワイドにマッチング

エステライトユニバーサルフローは、周りの色調を取り込み、周囲の色と調和するカメレオン効果（セルフカラーマッチ性）に優れています。

フローは3種類

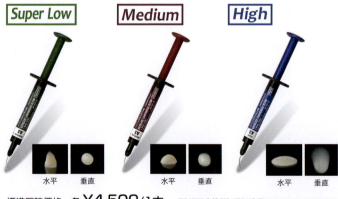

Super Low   Medium   High
水平 垂直   水平 垂直   水平 垂直

標準医院価格　各¥4,500/1本　　（管理医療機器）認証番号228AFBZX00080000

色調 [Super Low：全6色　Medium：全12色　High：全7色]

	CE	BW	A1	A2	A3	A3.5	A4	A5	B3	OPA2	OPA3	OPA4
Super Low			●	●	●	●	●	●				
Medium	●	●	●	●	●	●	●	●	●	●	●	●
High			●	●	●					●	●	●

株式会社 トクヤマデンタル

お問い合わせ・資料請求
インフォメーションサービス
0120-54-1182
受付時間 9:00〜12:00／13:00〜17:00（土・日祭日は除く）

本　社　〒110-0016　東京都台東区台東1-38-9

Webにもいろいろ情報載っています!!
トクヤマデンタル　検索

●札　幌TEL011-812-5690　●仙　台TEL022-717-6444　●東　京TEL03-3835-7201　●名古屋TEL052-932-6851　●大　阪TEL06-6386-0700　●福　岡TEL092-412-3240

難

補

綴

Ⅱ. 補綴

1 重度歯周病患者に対する歯周補綴と、インプラントによる咬合再構成

藤田大樹 Daiju FUJITA
東京都・エド日本橋歯科

何が難症例にさせているのか？

　重度歯周病患者が初診で来院した際、何をどう説明していくのかに難しさを感じる。「この患者さんは、どこまで自分の症状を理解しているのだろう？」、「抜歯になるかもしれない歯について、どう説明しよう……」、「そもそもこの患者さんはどんな治療を望まれて来院されたのだろう？」など、多くの疑問と不安が頭をよぎる。患者に的確に治療説明しなくてはならないのに、歯科医師側が困惑してうまく説明できないことがよくある。こういった、複雑な治療が予想される症例においては、治療計画の立案に至るまでが難しく、経験が必要となるのではないだろうか。

治療計画立案に至るまでの問診の重要性

　こういった難症例は初診から診査・診断、治療計画立案、治療説明へと進めていくが、それらがうまく進められるように、診査前に確認していることが2つある。1つは、「患者自身が自分の病態を理解しているのか」。2つ目は、「患者自身がイメージしている治療ゴールがあるのか、また、それはどんなイメージをしているのか」である。言い換えると、どれだけ自分の居場所を知っていて、目指す方向があるのか、またどこを目指しているのか、である（患者のイメージしている治療のゴールがそのまま治療のゴールではない）。これを理解することで、プロの歯科医師として患者

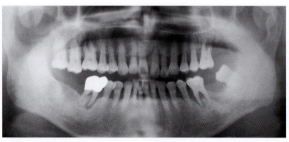

図❶　初診時のパノラマX線写真

をリードし、的確な治療計画を立案して、迷いなく治療説明が行える。その結果、患者との信頼関係を構築し、治療というハードルを超えることができる。

症例

1. 症例概要
- **患者**：59歳、男性
- **主訴**：グラついている歯があり、食事に困る

　何度か問診を重ねると、患者は自分の歯周病の状態を薄々理解していた。希望するゴールとしては、咀嚼に不安が残る治療法は希望せず、抜歯となる歯があってもよいが、できるだけいまある歯を残して、残りの人生20年を歯で困ることなく、おいしく食事ができるように過ごしたいとのことであった。これが真の主訴と理解して、診査・診断、治療計画立案へと進んだ（図1、2）。

2. 治療計画立案：抜歯の基準とは？
　患者の真の主訴を理解したうえで診査を行った（図3、4）。ここで難しいのが、各歯牙の予知性である。抜歯の基準について話題になることは多

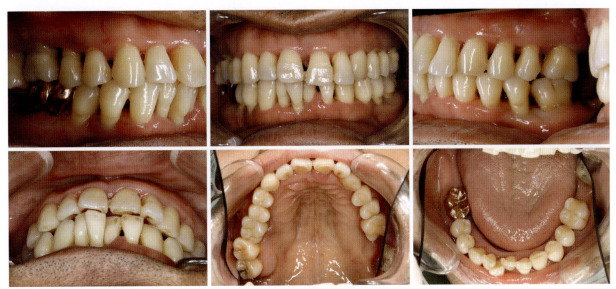

図❷ 初診時の口腔内の状態。動揺歯があり、しっかり嵌合できない状態であった。患者はどこまで自分の病態を理解しているのだろうか

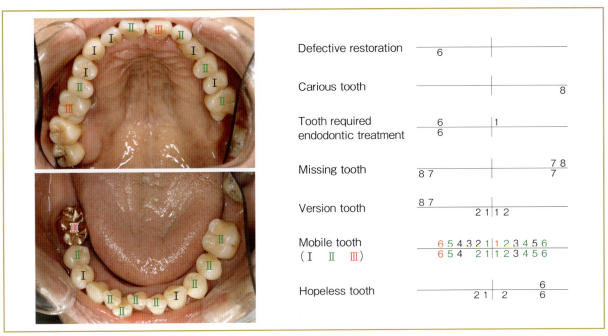

図❸ 診査データ。全顎的に動揺が認められる

い。参考となるエビデンスはあるかもしれないが、臨床にはそんな便利な基準はない。なぜなら、どんな治療ゴールを目指すかによって、抜歯の基準は変化するからである。すなわち、治療のゴールを設定するうえで、その歯を残したほうが有利なのか、抜歯したほうが有利なのか、それだけである。

本症例においては、「20年間おいしく食事ができる口腔状態」を目指した。そのうえで、診査後の治療説明時に患者に以下の5点を確認した。

①保存する歯と抜歯する歯がある。
②その判断は、歯周治療、根管治療をしたうえで判断する。
③その基準として、長期予後が望める歯を保存可能とする。
④保存部位は、歯周補綴という連結固定する手法が必要となる。その際は予知性が低い歯は保存

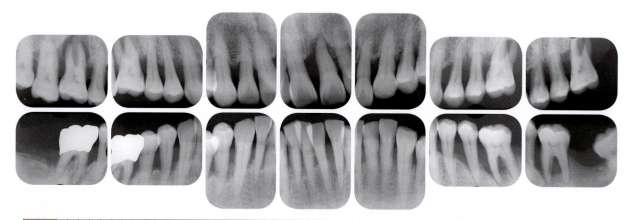

図❹ 初診時のプロービングチャート。4mm以上の深いポケットが全顎的に存在する

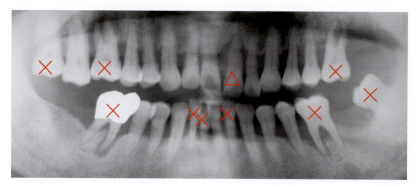

図❺ 初期治療前の治療計画。△：初期治療後に保存できるか判断する歯。×：hopeless

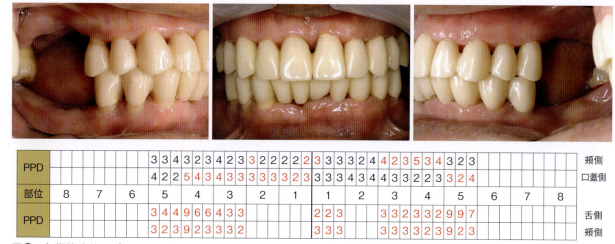

図❻ 初期治療後のプロービングチャート

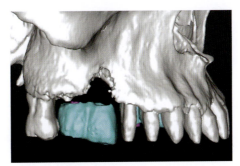

図❼　再評価時のCTデータ

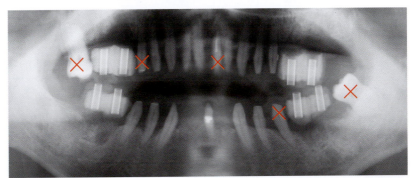

図❽　初期治療、再評価を経て、最終治療計画を立案

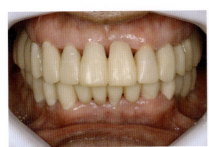
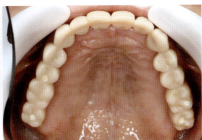
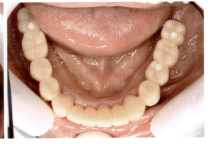

図❾　ファイナルプロビジョナルレストレーションを装着

すべきでない。
⑤欠損部は義歯、ブリッジ、インプラントなどによる欠損補綴処置が必要になるだろう（この患者は義歯を拒否）。

　以上のことを理解していただき、現状から予想される治療計画（図5）を提案し、同意を得て、初期治療後（図6）の再評価を経て、最終治療計画を提示した。

3. 再評価と最終治療計画立案

　CTを撮影したところ、6|部に大きな垂直性骨欠損が認められた（図7）。GBR法も想定されるが、治療期間が大きく延び、複雑なオペが必要になることから、5|を抜歯して5|部と7|部にインプラントを埋入し、ブリッジにすることを提案した（図8、9）。保存できる5|を抜歯することになるが、今回の治療目的は1本の歯の保存ではなく、いか

表❶ 最終補綴物の製作手順

1	支台歯の印象 咬合採得
2	メタルフレームの製作（ラボサイド）
3	ソルダリングインデックス
4	クロスアーチブリッジのメタルフレーム完成（ラボサイド）
5	メタルフレームのトライ＆最終咬合採得 メタルフレームの取り込み印象＆インプラント部の印象
6	メタルフレームにホワイトワックス築盛（ラボサイド）
7	メタルフレーム＆ホワイトワックストライ CRの確認
8	セラミック築盛・インプラント上部構造の製作（ラボサイド）
9	ファイナルレストレーション仮着

に予知性高く長期に長く維持できるかである。

4．最終補綴物の製作

最終補綴物の製作手順はいつも頭を悩ませる。まず、製作手順（**表1**）を考えるうえで、担当歯科技工士との信頼関係は欠かせない。歯科医師の咬合採得ミスのために、歯科技工士がすべて作り直すようなことになり、お互いの信頼関係を崩すことは絶対に避けたい。

そこで意識しているポイントが2つある。1つは、「インプラントを含む支台歯の位置関係を正確に再現した最終補綴物製作模型をどのように作るのか」。もう1つは、「最終咬合採得が正しいかを確認すること」である。製作模型と咬合採得が正確であれば、最終補綴物の咬合が狂うことはない。

今回はまず、天然歯の歯列の印象採得を行い（**図10**）、咬合採得をして、クラウンブリッジのメタルフレームを製作した（**図11**）。その後、口腔内でソルダリングインデックスを採得することで（**図12**）、個々の歯の位置関係を正確にし、メタルフレームソルダー後にフレーム試適をして最終の咬合採得を行い、インプラント部と一緒にピックアップ印象を行った。これにより、インプラントも含めた正確な支台歯の位置関係が再現した模型ができる。

また、ソルダーしたメタルフレームを用いてセントリックバイトを採得することで（**図13**）、個々の歯の動揺がない状態で安定した咬合採得が行える。

次に、咬合採得したバイトが正しいかを確認する。メタルフレーム連結固定後（**図14**）にホワイトワックスを盛り、再度口腔内に試適した（**図15**）。ここで、最終の審美性の確認を行うと同時に、再度セントリックバイトを採得して（**図16**）、それをチェアーサイドで咬合器上に戻し、咬合採得が正しいかを確認した（**図17**）。これが確認できてから、歯科技工士に咬合面部の製作を始めるように指示を出している。

治療を振り返って（図18〜20）

一番の反省点は、すべての支台歯を生活歯のままにしておけなかったことである。今回、過度な形成には十分気をつけ、マージンもあえて歯肉縁上に設定した。それにもかかわらず、失活に至った歯がある。原因は、プロビジョナルレストレーション着脱の際に、クラウンリムーバーで過度な負荷をかけたためだと考えている。支台歯に負荷をかけないでプロビジョナルレストレーションを外す方法を今後は模索したい。

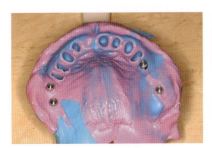
図⓾ 天然歯列の印象採得

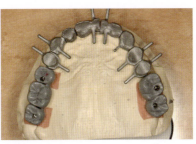
図⓫ 天然歯列のクラウン・ブリッジのメタルフレーム製作

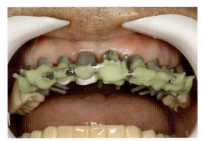
図⓬ メタルフレームの適合確認後、口腔内にてソルダリングインデックス採得

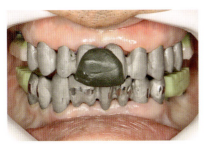
図⓭ ラボサイドでソルダー後、口腔内へ再びトライ。同時にメタルフレームを用いてCRバイト採得

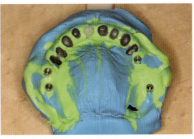
図⓮ CRバイト採得後、インプラント部と同時にメタルフレームをピックアップ印象

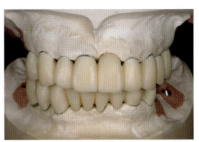
図⓯ 最終模型製作後、フレームにクラウン外形をホワイトワックスにて製作

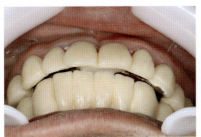
図⓰ ホワイトワックスで外形を完成させて、口腔内に再びトライ。同時に再度CRバイトを採得

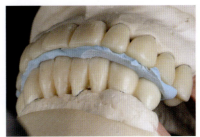
図⓱ 採得したCRバイトをチェアーサイドで即座に確認。バイトの一致を確認し、セラミック築盛へ

　次に、6⏌にGBRをせずに5⏌を抜歯し、インプラントブリッジを行ったことは、治療期間の短縮に繋がったので、これでよかったと考えている。患者の残された大切な時間を考えると、短縮できた治療期間は非常に価値が大きい。

　これからメインテナンスに入るが、その際に気をつけることは、加齢に伴う口腔内環境の変化によって引き起こされる唾液分泌量の減少である。唾液分泌量の減少によって、根面カリエスを招くリスクがあるのでとくに注意が必要である。

まとめ

　今回のような複雑な症例の治療は、患者との信頼関係があって初めて成り立つ。そのためのアドバイスは、主訴を読み取ったうえで患者の気持ちを理解し、プロの歯科医師として患者をリードすることである。本項が、皆様の臨床に少しでも役に立てば幸いである。

【参考文献】
1）藤田大樹：治療計画プランBの臨床. クインテッセンス出版, 東京, 2015：153-163.

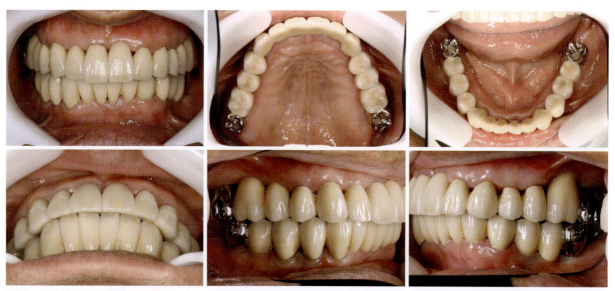

図⓲ 最終補綴物装着時の口腔内

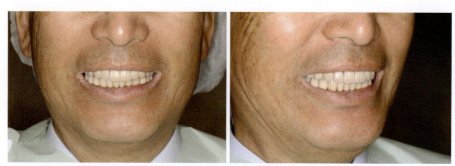

図⓳ 最終補綴物装着時の口元

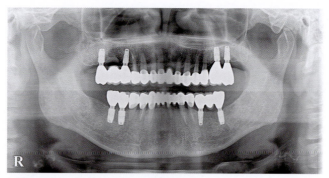

図⓴ 術後2年のパノラマX線写真

Ⅱ. 補綴

2 多数歯欠損・すれ違い咬合の補綴処置

大山哲生 Tetsuo OYAMA
日本大学歯学部　歯科補綴学第Ⅱ講座

 多数歯欠損・すれ違い咬合の特徴、問題点、解決策

　義歯による欠損補綴治療における成功とは、義歯を機能的にも審美的にも良好な状態で長期間にわたって使用できることと考えられる。後藤[1,2]は義歯の予後調査から、動きが少なく（義歯の動揺の最小化）、壊れず（破折の防止）、汚れない（予防歯学的配慮）義歯は、長期の使用が可能となると結論づけている。すなわち、上記三原則を達成することが困難な症例が、欠損補綴治療における難症例といえる。

　では、多数歯欠損・すれ違い咬合が、難症例と考えられているのはどうしてであろうか。すれ違い咬合とは、尾花らが1950年代より臨床で使用してきた用語[3]であり、歯科補綴学専門用語集第4版[4]では、上下顎に残存歯があるにもかかわらず、咬頭嵌合位を失っている咬合と定義されている。さらに、残存歯と対向する顎堤の骨吸収が大きく、咬合平面の設定が困難で義歯の設計が難しいとも記されている。すなわち、すれ違い咬合では、咬頭嵌合位を失い、残存歯に対合する部分は人工歯のみで、義歯は粘膜によって支持されている。したがって、歯（歯根膜）と粘膜との大きな被圧変位量の差により、上下顎義歯がお互いに回転させる作用（相互回転作用）が起き、義歯の動揺を抑制するのが困難となる。この現象によって、残存顎堤への過度な応力集中が起こり、顎堤粘膜の疼痛、顎堤の異常吸収、義歯の動揺、咬合平面の不正、義歯の破折などが惹起される。

　また、固有咬合力の大きさも、上記した問題を修飾する因子となる。すなわち、義歯の長期使用を可能とする三原則のうちの2つの因子（義歯の動きの最小化および破折を防止すること）が困難となるため、結果的に難症例となる。

　一般的に、部分床義歯の設計は、欠損歯列のある模型を前にして、慣習的に『ここはエーカースクラスプで……』などという支台装置ありきの設計が行われていることが多いと考えられる。しかし現在では、歯学部教育でも上記した義歯成功の三原則を満足させるために、義歯の機能をその重要度順に分類し、①支持、②把持、③維持の順に考慮して設計することを推奨している。具体的には、①残存歯による支持（レストの配置）、②顎堤による支持（義歯床の形態）、③連結装置の種類と形態、④支台装置維持部分の順にて行われる[5]。結果的にエーカースクラスプを使用する場合があっても、それはあくまで結果であり、設計コンセプトとプロセスとは異なる。第109回歯科医師国家試験（平成28年実施）においてもその設計の順番を問う問題が出題されており、部分床義歯学教育のスタンダードな考え方である。

　では、すれ違い咬合症例が良好な予後を得るためには、どのような設計が必要なのであろうか。それは、義歯成功三原則を満たす設計、すなわち、義歯の動きを最小限に抑制し、義歯が壊れない設計であり、義歯と支台歯との連結強度や剛性を高める設計が必要となる。また、残存歯数や配置、

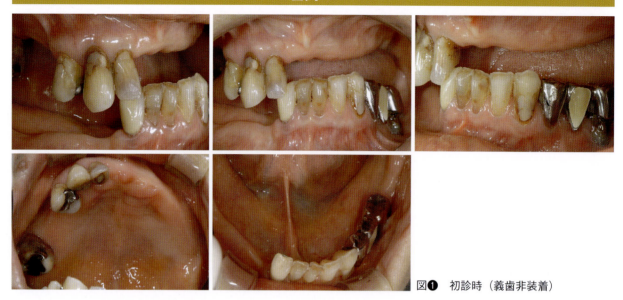

図❶　初診時（義歯非装着）

固有咬合力の大きさによっては、少なくとも片顎をオーバーデンチャーとし、相互回転作用を抑制する処置方針も有効である。もちろん、メインテンスも非常に重要であり、咬合状態および義歯と粘膜の適合状態の維持のためにも歯周病学的管理が必要となる。

 症例

症例1は、積極的な補綴前処置は行えなかったが、頻繁にリコールを行うことでトラブルに対処している症例である。症例2は、積極的な補綴前処置により、メインテナンスが容易になり、良好な予後を得た症例である。

●症例1
- 患者：50歳、女性
- 主訴：咀嚼時の粘膜の痛み

初診時の口腔内写真（義歯非装着および装着）を図1、2に、パノラマX線写真および歯周病学的検査を図3に示す。通法に従い、う蝕、歯周病学的検査、フェイスボウトランスファー、咬合床を用いて咬合器に装着された研究用模型による咬合診査などの補綴的診査を行った。

義歯は、増歯などの修理が繰り返された痕跡があり、上下顎とも軟性裏装材にてリラインされていた。義歯の咬合接触状態は、左右不均等であり、咬合時に上下顎とも著しく沈下する傾向であった。補綴的な診断名は、「すれ違い咬合に準ずる咬合関係による咬合性外傷および義歯不適合による咀嚼障害」とした。なお、7 2|および|4 6は、予後不良により抜歯と判断した。

術前説明において、咬合関係を含めて口腔内の現状説明および治療方針を説明した。予後不良歯の抜歯により、すれ違い咬合となることに加え、上顎2本、下顎4〜5本残存で、通常の支台装置を用いた部分床義歯による補綴処置では、義歯動揺の抑制や義歯破折の予防は困難と考え、上顎全部床型オーバーデンチャーおよび下顎部分床義歯治療を提案した。しかし、全部床型補綴への抵抗感から同意が得られなかった。

患者は小柄な女性であり、咬合力も過大でないことが予想されたため、上顎は、4 3|を支台歯とした部分床義歯、下顎は、|2をコーピングとして、|1および|3を支台歯とした部分床義歯に設計変更し、治療用義歯を用いて支台歯および義歯に対する影響を確認したのち、最終補綴処置とすることとした。なお、上顎支台歯は歯冠補綴処置の

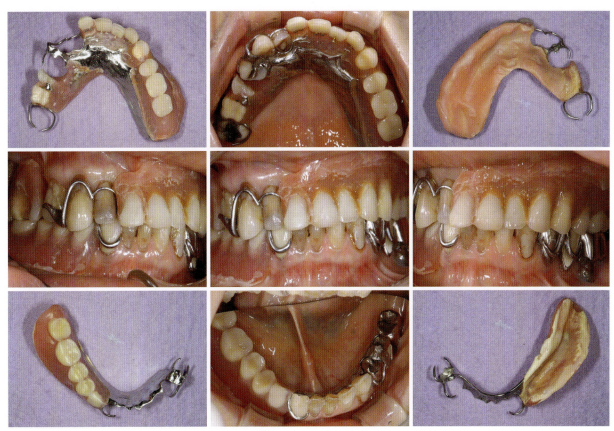

図❷ 初診時（義歯装着）

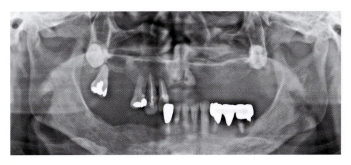

動揺度	Ⅱ						Ⅰ	Ⅰ	Ⅱ								頬側
PPD	6 5 6	欠	欠	3 3 3	3 3 3	3 3 3	3 3 3	3 3 3	3 3 5	欠	欠	欠	欠	欠	欠	欠	
	6 3 5			3 3 3	3 3 4	3 3 3	3 3 3	3 3 3	3 3 4								口蓋側
部位	7	6	5	4	3	2	1	1	2	3	4	5	6	7			
PPD	欠	欠	欠	欠	欠	3 2 3	2 2 2	3 2 3	3 2 2	3 3 3	3 4 3	欠	3 6 6	欠			舌側
						3 3 3	3 2 3	3 2 3	3 2 3	3 3 3	4 4 4 5		3				頬側
動揺度						Ⅱ	Ⅰ	Ⅰ	0	0	Ⅲ		Ⅲ				

図❸ 初診時のパノラマX線写真および歯周病学的検査

承諾は得られたが、下顎の承諾は得られなかった。
　初期治療として、上顎は7 2⏌の抜歯および即時義歯装着、下顎は⏋4 6の抜歯および下顎義歯増歯修理と咬合面再形成を施行し、咬合関係の再構築を行った。約1年間の経過観察後、最終補綴処置に移行した。上顎は、3⏌に基底結節レスト、

4⏌に近心レストおよび欠損側隣接面、近心レスト下部にガイドプレーンを設定した歯冠補綴処置後に、コンビネーションクラスプを支台装置とした部分床義歯補綴治療を行った。下顎は、⏋2の根面板装着後に⏋1に基底結節レスト、⏋3に切縁レストおよび欠損側隣接面にガイドプレーン、歯冠

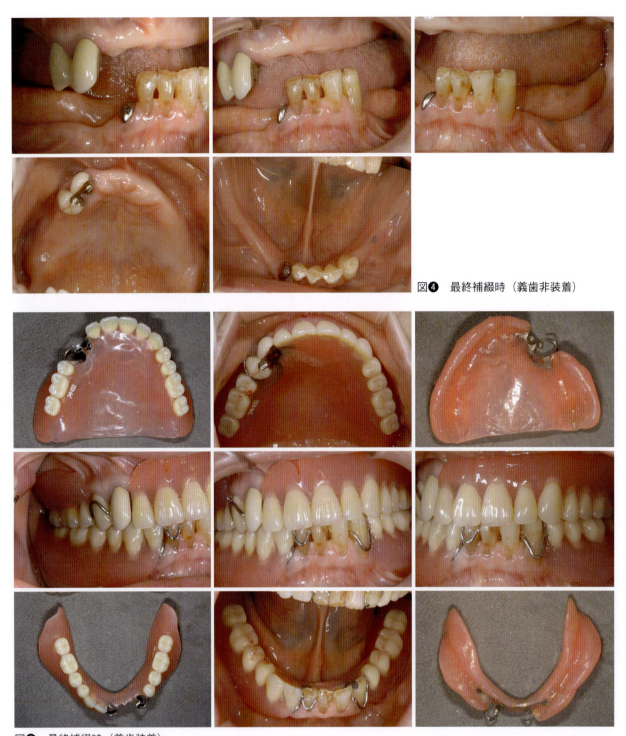

図❹　最終補綴時（義歯非装着）

図❺　最終補綴時（義歯装着）

形態修正、サベイラインの修正を行った後に、上顎と同様にコンビネーションクラスプを支台装置とした部分床義歯補綴治療を行った（図4〜6）。なお、上下顎ともに個人トレーを用いて筋形成を行い、最大限の義歯床による支持能力を発揮させる床外形とした。また、下顎部分床義歯設計に際して、義歯破折の予防を目的に補強線を使用することとした。

最終補綴により、患者は審美的にも機能的にも満足され、約3ヵ月に1回のリコールを行い、とくに咬合状態に注目して調整を行ってきた。しかし約4年後（図7）、支台歯周囲の義歯に亀裂を

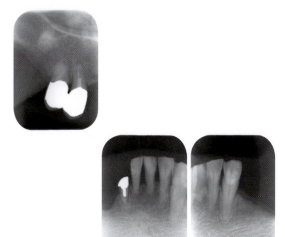

動揺度					0		0																		頬側
PPD	欠	欠	欠	3	3	3	3	3	3	欠	欠	欠	欠	欠	欠	欠	欠	欠	口蓋側
				3	3	3	3	3	3										
部位	7	6	5	4	3	2	1	1	2	3	4	5	6	7					舌側
PPD	欠	欠	欠	欠	欠	3 2 3	2 2 2	3 2 3	3 2 2	3 2 3	欠	欠	欠	欠	頬側
						3 3 3	3 2 3	3 2 3	3 2 3	3 3 3				
動揺度						I	I	I	0	0				

図❻　最終補綴時のデンタルX線写真および歯周病学的検査

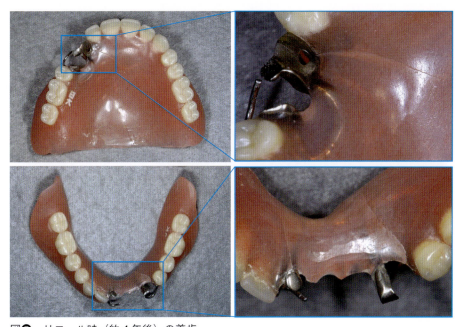

図❼　リコール時（約4年後）の義歯

認めた。経年的な適合状態の悪化による義歯の動揺の増加から、リラインを予定している矢先であった。現在、義歯修理用ファイバーを用いて修理を行うとともに、直接法リラインによる義歯と粘膜面との再適合処置を行い、経過観察を続行している。

本症例は、すれ違い咬合症例の処置方針としては、積極的な補綴前処置を行うことができなかった症例である。しかし、最低限の処置として、上顎支台歯では補綴前処置をしたうえで歯冠補綴処置を行い、下顎では義歯破折に対応できるように補強線を応用した部分床義歯を製作した。また、

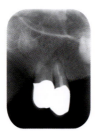
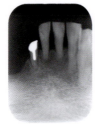
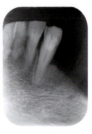

動揺度					0	0										
PPD	欠	欠	欠	3 3 3 3	3 3 3 3	3 3 3 4	欠	欠	欠	欠	欠	欠	欠	欠	欠	頬側 口蓋側
部位	7	6	5	4	3		2	1	1	2	3	4	5	6	7	
PPD	欠	欠	欠	欠	欠		4 2 3 4 3 3	2 2 2 3 2 3	3 2 3 3 2 3	3 2 2 3 2 3	3 3 4 3 3 4	欠	欠	欠	欠	舌側 頬側
動揺度								I	I	I	0	I				

図❽　術後4年。リコール時のデンタルX線写真および歯周病学的検査

短期間でのリコールにより、咬合状態の確認および義歯の動揺に対処している。ただ、図8でも確認できるが、支台歯の歯根膜腔は拡大傾向である。ダメージは最小限と考えられるが、今後継続した経過観察の必要性を示しているともいえる。

● 症例2
- 患者：60歳、男性
- 主訴：見た目の改善および咀嚼時の粘膜の痛み

初診時の口腔内写真（義歯非装着および装着）を図9、10に、デンタルX線写真および歯周病学的検査を図11に示す。通法に従い、う蝕、歯周病学的検査、フェイスボウトランスファー、咬合床を用いて咬合器に装着された研究用模型による咬合診査等の補綴的診査を行った。

患者は体格がよく、いわゆるえらの張った顔貌であり、強い咬合力が疑われた。正面観においては、咬合平面の著しい傾斜と、模型診査により残存歯の著しい挺出が認められた。顔面計測法では、垂直的顎間距離の低下が認められた。義歯に修理が繰り返された痕跡が認められ、義歯の咬合接触状態は、症例1と同様に左右不均等であり、咬合時に上下顎とも著しく沈下する傾向であった。補綴的な診断名は、すれ違い咬合に伴う残存歯の挺出による審美障害および義歯不適合による咀嚼障害とした。なお、$\overline{5\,1}|\overline{1}$ は予後不良により抜歯と判断した。

術前説明において、咬合関係を含めた口腔内の現状および治療方針を説明した。すなわち、すれ違い咬合であること、大きな咬合力が予想されることから、症例1より残存歯数は多かったが、残存歯の歯内処置および歯周外科による歯の挺出改善処置、治療用義歯によるリハビリを含めた上下顎全部床型オーバーデンチャーによる治療を提案した。過去の経緯を含め、術後経過を考慮した計画であることを複数回説明したが、いままで行ってきたできるだけ削らない・抜かない治療方針とは真逆の方針であり、精神的にも踏ん切りがつかないとのことで承諾が得られず、応急処置のみの治療となり終診に至った。

しかし、約2年後に再度来院。他院で抜歯など

症例2

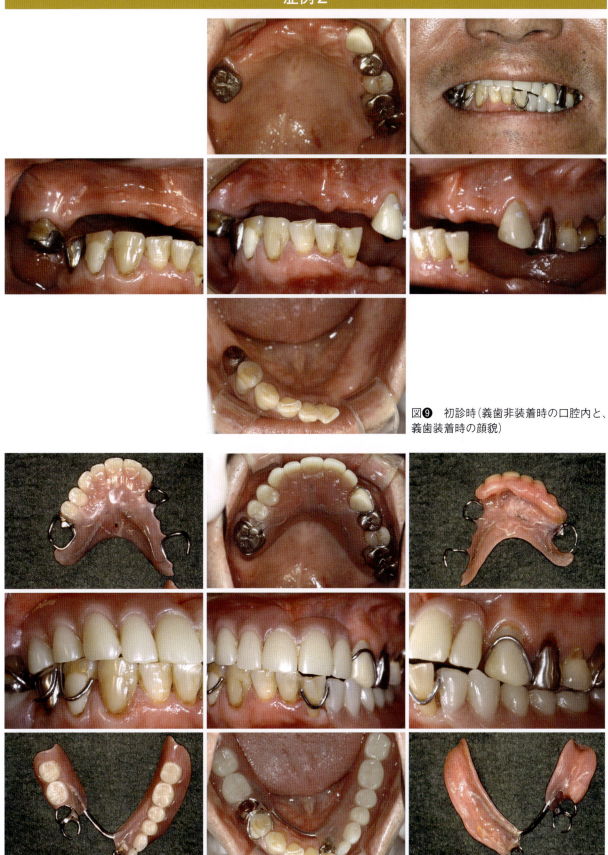

図❾　初診時（義歯非装着時の口腔内と、義歯装着時の顔貌）

図❿　初診時（義歯装着）

[2]多数歯欠損・すれ違い咬合の補綴処置

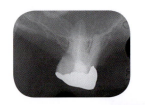
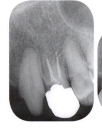
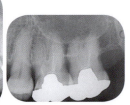
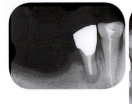
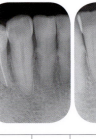
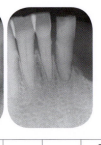

動揺度		0								0	0	0	0	0	
PPD	3 2 3	欠	欠	欠	欠	欠	欠	欠	2 1 2	2 1 2	2 1 2	2 2 2	2 2 2	頬側
	3 3 3								3 2 3	3 2 3	3 3 3	3 3 4	3 3 3	3 3 3	口蓋側
部位	7	6	5	4	3	2	1	1	2	3	4	5	6	7	
PPD	欠	欠	3 2 3	3 2 3	3 2 3	3 2 3	3 3 3	5 2 3	欠	欠	欠	欠	欠	欠	舌側
			3 3 4	3 2 2	3 2 3	2 3 3	3 3 4	6 3 2 3							頬側
動揺度			III	0	0	I	II	II							

図⓫　初診時のデンタルX線写真および歯周病学的検査

を行わずに部分床義歯による治療を複数回受けたが、主訴は改善されなかったとのことで、再度の診査および治療を依頼された。初診時と同様の診査を行ったのち、当初の治療計画にて治療することとなった。

　治療は、まず全顎の歯内処置後、全部床義歯に準じて垂直的および水平的顎間関係にて咬合採得を行い、抜歯および残存歯の歯冠切断と同時に上下顎即時義歯を装着した。抜歯窩の治癒を待ちつつ、治療用義歯による咬合位などに関するリハビリを約6ヵ月間行った。

　最終補綴処置は、個人トレーを用いて筋形成を行い、最大限の義歯床による支持能力を発揮させる床外形とし、義歯破折の予防目的として、上下顎とも金属床義歯を選択した。上顎は軽量化を目的としてチタン合金、下顎は強度を重視してCo-Cr合金を用い、ポリッシングサーフェスのみを金属床に置換する粘膜面レジン型とした。人工歯は、硬質レジン歯を使用した（図12〜14）。

　初診時と比較して、正面観での咬合平面の改善を認め、咀嚼機能に関しても患者の満足が得られ

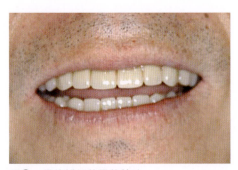

図⓬　最終補綴装置装着時

ている。メインテナンスは3ヵ月ごとに行っており、装着後約5年で上下顎ともにリラインを行った。なお現在、最終補綴処置後10年を経過し、咀嚼機能の維持および義歯の破折は回避できているが、複数箇所の人工歯の破折および著しい咬耗を理由に再製作を行っている。

まとめ

　多数歯欠損・すれ違い咬合症例の補綴処置において、補綴治療の予知性を考えると、すれ違い咬合状態のままで補綴処置をするのではなく、少なくとも片顎のみは全部床型オーバーデンチャーとすることが、力学的に有利な場合も多いと考えら

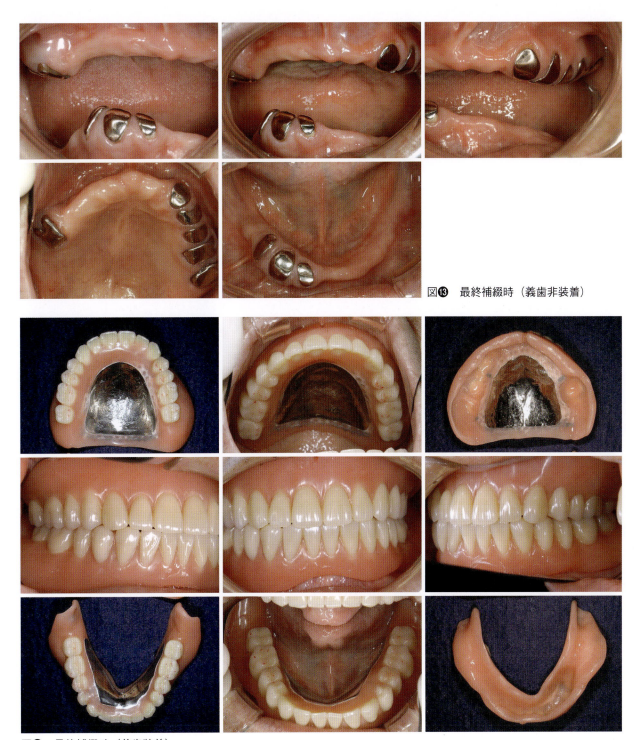

図⓭　最終補綴時（義歯非装着）

図⓮　最終補綴時（義歯装着）

れる。しかし、心理的に積極的な義歯補綴治療が受け入れられない場合も多い。そのような場合でも、可能なかぎり設計原則が満足できるよう補綴前処置を行うとともに、継続的な咬合状態の管理を行うことで、よりよい状態での長期間の義歯の使用が可能となると考えている。

【参考文献】
1) 後藤忠正：クラスピング．医歯薬出版，東京，1990：1-10.
2) 後藤忠正：パーシャルデンチャーのプランニング＆デザイニング．医歯薬出版，東京，1995：15-42.
3) 尾花甚一：すれ違い咬合の補綴．第1版，医歯薬出版，東京，1994：1-10.
4) 公益社団法人日本補綴歯科学会：歯科補綴学専門用語集．第4版，医歯薬出版，東京，2015：58.
5) 藍 稔，五十嵐順正：スタンダード部分床義歯補綴学．第2版，学建書院，東京，2013：170-174.

Ⅱ. 補綴

3 前歯部の審美修復症例
―メタルタトゥー、歯頸線の不揃い―

大谷一紀 Kazunori OTANI
東京都・大谷歯科クリニック

　前歯部の審美修復症例において、歯根の変色、メタルタトゥーおよび歯頸線の不揃いは、患者の満足する術後とすることが難しいことが多い。本項で解説する症例も、日常臨床において日々頻繁に遭遇するような症例であるが、支台歯形成を行いセラミッククラウンで修復するだけでは審美的な術後とならないため、いくつかの前処置によって対応した。

 メタルタトゥー

　日常の臨床において、本項に示す審美領域の歯周組織のメタルタトゥーに悩んでいる患者は少なくない。メタルタトゥーは、口腔内で金属を切削した際に、その切削片が歯周組織に入り込むことによって起こる。とくに銀合金の支台歯形成の際、拡大下での切削片の歯周組織内への入り込みがあった場合には、予防策として、強圧での水洗、あるいは超音波チップでの除去などがある。

1. メタルタトゥーの除去

　メタルタトゥーには、表在性のものと深在性のものがある。表在性のものは、メラニン除去のように上皮表面の処置だけで除去できることもあるが、深在性のメタルタトゥーは、外科的に除去する必要がある。以前は、切開を入れて外科的に除去することもあったが、近年ではEr: YAGレーザーを使用して除去することが多い（参考症例：図1～3）。

　メタルタトゥーの除去は、浸潤麻酔を行い、エアーと注水下で行う。図4と同程度の大きさのメタルタトゥーであれば、1ヵ所につき3～4分で除去が可能である。Er: YAGレーザーによるメタルタトゥーの除去は、骨面まで除去したとしても術後疼痛はほとんどなく、患者負担が極めて少ないため、一度ですべて取りきれなかった場合、再度の施術についても間違いなく患者は受け入れてくれる。

 症例呈示

- 患者：38歳、女性
- 主訴：前歯をきれいにしたい

参考症例

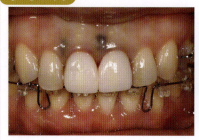

図❶　2 1|歯頸部、正中部にメタルタトゥーを認める

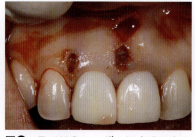

図❷　Er: YAGレーザーによるメタルタトゥー除去

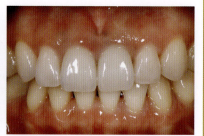

図❸　メタルタトゥー除去後、オールセラミッククラウン装着

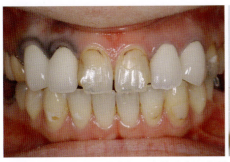
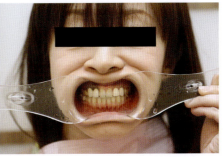

図❹　術前。患者は前歯部の審美障害を主訴に来院した。咬合状態に大きな問題はなく、顎関節にも異常は認められなかった

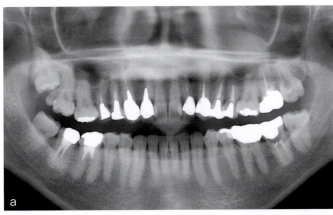
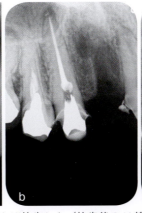
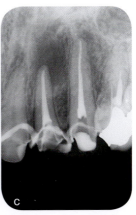

図❺　a：術前のパノラマX線写真。b：2|は歯根破折を認めたため抜歯した（抜歯後のX線写真）、c：|23根充後のX線写真

患者は、約5年前より前歯の審美障害を気にしていたが、疼痛がなかったため、歯科医院へ通院していなかった。約10日前より|2に違和感を認め、数日前より咬合時に強い疼痛を感じるようになり来院された。

主訴である上顎前歯部の、32|23にメタルボンドが装着されており、色の不調和および|2、|3では適合不良を認めた（図4）。X線所見（**図5**）では|23には根管充填の不備、|2はメタルコアの穿孔と思われる像が確認できた。

臼歯部にも多くの問題を認めたため、患者には全顎的に治療を開始することを勧めたが、患者の希望により、審美領域（上顎小臼歯部まで）から治療を開始し、その後、臼歯部の治療を行うことになった。

1．治療計画

32|23の補綴物を除去したところ、|2は歯槽骨内で穿孔を認めたため、保存不可能と判断

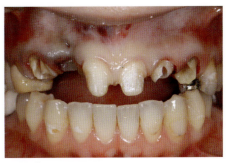

図❻　|23根管治療、1回目のメタルタトゥー除去。|2の抜歯後の状態

し、抜歯した（**図6**）。抜歯後は③2①の固定ブリッジ治療とインプラント治療について患者に説明したところ、患者は固定性ブリッジによる治療を選択した。|1については、ダイレクトボンディングとオールセラミッククラウンによる治療を説明したところ、経年的に色や表面の変化がなく、3〜1|23と同じ素材での治療を望まれたため、セラミッククラウンで補綴することになった。

2．治療ステップ

本症例の治療ステップを**表1**に示す。

表❶ 本症例における治療ステップ

1	既存の補綴物除去
2	2̲ 3̲ 根管治療
3	2̲ 抜歯
4	メタルタトゥー除去
5	ファイバーコア＆コンポジットレジンによる支台築造（図7）
6	結合組織移植
7	精密印象採得
8	オールセラミッククラウン装着

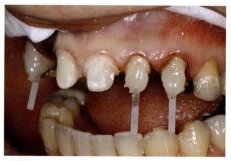

図❼ ファイバーコアとコンポジットレジンによる支台歯形成

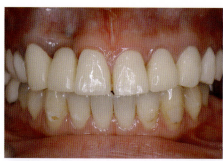 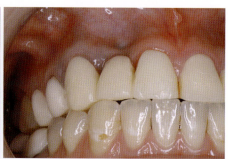

図❽ プロビジョナルレストレーション装着時。2̲欠損部顎堤には大きな陥凹を認め、患者は食渣の停滞および審美的な不満を訴えた

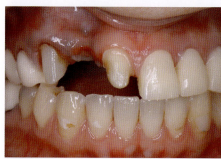 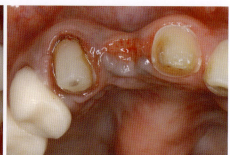

図❾ 陥凹した顎堤部および歯槽堤の高さの改善を目的に、骨補填材と結合組織移植による歯周外科を行うことにした

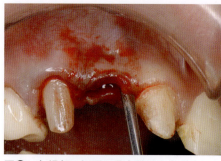 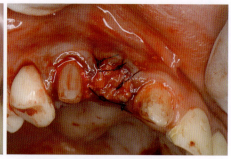

図❿ 欠損部の切開は最小限になるようにし、結合組織は口蓋部から採取した

3．抜歯後の欠損部顎堤吸収への対応

2̲ は術前より大きな骨吸収があり、抜歯後は鼻翼下部が凹んでしまうほど欠損部顎堤が大きく陥凹していた。患者はプロビジョナルレストレーション装着時に、欠損部顎堤陥凹部の食渣の停滞およびポンティック部と隣在歯との歯頸線の不調和を訴えた（図8）。本症例では、結合組織移植と骨補填材による顎堤部の外科処置を行うことで対応した（図9、10）。

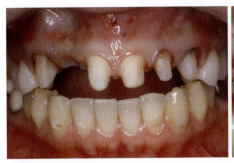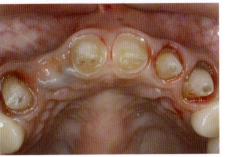

図⓫　外科処置後1ヵ月の状態。オベイト型ポンティック形態となるようにプロビジョナルレストレーションを調整した。1|1 は変色のない生活歯であったため、歯肉溝内マージン（歯肉縁下約0.3mm）、3|23 は歯根の変色を認めたため、歯肉縁下深く（歯肉縁下約1〜1.2mm）にマージンを設定した

4．歯頸部のシャドウ

　術前の|23の歯頸部は補綴されていない1|1の歯頸部と比べると、わずかなシャドウを認める。歯頸部シャドウは、前述のメタルタトゥーが原因の場合と、その他マージン部のメタル、金属支台あるいは変色した歯根によるものがある。本症例の|23は、変色した歯根によるシャドウであり、ファイバーコアとコンポジットレジンを使用し、オールセラミッククラウンを用いたメタルフリー修復を行ったとしても、歯肉縁下の歯根に変色があるような症例では改善されないことも多い。

5．歯根の変色による歯頸部シャドウへの対応

　変色した歯根の影響は、辺縁歯肉が薄い症例で顕著に現れることが多い。これは、変色した歯根の色が、歯槽骨骨頂から歯肉頂縁部（生物学的幅経約3mm）の歯肉から透けて見えるからである。そのため、メタルフリー修復をしたとしても、歯肉縁下部に何らかの対応をしないかぎり、解消しないことが多い。歯頸部に結合組織を移植して厚みを増すことで、変色歯根の色の影響をマスキングする方法もあるが、本症例では歯肉縁下にマージンを設定することで対応した（図11）（参考症例：図12〜15）。

　歯肉頂縁付近マージンでは、歯槽骨頂からマージン部まで約3mmの歯周組織があり、その内部に変色歯根が存在することになる。歯肉縁下深くにマージンを設定した場合、仮に歯肉縁下2mmに設定すると、歯肉縁下2mmまではオールセラミッククラウンが装着されるため、たとえ変色歯根であっても、その色が辺縁歯肉部のシャドウとなることはない（図16）。

　歯肉縁下2mm〜歯槽骨頂までのエリアでは、歯肉内部に変色歯根が存在することになるが、歯肉頂縁に比べて歯肉も厚みがあるため、その影響を受けることはほとんどない。そのため、失活歯で歯根が変色している症例（筆者の臨床では非常に多い）で、非外科的に対応する場合には、この歯肉縁下マージンにて対応することが多い。

6．歯肉縁下マージンの支台歯形成

　変色歯根によるシャドウに対応するため、歯肉縁下マージンとする場合、歯槽骨頂から約1mmの部分（結合組織付着部）を避けた、上皮付着部にマージンを設定するようにしている。症例ごとに辺縁歯肉〜歯槽骨頂までの距離が異なるため、歯肉縁下形成前に浸潤麻酔下でボーンサウンディングを行い、歯槽骨頂までの距離を測定する（図17）。その後、結合組織付着の1mmと、歯肉圧排糸の幅および形成時のエラー分として0.5mmを合計した1.5mmをボーンサウンディング値から引いた値を歯肉縁下形成量としている。
（例：ボーンサウンディング値2.7mm−（結合組織1.0mm＋圧排糸とエラー分0.5mm）＝1.2mmが歯肉縁下へのマージンの設定位置となる）

参考症例

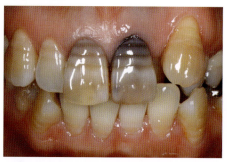

図⓬　術前。1|1の歯根の変色により、歯根相当部の歯肉にシャドウを認める

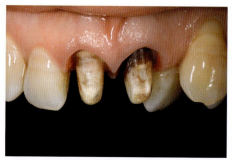

図⓭　変色歯根の影響を最小限とするため、歯肉縁下マージンでジルコニアセラミッククラウンを装着した（歯肉縁下約2.0mm）

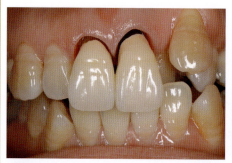

図⓮　ジルコニアセラミッククラウン装着時

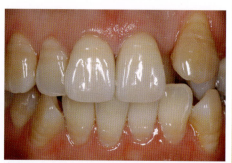

図⓯　術後1ヵ月。1|の歯根相当部歯肉にはわずかなシャドウを認めるが、患者の満足を得ることができた

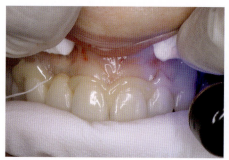

図⓰　3+3ジルコニアセラミッククラウン装着時

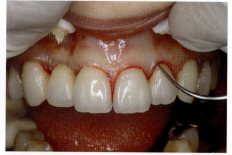

図⓱　歯肉縁下マージンの場合は、装着材料の除去が容易ではないため、浸潤麻酔下にて慎重に行う

難易度の高い再治療への対応

　本項で紹介した症例のように、すでに補綴されている歯の再治療は、未処置に比べると多くの問題点があり、機能的かつ審美的な術後とすることが難しいことが多い。これは、補綴修復治療だけでなく、歯内療法やインプラント治療などでも同じである。本症例もすでに補綴処置がなされており、審美的な術後とするのには容易でない症例であった。しかし、前述したテクニックを使うことで自然感のある術後を達成することができた（図18、19）。

　このような難症例への対応法は1つだけでなくさまざまな治療法が提唱されており、臨床の現場では治療法の選択に迷うことも少なくない。どの治療法がいちばんよいとか悪いではなく、多くの

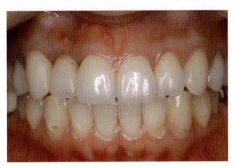

図⓲　術後

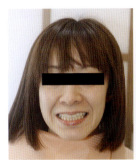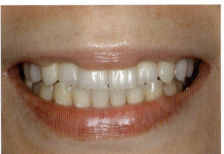

図⓳　術後の患者の顔貌写真および口元。メタルタトゥーおよび色の不調和も解消され、患者は満足された

選択肢をもち、多様化している患者のニーズに対応できるように日々準備をし続けることが重要であると考える。

【参考文献】

1) Futishi Komine, Takayuki Iwai, Kazuhisa Kobayashi, Hideo Matsumura: Marginal and Internal Adaptation of Zirconium Dioxide Ceramic Copings and Crowns with Different Finish Line Dsigns. Dental Materials Journal, 26 (5) : 659-664, 2007.
2) Takayuki Iwai, Futoshi Komine2,3, Kazuhisa Kobayashi, Ayako Saito1 & Hideo Matsum2,3: Influence of convergence angle and cement space on adaptation of zirconium dioxide ceramic copings. Acta Odontologica Scandinavica, 66: 214-218, 2008.
3) Florian Beuer, Hans Aggstaller, Daniel Edelhoff and Wolfgang Gernet: Effect of Preparation Design on the Fracture Resistance of Zirconia Crown Copings. Dental Materials Journal, 27 (3); 362-367, 2008.
4) Sven Reich, DMD, PhD,a Anselm Petschelt, DMD, PhD,b and Ulrich Lohbauer, MSc, PhDc: The effect of finish line preparation and layer thickness on the failure load and fractography of ZrO2 copings. The Journal of Prosthetic Dentistry, Volume 99 Issue 5:369-376,2008.
5) Beuer F, Aggstaller H, Richter J, Edelhoff D, Gernet W: Influence of preparation angle on marginal and internal fit of CAD/CAM-fabricated zirconia crown copings. Quintessence Int, 40 (3) : 243-250, 2009.
6) Kois, John: New paradigms for anterior tooth preparation: rationale and technique [Dental restoration]. C. Oral Health 88.4: 19, 1998.
7) 佐藤友彦：クラウンのプレパレーション Enough Reduction と Clear Finish Line. Quintessence, 11：487-490, 1992.
8) Armitage GC, Svanberg GK, Loe H: Microscopic evaluation of clinical measurements of connective tissue attachment levels. J Clin periodontal, 4: 173. 1997.
9) Garguilo AW, Wentz FM, Orban B: Dimensions and relations of the dentogingival crown margins and gingival inflammation. J periodondontol, 45: 15, 1974.
10) 行田克則：審美補綴とテッシュマネージメント．デンタルフォーラム，東京，1996.
11) Kois JC：Altering gingival levels – the restorative connection partbiologic variables. J Esthet Dent, 6 (1):3-9, 1994.
12) 行田克則：「生物学幅径の真偽」．Quintessence, 2000.
13) 下野正基：新編　治癒の病理—臨床の疑問に基礎が答える．医歯薬出版，東京，2011.

Ⅱ. 補綴

4 上顎前歯部にフラビーガムがみられ、前がみの傾向がある症例

奥野幾久 Ikuhisa OKUNO
大阪府・奥野歯科医院

 フラビーガムの難しさ

　フラビーガムは、上顎前歯部〜小臼歯部顎堤に発現する、被圧変位の大きな粘膜過形成組織であり、不適切な義歯の長期使用による機械的刺激によって生じる[1]と考えられている（図1）。同部の歯槽骨は著しく吸収し、粘膜の肥厚と粘膜下組織の線維性増殖がみられるため、機能時、とくに咀嚼時には、支持骨を失った上顎義歯は大きく前方へ沈下・変位（推進現象）し、いわゆる「咬めば滑る」状態となりやすい。これによって後縁封鎖が途切れる場合には、容易に上顎義歯が脱離することをしばしば経験する。

　フラビーガムを有する症例は、義歯の安定が得られにくいため、顎位の不安定な症例が多い。さらに、前がみ傾向がある場合には、その対応に苦慮することがある。前がみ傾向は、歯牙の喪失順序によっても影響を受けると考えられるが、下顎前歯部が最後まで残っているような症例ではとくにその傾向が強い。すれ違い咬合や上顎シングルデンチャーの症例が難しいのは、その典型といえる（図2）。

　また、反対咬合および開咬症例における8020達成率が極めて低い[2]ことから、フラビーガムが存在するような多数歯欠損および無歯顎症例のなかには、潜在的に骨格性の不正を伴う症例が数多く含まれている可能性がある。このような症例ではより難易度が高くなり、通常のアプローチでは解決しきれない問題が残る場合もある。そのため、患者との対話のなかから、着地点を見つけ出すことも重要なポイントとなってくる。

 フラビーガムはすべて難症例か？

　義歯の安定を損なうために、術者・患者双方を悩ませるフラビーガムであるが、フラビーガムがある症例はすべて難症例といえるだろうか？　一概にそうとは言い切れないというのが筆者の意見である。

　前述のとおり、フラビーガムが形成される原因の一つは、不適切な義歯の長期使用と考えられている。そのため、来院時の主訴と現義歯の状態は、極めて重要なファクターといえる。ただし、あきらかに床縁設定や咬合状態が悪く、著しく義歯の安定が損なわれている場合には、フラビーガムの問題以前に改善できることが数多くあり、通常のアプローチで良好な結果を得られる症例も多い（症例1：図3〜17）。

　さらに、現義歯を深く観察し、具合が悪いながらもある程度使い込んでいるのか、まったく使用されずキレイなままなのかによって、患者の器用さや要求度、さらには忍耐力・協力度を推測することができる。フラビーガムを有する症例は、ほとんどの場合で義歯装着経験が長く、術者以上に義歯の特性を理解していることが多い。よって、どんなときに困るのか、何が食べづらいのかなどを、より詳細に問診することが推奨される。

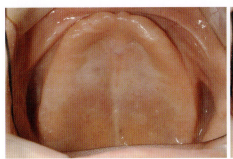
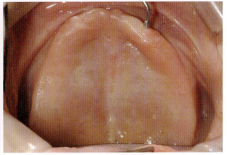

図❶　上顎前歯部にフラビーガムを有する症例。広範囲に存在する場合には、その対応に苦慮することがある

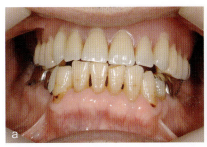
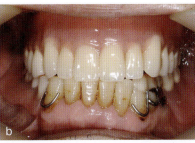
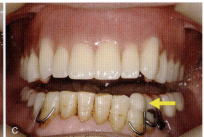

図❷　上顎総義歯症例。下顎前歯部の突き上げは、フラビーガムの一因となる（a）。本症例では新義歯製作時に、下顎前歯部切縁ラインの調整および臼歯部をオーバーレイ（黄矢印部）とし、咬合の安定を図った（b、c）

症例1

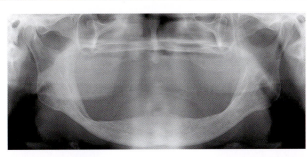

図❸　81歳、男性。主訴：硬いものが咬みにくい。初診時パノラマX線所見からは、上顎前歯部の骨吸収が確認できる

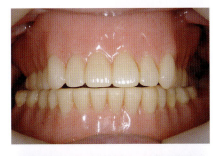

図❹　旧義歯装着の時の口腔内所見。オーバーバイトは浅く、前歯部人工歯は接触していない。約8年前に製作された

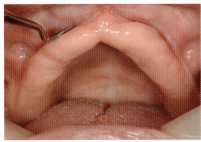

図❺　上顎前歯部所見。フラビーガムは上顎左右側犬歯相当部まで認められる

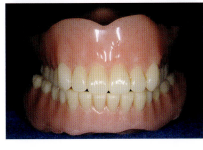

図❻　旧義歯正面観。臼歯部人工歯は交叉咬合排列となっている

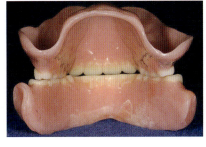

図❼　旧義歯後方面観。上顎結節部は大きく、口蓋部が深い。下顎義歯後縁はやや短い

4 上顎前歯部にフラビーガムがみられ、前がみの傾向がある症例　97

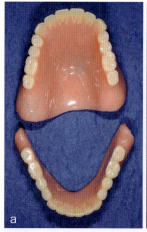
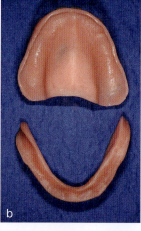

図❽ 旧義歯咬合面観（a）および粘膜面観（b）。上顎と比較して下顎義歯床面積が狭く貧弱な印象を受ける

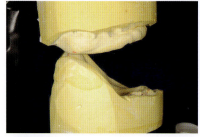

図❾ 簡易的な咬合採得をもとに、咬合器装着された研究用模型（側方面観）。レトロモラーパッドの位置から、前がみが疑われる

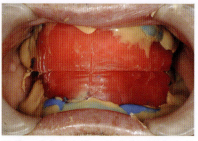

図❿ 咬合床を用いた咬合圧印象を行うが、単に上下を同時に咬ませればよいわけではない

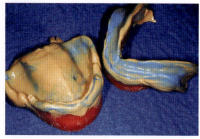

図⓫ 上顎と下顎は別々に印象採得を行い、それぞれに対して適切な咬合圧が加わるよう配慮する

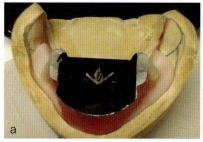
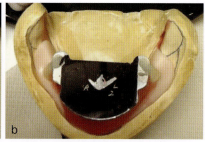
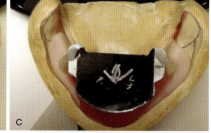

図⓬ 咬合圧印象で得られた水平的顎位を確認する目的でゴシックアーチを行う。描記板を下顎に設定し、図形の再現性を確認するために、最低でも3回は採得する

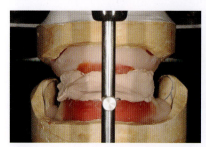

図⓭ タッピングポイントの収束した点で、チェックバイトを採得し、下顎模型を再装着した

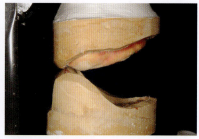

図⓮ 作業用模型が咬合器に装着された状態（側方面観）。図9と比較して、下顎位が後方へ移動していることが確認できる

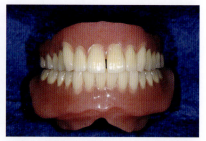

図⓯ 新義歯正面観。臼歯部は正常被蓋で、両側性のリンガライズドオクルージョン排列を付与した。患者の個性を出すため、正中離開としている

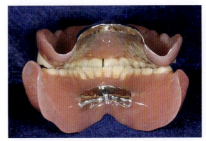

図⓰　新義歯後方面観。義歯の剛性を確保するために金属床義歯とした。旧義歯（図7）と比較して、レトロモラーパッドの位置が変化していることがわかる

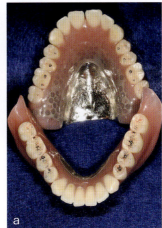
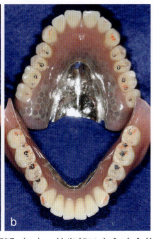

図⓱　新義歯装着直後の咬合面観（a）。前歯部は中心咬合位および偏心位で接触せず、臼歯部はリンガライズドオクルージョン排列の接触様式である。装着から約3年後の咬合面観（b）。咬合接触点はやや面積が拡大しているが、大きな変化はない。偏心運動時は、犬歯の接触が認められる

とくに注意すべき症例は？

しかし、骨格性の不正を伴う症例は、やはり一筋縄ではいかない場合が多い。これは義歯治療全般にいえることであるが、フラビーガムを有する総義歯症例は、さらに難易度が上がると思われる。

吉松[3]は、有歯顎者を対象に考えられた不正咬合の分類を無歯顎患者に応用し、クラニオフェイシャルパターン分析として症例の難易度分類とそれぞれに対する治療戦略を提示している。なかでも、Dolichofacial傾向のあるClass Ⅲ（反対咬合）症例は、顎関節の順応性の低さや咬合の安定の得られにくさから、難易度は極めて高いとし、顔の大きさ（長さ）も加味したうえで、咬合平面の設定や調節彎曲の付与を行うことを推奨している。

また、このような症例では、小さな上顎に対して下顎が大きいため、上下顎堤弓のアーチに大きな差異が生じる。この場合、正常被蓋が与えられず、交叉咬合排列を余儀なくされることがある。交叉咬合排列では、咀嚼運動調節機構を司る床下粘膜に対して、刺激の程度あるいは方向が異なり、その結果、咀嚼運動様相にも変化が生じることが指摘されている[4]。そのため、新義歯装着後に咬みにくさ・食べにくさを訴える可能性を考え、十分な経過観察期間を設け、咬合接触状態の変化を確認しておくことが重要である（症例2：図18～31）。

臨床上のポイント

1．印象採得

成書[1]によれば、フラビーガム相当部は完全にリリーフしたうえで通路を設定し、可能なかぎり無圧に近い状態で極力変形させずに印象採得を行うことが望ましいとされている。しかし、この方法によって得られた模型上で製作された咬合床は、口腔内で大きく変位することを経験する。筆者は、フラビーガムを前方に倒れ込ませないよう、極力起こして印象採得を行う方法[5,6]を参考にしている（図32）。

また、症例1のように、咬合圧印象あるいは咬座印象を用いる場合においては、上下顎の印象採得を同時に行わず、まず上顎を確実に記録し、続いて下顎というように、2回に分けて採得するようにしている。

症例2

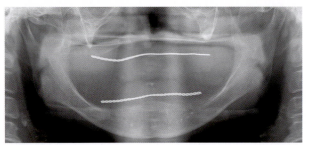

図⓲　56歳、女性。主訴：大きなものが食べにくい。初診時のパノラマX線写真所見から、下顎角の開大したDolichofacialタイプの症例であることがわかる

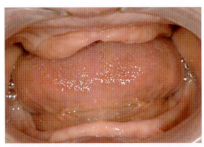

図⓳　口腔内所見正面観。上顎は前歯部のフラビーガムに加え、顎堤吸収が著しい

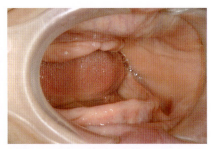

図⓴　口腔内所見側方面観。Class Ⅲ傾向の強い対向関係が確認できる

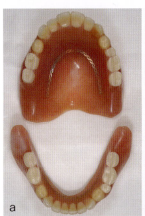
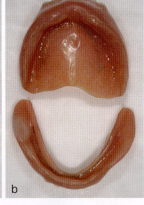

a　　　b

図㉑　旧義歯咬合面観および粘膜面観（a、b）。約5年前に製作された義歯であるが、それなりに使い込まれている

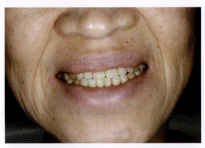

図㉒　旧義歯装着時口元正面観。前歯部の被蓋関係は正常被蓋で、オーバーバイトは浅く設定されている

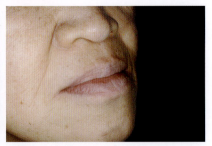

図㉓　旧義歯装着時口元斜め45°。下口唇がとくに厚く、口元全体に突出した印象を受ける

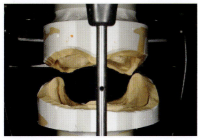
図❷ 症例1と同様に、ゴシックアーチをもとに咬合器再装着を行った（正面観）。上顎に対して、下顎顎堤弓のアーチが広い

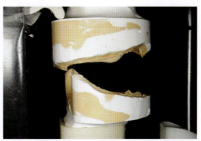
図❷ 側方面観からも、かなりClass Ⅲ傾向の強い症例であることがわかる

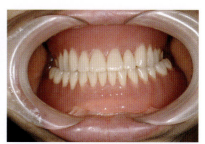
図❷ 新義歯装着時正面観。前歯部は正常被蓋で、臼歯部は両側ともに交叉咬合排列を適用した

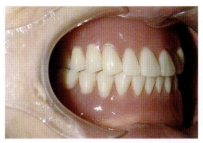
図❷ 新義歯装着時斜め45°。前歯部のオーバーバイトは可能なかぎり浅く設定し、第2小臼歯遠心から交叉咬合排列としている

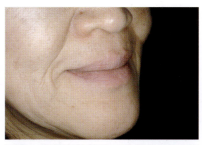
図❷ 新義歯装着時口元斜め45°。旧義歯装着時と比較して、上下口唇のバランスがとれ、口元の突出感も抑えられたが、Class Ⅲ傾向は認められる

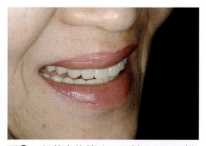
図❷ 新義歯装着時口元斜め45°（微笑時）。女性らしい前歯部の露出度を意識した。下顎前歯の歯軸はやや舌側傾斜したように見える

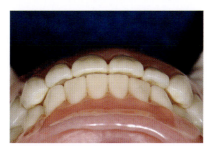
図❸ 前歯部のオーバージェットはある程度確保していたが、咬合調整終了後には被蓋が少なくなった

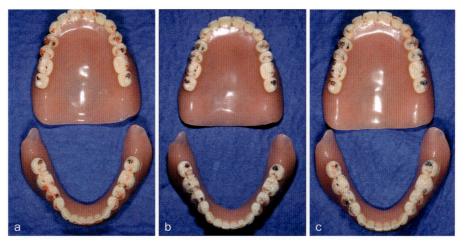
図❸ 咬合面の変化。a：装着6ヵ月後。中心咬合位（青）では前歯部の接触はないが、前方運動時は接触している（赤）。b：装着1年6ヵ月後。前方運動時の接触位置に変化はあるが、おおむね良好である。c：装着2年6ヵ月後。中心咬合位でも前歯部に咬合接触点が認められるようになった。義歯の挙動を注意深く観察する必要がある

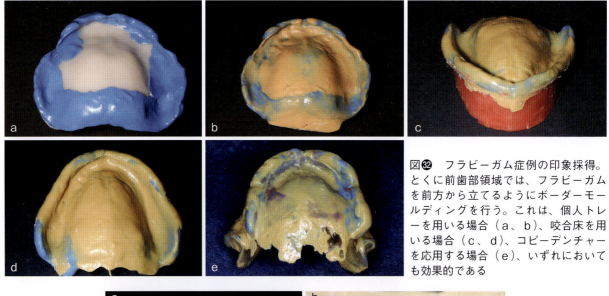

図㉜ フラビーガム症例の印象採得。とくに前歯部領域では、フラビーガムを前方から立てるようにボーダーモールディングを行う。これは、個人トレーを用いる場合（a、b）、咬合床を用いる場合（c、d）、コピーデンチャーを応用する場合（e）、いずれにおいても効果的である

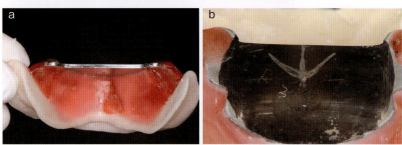

図㉝ ゴシックアーチトレーサーの設置時には、舌房を侵害しないように配慮する。ただし、下顎描記板を前方に取り付けすぎると、前方運動時にはみ出すおそれがあるので、注意が必要である

2．咬合採得

咬合採得では、咬合床の試適時にその安定を手指圧にて確認し、もし前方に推進現象が起こるようであれば、前歯部の接触を取り除いた状態で、なるべく安定の得られる状態を心がけるようにしている。また、前がみ傾向の疑われる症例に関しては、咬合床だけで顎間関係を記録せず、必ずゴシックアーチで水平的顎間関係を確認するようにしている。

このような症例に、ゴシックアーチを用いて安定した描記が得られるか疑問に思われるかもしれないが、描記針を上顎に設定することで、加重点を大臼歯相当部に設定できるので、前方運動時の上顎記録床の安定を損なうことなくゴシックアーチの描記が可能だと考えている。ただし、下顎描記板の設置をあまり前方に位置づけると、下顎前方限界運動時に描記針が描記板からはみ出してしまい、正確な運動路の記録ができないことがあるため注意が必要である（図33）。

3．咬合様式

付与する咬合様式は、前述のとおり交叉咬合排列で対応する症例も存在するが、ほとんどの症例ではBilateral balance（両側性平衡）を基本とし、咬合接触状態はいわゆるリンガライズドオクルージョン排列を第一選択としている。その理由としては、支持が弱いであろう上顎に対する転覆力を少しでも軽減させ、また、舌房および下顎デンチャースペースを侵害しないよう配慮した場合に有利であると考えている。

上下顎前歯部の咬合接触については、義歯の中心咬合位では極力接触を避け、症例に応じてオーバージェット・オーバーバイトを付与している。相対的に顎堤条件がよい症例と比較すると、オーバーバイトをやや浅く設定することで、前方運動

時の干渉が極力生じないよう配慮している。

4．義歯床用材料

　義歯全般にいえることであるが、義歯は剛体でなくてはならない。咬合時にたわむような設計では、正確に力が伝達できないばかりでなく、床下粘膜に加わる圧も不均等となるため、疼痛やさらなる問題を引き起こすことは想像に難しくない。よって、高い剛性の金属床義歯は望ましい性質を有しているといえるが、一方で、フラビーガムを有する難症例においては、のちの調整やリラインの頻度が多いことも事実である。

　つまり、症例1のように通常のアプローチで問題ないような症例では、金属床を有効に活用することで、長期の安定を期待するが、症例2のような難症例になればなるほど、調整が容易なレジン床義歯の頻度が高いように思われる。ただし、レジン床であっても咀嚼圧に耐え得る剛性は確保しなくてはならない。

5．フォローアップ

　フラビーガムを有する症例の場合、どのような問題が生じてくるかを、より慎重に経過観察していく必要がある。いくら厳密に印象採得を行い、咬合関係を確立させたとしても、幾分の後戻りや、経年的な変化が生じる可能性は否めない。残念ながら、上顎義歯は動揺が生じやすく、その結果として早期に義歯の緩みを自覚する症例も少なくはない。この場合、まず咬合関係の変化を確認し、ある程度許容できる状態であることを前提に、リラインで対応することが多い。臨床実感として、顎堤条件が良好な症例と比較してその頻度は高く、また咬合関係も変化しやすいため、再製に至るまでの期間が短いと感じている。

　また、ある程度器用な患者であれば、少々の緩みを許容できることもあり、もしあとわずかな維持力の増強が必要であるならば、義歯安定剤（図34）の使用を検討することもある。義歯安定剤は「逃げの一手」のように思われるかもしれないが、

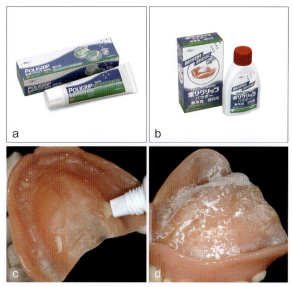

図㉞　筆者はクリームタイプやパウダータイプの義歯安定剤を勧めることがある（a、b）。ただし、必ず使用方法を患者の前で実演し、適量を伝えることが重要である（c、d）

ごくわずかな量の使用で、外食やスポーツなどさまざまな場面で患者の不安を和らげ、QOLが向上するのであれば、使用方法を正しくお伝えしたうえで勧めることがある。ただし、リコール・メインテナンスは2～3ヵ月を目安に実施し、清掃状態に加え、適合や咬合状態の変化にも十分気を配る必要がある。もし、義歯安定剤の使用頻度や使用量が増えているようであれば、それらのバランスが崩れている可能性があるので、早期に介入する必要がある。不適切な義歯は、義歯安定剤だけでは改善しないことをよく理解しておく必要がある。

【参考文献】

1) 市川哲雄，他：無歯顎補綴治療学．第3版，13，113，医歯薬出版，東京，2016．
2) 宮崎晴代，他：8020達成者の口腔内模型および頭部X線規格写真分析結果について．Orthod. Waves, 60（2）：118-125，2001．
3) 吉松繁人：総義歯臨床成功へのロードマップ　クラニオフェイシャルパターンに基づく診断から治療戦略まで．99-103，ヒョーロンパブリッシャーズ，東京，2015．
4) 石川達也，他：欠損歯列・無歯顎の診断と治療．138-139，医歯薬出版，東京，1995．
5) 小出馨：デザイニング・コンプリートデンチャー．57，医歯薬出版，東京，2008．
6) 阿部二郎：阿部二郎の総義歯難症例誰もが知りたい臨床の真実．176-181，医歯薬出版，東京，2013．

Ⅱ. 補綴

5 顎堤高度吸収に対応した総義歯

松丸悠一 Yuichi MATSUMARU
北海道・コンフォート入れ歯クリニック

　本項では、日常臨床における総義歯治療の難症例への対応として、5つのポイントに注目し、実際の症例をもとに、求められる診断と、適切な対応を考察していきたい。

本症例で注目するポイント
1. 上顎左側大臼歯部に孤立歯が存在している
2. 上顎前歯相当部から上顎右側小臼歯相当部にフラビーガムが存在している
3. 上顎口腔前庭部に小帯様の所見が多く認められる
4. 下顎に高度な顎堤吸収を認める
5. Skeletal Class Ⅱである

患者背景（図1～4）

- **患者**：90歳、女性
- **主訴**：下の入れ歯がすぐに外れて安定しないので、改善したい。入れ歯安定剤を使用しないでも食べ物がすき間に入ってこない、痛みのない入れ歯を製作してほしい。
- **欠損**：上顎は|7を除き欠損、下顎は無歯顎
- **歯科的既往歴**：約30年前から義歯を使用するようになり、現在までに4組ほど製作した。現在使用しているのは、11年前に製作したもの。安定しないために、1年ほど前から下顎に義歯安定剤を使用している。上顎も緩いと感じているが、バネがかかっているためにすぐに落ちることはない。
- **全身状態**：高血圧・高コレステロール血症にて服薬あり

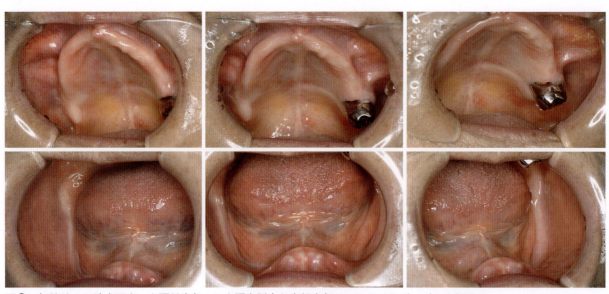

図❶ 初診時の口腔内写真。上顎前歯部から上顎右側小臼歯相当部にかけてフラビーガムを認める

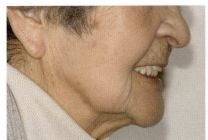
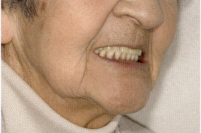
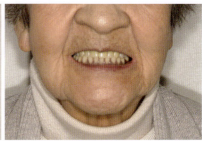

図❷　初診時の顔貌写真。マウスボリュームの不足が認められる

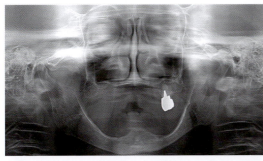
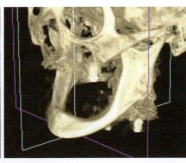
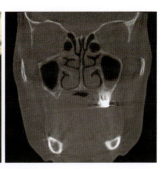

図❸　初診時のX線写真。上下顎ともに高度な顎堤吸収が認められる

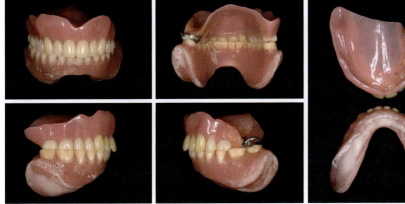
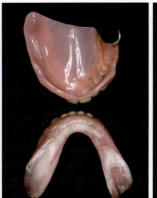
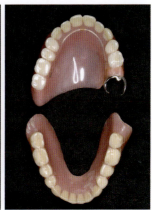

図❹　旧義歯。上顎義歯床縁は薄く、下顎の人工歯排列は義歯床に対して唇頬側に偏っている

ポイントとアプローチ

1．上顎大臼歯部に孤立歯が存在している（図5）

Key words：口蓋部床後縁の長さが受け入れられるか

　本症例では、|7 が残存している。旧義歯の設計では残存している|7 が支点になり、粘膜の被圧変位をコントロールすることが難しい。そのため、右側小臼歯部顎堤粘膜がフラビーガムを呈する原因のひとつになっている可能性が高い。このような状況は、日常臨床においてよく遭遇するのではないだろうか。

　治療計画においては、残存歯を活かした義歯設計（リジットなクラスプデンチャーやコーヌス・テレスコープデンチャー）にするか、あるいは総義歯に準じたオーバーデンチャーにするかを考えるところである。ここで筆者が考える診断のポイントは、「総義歯治療に準じた口蓋部床後縁の長さが受け入れられるか」である。もし、義歯後縁の延長が難しい場合は、口蓋部床後縁が短くても必要な維持力・支持力が保たれるよう、残存歯をできるだけ維持・把持に活かした義歯を設計すべきということである。

　患者の訴えが上顎口蓋床後縁の設定に関連している場合や、上顎旧義歯後縁が非常に短く設定されている場合は、床後縁の延長が必須となる総義

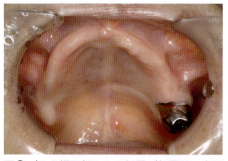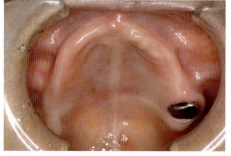

図❺ 7を根面板として処置（処置前：左図、処置後：右図）

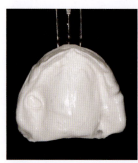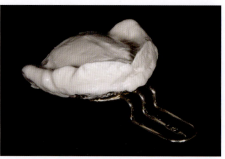

図❻ 既製トレーとアルジネート印象材による概形印象。トレーを定位置に位置づけた後に、トレーをわずかに浮かせるイメージで力を抜き、印象材の硬化を待つのが望ましい。印象内面や辺縁がトレーによって圧迫・変形を受けていないことを確認する

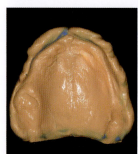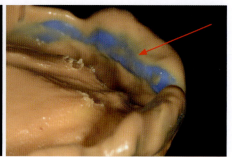

図❼ 個人トレーとシリコーン印象材による上顎精密印象。辺縁形成に用いたローフローのシリコーン印象材が、フラビーガムの唇側基部を圧迫している様子が確認できる（矢印）

歯に準じたオーバーデンチャーへの移行に注意が必要だが、本症例での旧義歯後縁は若干の不足を認めるものの総義歯同様の設計を許す長さとなっており、その装着期間も長い。そのため、残存歯を活かした義歯設計のメリット、およびコストを患者と検討したうえで、7を根面板にする総義歯に準じたオーバーデンチャーを計画した。

これにより義歯の挙動は単純になり、咬合を適切に付与することで、義歯の安定は高くなる。

2．上顎前歯相当部から右側小臼歯相当部にフラビーガムが存在している（図6、7）

Key words：無圧的かつフラビーガムが変位する方向を考えた印象採得

本症例では、上顎前歯相当部および右側小臼歯相当部にフラビーガムを認め、上顎床下粘膜の被圧変位量が大きい。このような症例に遭遇した場合、床縁の幅や厚みが適切で義歯の外形が良好であっても、思うような維持力が得られない経験はないだろうか。

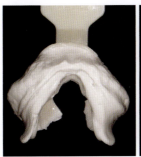
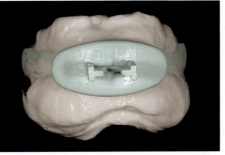

図❽ アルジネート印象材を用いた下顎の概形印象、およびセントリックトレー（Ivoclar Vivadent）による簡易咬合採得

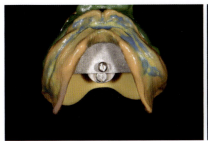
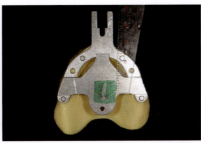
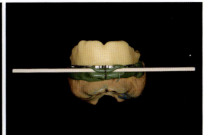

図❾ 下顎精密印象および Gothic Arch Tracing、咬合採得後の状態。下顎はナソメーター M（Ivoclar Vivadent）を用いて閉口機能印象を行った。咬合採得では、アペックスに近いタッピングポイントを採用した

　これは、床下粘膜を不用意に加圧した印象採得を行ってしまい、粘膜の圧縮に伴う弱いながらに確かな反発力を床粘膜面が受けている場合が多い。したがって、触診によりフラビーガムや軟らかい顎堤粘膜を認めた場合には、印象採得はできるだけ粘膜に不要な圧力を与えないように無圧的に行うよう心がける必要がある。そうした配慮により、義歯の維持力を高めることができる。

　また、大きなフラビーガムを認める場合、咬合圧などでフラビーガム全体が倒れることにより、顎堤に対する義歯の位置が変化し、維持を失う場合がある。咬合圧が作用した場合に倒れると予測される方向のフラビーガムの頸部を、わずかに加圧して遊びをなくし、倒れにくくするような配慮が必要になる。

　遭遇する頻度の高い上顎前歯部のフラビーガムで、印象圧や咬合力が加わった場合、その解剖学的位置よりフラビーガムは唇側に倒れようとする。よって印象時には、フラビーガムが唇側に倒れないように、そして、倒れる方向に遊びが生じないようにわずかに唇側を加圧しながらトレーを位置づけることにより、フラビーガムが全体的に倒れることがなくなる。よって義歯の安定が高くなる。

3．上顎口腔前庭部に小帯様の所見が多く認められる（図11、12）

Key words：欠損により生じたスペースは水平的に凸凹していない

　本症例では、視診にて上顎口腔前庭部に小帯様の所見が多く認められる。このような症例では、小帯を避けることを強く意識して、小帯部床縁を薄く設定してしまい、粘膜面からみた場合に床縁の厚みが凸凹になっていないだろうか。そのように薄くなってしまった部位は辺縁封鎖不良になりやすく、注意が必要である。

　総義歯治療には、欠損により失った組織を失ったぶんだけ適切に補い機能回復させるという目的がある。歯があったときの口腔内組織が、小帯の部分だけ水平的にくぼんでいたとは考えにくい。基本的に、小帯部床縁の厚みはその前後の床縁の厚みに近くなるというイメージで印象採得を行うことにより、小帯様所見の多い上顎総義歯症例においても、適切な維持力を得ることができる。

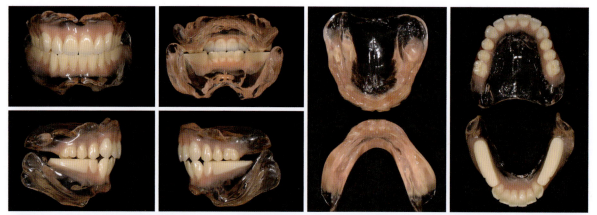

図⓾　ろう義歯試適を行ったのち、完成した治療用義歯。上村 圭介氏（札幌メディカルラボ）によって製作された。上顎臼歯は陶歯、下顎には即時重合レジンによるフラットテーブルを用いている

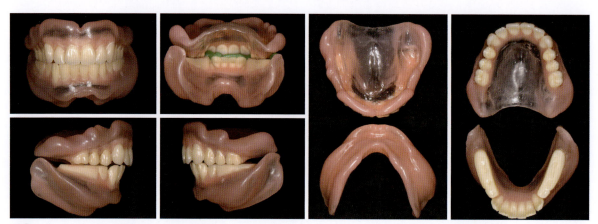

図⓫　ティッシュコンディショナーを用いた、ダイナミックインプレッションが終了した治療用義歯。主観的かつ客観的に問題点の解決を確認し、治療用義歯による調整を終える

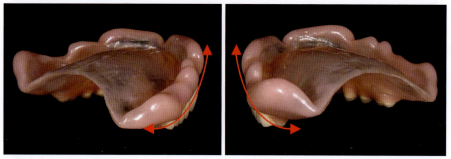

図⓬　完成した上顎ダイナミックインプレッションの後側方面観。印象辺縁は小帯の運動を印記してその長さが部位により異なっているが、厚みは変化していないことを確認する（矢印）

4．下顎が高度な顎堤吸収を認める（図11、13、14）
Key words：舌小帯・舌下部の辺縁封鎖と研磨面形態

　本症例では、小臼歯相当部においてオトガイ孔が顎堤上に開口する程度に高度な下顎顎堤吸収を認める。このような症例では、粘膜面の適合が非常に高い場合においても思うような維持力が得られないことが多くある。

　義歯装着時の視診にて、舌や頬、口唇に覆われず床縁が確認できるところは、舌小帯・舌下部と床後縁部である。下顎義歯の辺縁封鎖を考えた場合、この2ヵ所に注意を払わないといけない。骨を越えた軟らかいところに床を設定することが原則であり、本症例のような高度顎堤吸収症例にお

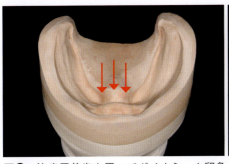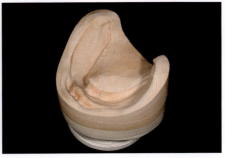

図⓭ 治療用義歯を用いてダイナミック印象を行い、得られた下顎作業模型。舌小帯・舌下部の立体的な厚みと高さを保存するように、模型製作を行う（矢印）

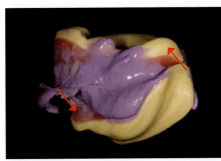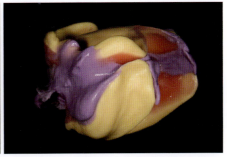

図⓮ 本義歯のろう義歯試適の際にハイフローのシリコーン印象材を唇頬側に流し込み、研磨面と粘膜との関係を記録した。上顎大臼歯部ではバッカルスペースが床縁により十分に満たされた。下顎では、口輪筋周囲の緊張が顎堤側に作用するような研磨面となっていることが確認できる（矢印）

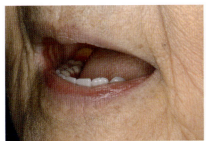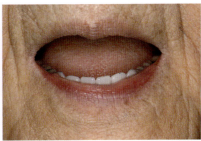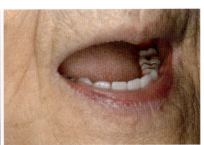

図⓯ 試適時の下顎ろう義歯と舌・頬粘膜との関係。軽く開口させた際、研磨面は舌と頬粘膜に覆われ、人工歯列のみが見える状態であることを確認する

いても、床後縁部はレトロモラーパッド部を適切に覆うところまで延長することによりこれを達成できる。

では、舌小帯・舌下部においてはどうだろうか。この部では舌側骨縁を越え、舌下ヒダとの間にある歯槽舌側溝部に床縁が設定されていればよい[1]。しかしながら、高度に顎堤が吸収した症例においては、この舌側骨縁から歯槽舌側溝部が顎堤よりも高い位置にくることが多い。歯槽舌側溝部に床縁を設定するためには、顎堤側から立ち上がる立体的な厚みが必要となる。この厚みを意識することで、顎堤の吸収にかかわらず、適切な維持力を得ることができる。

また、高度に顎堤が吸収した症例では、維持力に対する義歯研磨面の影響力が高くなる。口輪筋相当部においては、その緊張を、離脱力ではなく維持力として利用できるような凹面の形態、そして大臼歯部においては失った組織を補い、かつ頬筋のサポートが適切に得られるような凸面を意識する必要がある。こうした研磨面に対する配慮により、義歯の安定を高めることができる。

5．Skeletal Ⅱ級である（図15〜17）。

Key words：嵌合状態よりも排列位置

本症例は Skeletal Ⅱ級である。このような症

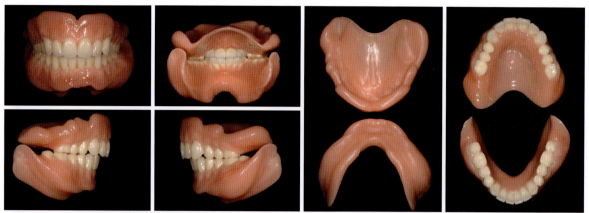

図⓰　完成した本義歯。野澤康二氏（シンワ歯研）により製作された。下顎義歯の人工歯排列は上顎人工歯列との関係を優先して、排列位置が唇頰側に広がってしまわないよう注意し、得られた下顎印象の範囲で解剖学的・力学的に無理のない位置に設定する

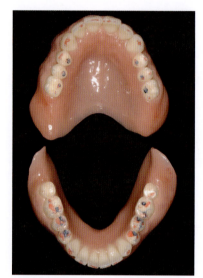

図⓱　装着時の咬合接触状態

例において、下顎義歯の維持・安定が得られない場合の多くは、上顎顎堤に対して下顎顎堤のアーチが小さいにもかかわらず、上顎前歯の排列位置決定からSkeletal I 級の排列を行い、下顎義歯における人工歯排列がその顎堤のアーチよりも大きくなってしまっている。そして、下顎人工歯排列が顎堤中央よりも唇頰側に大きく偏ってしまうため、開口時に頰小帯や口輪筋などの影響を強く受けて維持力を損ない、また咀嚼時に転覆しやすく安定性を損なう結果となってしまっている。

　下顎義歯の維持・安定を考えた場合、人工歯同士の理想的な嵌合状態を優先するのではなく、その顎堤において歯牙が植立していただろう理想的な位置に排列し、その条件下での安定した咬合接触を付与したほうが失敗が少ないと筆者は考える。本症例における人工歯排列でも、下顎の排列位置は得られた印象における理想的な位置に設定した。そして、審美的に配慮しながら上顎臼歯をわずかに口蓋側に位置づけるように排列し、発音への影響や違和感を確認したうえで完成させている。

　なお、**表1**は患者の治療前と治療後の口腔関連QoLについての感想である。

おわりに

　日常臨床において対応に苦慮するような状況を、筆者の臨床症例をもとに解説させていただいた。総義歯治療における難症例への対応で重要なポイントは、他の分野と同じく、適切な問題点の抽出と根拠ある解決の流れである。治療に取りかかる前に、何が問題となっているのか、それをどうやって解決するのかを整理して取り組むようにしたい。

【参考文献】
1) 松丸悠一：総義歯治療に必要なもの　治療用義歯から見えてくる義歯の形. the Quintessence, 35（7）：1546-1563, 2016.
2) Kawai Y, Machida T, Gunji A, Kimoto S, Kobayashi K: Reliability and Validity of the Japanese Version of the Visual Analogue Scale as an Outcome Measurement of Complete Denture Prostheses. Prosthodontics Research & Practice；2：64-71, 2003.
3) Ikebe K, Watkins CA, Ettinger RL, Sajima H, Nokubi T: Application of short-form oral health impact profile on elderly Japanese. Gerodontology；21：167-176, 2004.

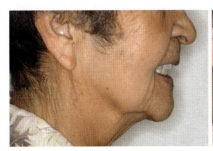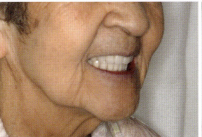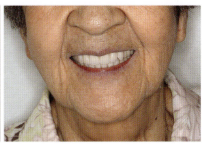

図⑱ 本義歯を装着した顔貌写真。マウスボリュームが改善されている

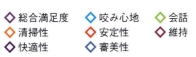
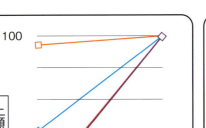
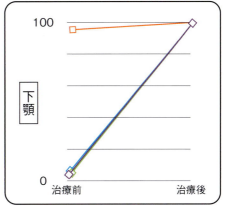

図⑲ 患者満足度（100-mm Visual Analogue Scale）（参考文献[2]より引用改変）

表❶ 治療前（左図）治療後（右図）の口腔関連QoL（OHIP-J 14）（参考文献[3]より引用改変）
1．まったくない、2．ほとんどない、3．ときどきある、4．よくある、5．非常によくある

会話をすること（発音）に困ったことがある	4	会話をすること（発音）に困ったことがある	1
味覚が低下したと感じたことがある	3	味覚が低下したと感じたことがある	1
お口の中に痛みを感じたことがある	3	お口の中に痛みを感じたことがある	3
食べることに不自由を感じたことがある	3	食べることに不自由を感じたことがある	1
他人の目を気にしたことがある	4	他人の目を気にしたことがある	2
ストレスを感じたことがある	3	ストレスを感じたことがある	1
満足に食事できなかったことがある	2	満足に食事できなかったことがある	1
食事を中断しなければならなかったことがある	3	食事を中断しなければならなかったことがある	1
リラックスしにくかったことがある	1	リラックスしにくかったことがある	2
恥ずかしい思いをしたことがある	2	恥ずかしい思いをしたことがある	1
他人に対して短気になったことがある	3	他人に対して短気になったことがある	1
いつもこなしている仕事に支障を来したことがある	1	いつもこなしている仕事に支障をきたしたことがある	1
日常生活が思うようにいかないと感じたことがある	1	日常生活が思うようにいかないと感じたことがある	1
何もかも手につかなかったことがある	1	何もかも手につかなかったことがある	1
合計	33	合計	18

Ⅱ. 補綴

6 前歯部インプラント症例
—抜歯即時埋入—

殿塚量平 Ryohei TONOTSUKA
東京都・とのつか歯科

　前歯部のインプラント治療を成功裏に収めるために、多くのハードルがあることは周知のとおりである。さらに、欠損部の硬組織、軟組織の状態により、難易度はより増加する。本治療は多くの場合、硬組織の量の増大が必要となる。これは、歯牙が欠損すると唇側の骨の吸収が起こるからである。また、多くの場合で軟組織も増大する必要がある。

　これらの処置とインプラント埋入手術、二次手術をどのような時期に、またこのうちどれを同時に行うか、場合によってはそれぞれ別々に行うかなどの、治療の戦略の組み立てを正確に行うことが、前歯部のインプラント治療の鍵となる。

　歯が欠損することによって、インプラント治療が必要となるが、その時期によっても治療の戦略、組み立ては異なってくる。
①当該歯がまだ抜歯前である場合
②すでに抜歯されているが、早期（おおむね8週程度）である場合
③すでに抜歯されてから6ヵ月以上経ち、硬組織、軟組織ともに治癒している場合
　本項では、主に①について、抜歯即時埋入を踏まえて詳しく解説する。

抜歯即時埋入の適応

　まず、当該部に歯牙がまだ存在する場合、抜歯即時埋入が可能であるのかを検討する。ただ、抜歯即時埋入は条件を選ぶ術式であり、どのような症例にでも適応できるわけではない[1]。

　一般的な適応症としては、
- 抜歯窩壁が完全な状態であること
- 唇側骨壁の厚みが1mm以上であること
- 軟組織が厚いこと
- インプラント部位に急性感染がないこと
- 抜歯窩の根尖側と口蓋側に、初期固定を確立できる骨があること

が挙げられる。しかし、これらの条件をすべて満たすケースは、非常に少ないことも確かである。また、インプラント埋入に関しても、唇側に寄りすぎた埋入では、術後の唇側の歯肉退縮量が大きくなることも周知の事実である[2]。このため、インプラント埋入の方向の徹底した管理が重要となる。過去には、抜歯窩にインプラント体を埋入することにより、抜歯窩の唇側の骨吸収が抑制できるといった認識もあったが、現在はまったく否定されており、十分な注意が必要である[3]。

症例

- **患者**：44歳、男性
- **職業**：医師
- **主訴**：前歯を治してほしい
- **歯科的既往歴**：歯科治療になかなか時間を割けず、対症療法のみ受けてきた
- **主訴全身的既往歴**：特記なし
- **患者の性格**：やや時間にルーズであるが素直

　ブリッジの支台歯を診査すると、3|は口蓋側に深い歯肉縁下カリエス、2|と|1は垂直性歯根破折が認められ、いずれも保存不可と診断した（図

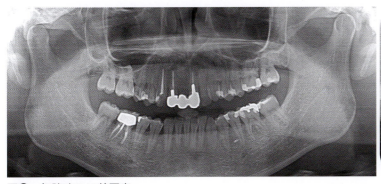
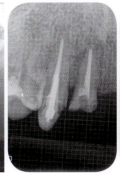
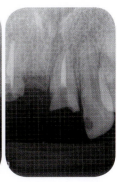

図❶　初診時のX線写真

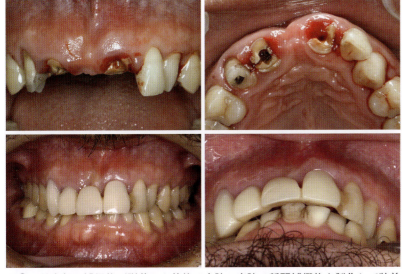

図❷　前歯部の補綴物が脱落した状態で来院。当院で暫間補綴物を製作して装着したが、Over jet、Over bite ともに大きく、非常に安定性の乏しいものとなった

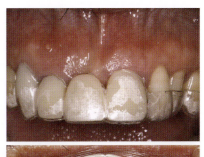
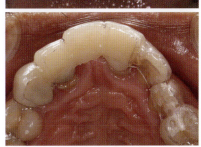

図❸　外科用ステントの試適

1、2）。

患者と相談し、これら3本を抜歯、インプラントを即時埋入、同日、プロビジョナルレストレーションを装着する治療計画となった。

しかし、前述の抜歯即時埋入の適応症から外れる部分、すなわち 2| と |1 において、抜歯窩の骨壁が完全な状態でない部分があるため、十分注意して行う必要があった。

1．外科用ステントの製作と試適

初診時に製作したプロビジョナルレストレーションを患者と再評価し、問題ない形態であることを確認後、それをもとにプレスにて外科用ステントを製作し、試適を行った（図3）。

2．インプラント埋入とプロビジョナルレストレーション装着

抜歯窩の骨壁（とくに唇側の骨壁）を温存できるよう、最大限の注意を払って抜歯を行う。通常の抜歯器具の他に、ペリオトームを用い、歯根膜空隙にマレッティングして挿入し、脱臼させると容易である（図4）。

抜歯窩の軟組織を丁寧に掻爬し、ステントを用いてインプラントを所定の位置に埋入する（図5）。この際、決して唇側に寄りすぎないこと（将来の歯肉退縮を予防するためには、唇側に最低2mmのスペースの確保が必要）、また埋入深度が深くなりすぎないこと（おおむね、予想される最終補綴の歯肉縁より3〜4mmの深さが適正深度）が重要である[4]。

また、埋入に際して、即日、プロビジョナルレストレーションを装着する予定のため、インプラント体は十分な初期固定が得られる必要がある。したがって、注意深いホール形成、および初期固

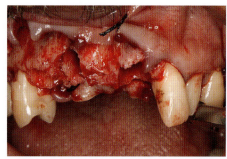
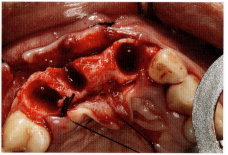

図❹ 抜歯後の状態。十分に注意して抜歯したが、2⏌は唇側骨壁が失われている

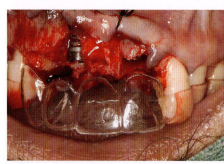
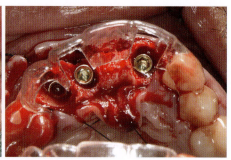

図❺ インプラント埋入後の状態。予定された位置に埋入されている

定の得られやすい形態のインプラント体を選択する必要がある。十分な初期固定が得られない場合は、治療方針の変更、すなわち即日のプロビジョナルレストレーションの装着を見送らなくてはならない。このステップで無理をすると、骨結合が得られなくなる可能性が高くなる。

十分な初期固定を確認したら、インプラントテンポラリーシリンダーを使用し、スクリュー固定のプロビジョナルレストレーションの製作を行う（図6）。プロビジョナルレストレーションの製作をこの段階で行うのは、この後のステップをプロビジョナルレストレーション装着後に行うほうが操作性がよいためである。

3．インプラント体周囲の硬組織、軟組織に対する処置（図7）

インプラント体周囲の抜歯窩の骨壁が温存されている3⏌、⏌1については、形態安定性の高い骨補塡材を抜歯窩の中に塡入する。ここは埋入時に2mmほどのスペースを確保してあるので、そこに死腔ができないよう注意深く塡入していく。2⏌は唇側の骨壁が喪失しているので、唇側の硬組織のボリュームを確保するため、また術後の吸収を少なくするために、少し多めに骨補塡材を置くようにする。

骨補塡材の塡入が済んだら、そこを吸収性のコラーゲン膜でカバーする。吸収性膜は、設置した骨補塡材の形態を長く保つためにも、吸収速度の遅いクロスリンクタイプのコラーゲン膜が望ましいと考えている。

さらに、将来の唇側の歯肉退縮の予防を目指し、上皮窩結合組織移植をコラーゲン膜と唇側歯肉の間に行う。移植片の固定は、根尖側の骨膜と、口蓋側歯肉とを吸収性縫合糸を用いて縫合し、固定していく。

4．縫合（図8）

最後のステップが縫合となる。縫合法は単純縫合で問題ないが、確実な止血を確認し、縫合時に歯肉弁にテンションがかからないよう、必要があれば骨膜減張切開を行う。

この際、深部が止血してない状態で縫合すると、創の中に血腫を残してしまうことになり、感染のリスクに繋がってしまうので、十分に止血されて

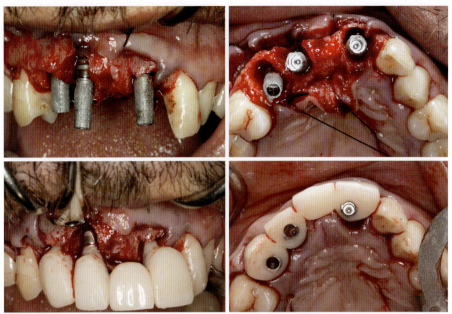

図❻　埋入されたインプラントにプロビジョナルレストレーションを装着していく。硬組織、軟組織の処置の前にプロビジョナルレストレーションを製作し、装着する

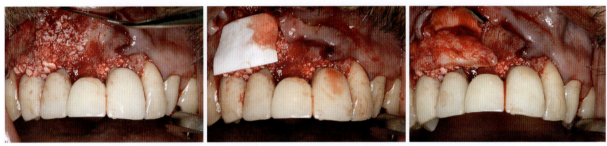

図❼　骨補塡材を塡入し、吸収性メンブレンを設置。さらに結合組織移植を行った状態

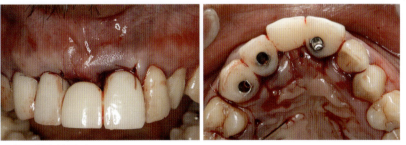

図❽　縫合終了時

いることを確認する。出血のある場合は、必要があれば電気メスを用いて止血をする。また、荷重が一切かからないように咬合調整も確実に行う。

埋入6ヵ月後に、プロビジョナルレストレーションの形態を調整する。プロビジョナルレストレーションの歯頸線や隣接面の形態を調整し、周囲とのバランスを整えていく。このステップをスカロプティングと呼ぶが、その際のプロビジョナルレストレーションの着脱回数は少ないほうがよいとされており、2回程度で完成系を目指していく（**図9～11**）[5]。

5．印象採得

プロビジョナルレストレーションで得られた歯肉の形態、ポンティック形態を正確に印象採得し、正確な作業模型を製作する[6]。ここでとくに重要な点は、前のステップ（スカロプティング）で作

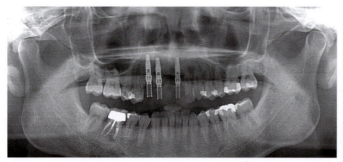
図❾　埋入手術直後のパノラマX線

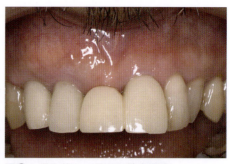
図❿　埋入後3ヵ月の口腔内写真

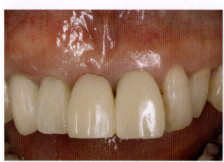
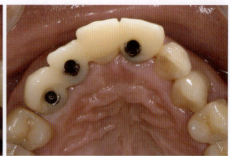
図⓫　スカロプティングを行い、形態がほぼ完成したプロビジョナルレストレーション

製したプロビジョナルレストレーションの歯肉縁下の形態を正確に記録することである。

図12はプロビジョナルレストレーションを外した状態であるが、この歯肉縁下の形態をインプラントレベルで正確に印象採得するために、カスタムインプレッションコーピングを用いる[6]。そして、新たなインプラントテンポラリーシリンダーを用い、製作していく。

6．最終補綴物装着

完成した最終補綴物を装着する。本症例は、術後のメインテナンスを容易にするため、また、患者の承諾が得られたため、スクリュー固定とした（**図13**）。

スクリュー固定で補綴する場合は、3本のインプラント体同士の位置関係にとくにシビアなチェックが必要であり、本症例では前ロウを行い、陶材の築盛、焼成時のフレームの変形が最小となるよう十分な注意と管理のもと仕上げていった。チェアーサイドでのチェック法としては、X線写真の撮影（見落としが多い）と、スクリューを締める際のトルクのかかり方などがある。トルクのかかり方については、最終的にギュッと締まる感じか、硬くなってから何回転も締まっていく感じかの違い程度しかチェック法がない。そのため、ラボサイドでの取り扱いが非常に重要である。

まとめ

前歯部のインプラント治療、そのなかでも抜歯即時埋入について解説してきた。ここまでで、とくに重要なステップは、

- 適応症であるかの診断
- インプラントの埋入深度と方向
- 初期固定
- スカロプティング
- 印象採得
- 複数本埋入する場合は、各インプラント間の位置関係の模型上への正確な再現と、変形させない陶材の焼成

であると考える。これらのステップにおける注意事項を確実に遵守し、正確な処置を確実に積み上げていくことが、前歯部の抜歯即時埋入を成功させる道であると考える。

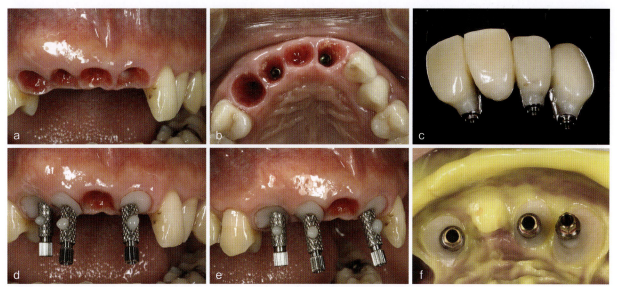

図⓬　a〜c：プロビジョナルレストレーションを外した状態。この歯肉縁下の形態を作業模型にトランスファーしていく。
d〜f：インプラントテンポラリーシリンダーを用いて、製作したカスタムインプレッションコーピングを用いて印象採得を行う

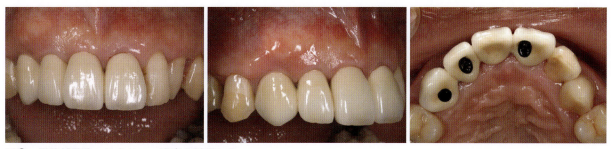

図⓭　最終補綴物。スクリュー固定を採用した

　本項を終えるにあたり、いつも私の臨床を支えてくれる当院スタッフ、歯科技工面でサポートしていただいているリンテックデンタルラボラトリーの林氏、当院の院内歯科技工士の三井田氏に感謝申し上げます。

【参考文献】
1）Esthetic outcomes following Immediate and Early Implant Placement in the Anterior Maxilla Systematic review. INT. J ORAL Maxillofac Implants, 29 Suppl: 186-215, 2014.
2）Chen ST et al.: Esthetic Outcomes of Immidiate Implant Placements. Clin Oral Implants Res, 19（1）: 73-80, 2008.
3）Araujo MG et al.: Dimensional Ridge Alterations following Tooth Extraction. An Experimental study in the dog. J Clin Periodontol, 32（2）: 212-218, 2005.
4）Saadoun AP et al.: Selection and Ideal Tridimensional Implant Position for Soft Tissue Aesthetics. PPAD, 1999.
5）Hom-Lay Wang et al.: Emergence Profile Design Based on Implant Position in the Esthetic Zone. Int. J Periodontics& Restorative Dent. 34（4）559-563, 2014.
6）Hinds KF: Custom Lmpressiom Coping for an Exact Registration of the Healed Tissue in the Esthetic Implant Restoration. Int. J Periodontics & Restorative Dent. 17（6）584-591, 1997.

Ⅱ. 補綴

7 インプラント治療における大きな症例、硬・軟組織マネジメント

松永興昌 Tatsuaki MATSUNAGA
福岡県・松永歯科クリニック 審美・インプラントセンター薬院

 インプラント治療の難症例とは？

　一般的に、インプラント治療の難症例とは、通常の治療プロトコールが困難であり、さまざまな要因によって治療が複雑となっているものを示す。それらは、外因性と内因性の要因によって難症例とされている（**表1**）。外因性の要因は、患者の全身疾患や生活習慣、生活環境が整っていない状況でインプラント治療を行わなければならない場合[1]、内因性の要因は、インプラント体を埋入する部位の骨量や軟組織が不足している場合や歯列不正や咬合の不調和など、さまざまな要因がインプラント治療を困難にしているとされる[2]。

　外因性や内因性、または双方の要因によって歯牙欠損となり、その欠損部に対してインプラント治療を行う場合は、とくに注意を払わなければならない。インプラント治療における難症例は、治療計画が複雑になりやすく、施行する術式に高い技術を必要とすることが多い。そのため、難症例の治療は、できるだけ治療計画や術式をシンプルにして、難症例となった要因に最大限の配慮をしながら治療することが基本となる。たとえ、患者の来院回数や治療期間が増えても、確実に問題となっている要因に配慮した治療が、インプラント治療の成功に繋がると考えられる。本項では、難症例となる内因性の要因で、頻繁に遭遇する硬・軟組織の不足や多数歯欠損の症例について解説する。

 硬（骨）組織の不足

　インプラント体を理想的位置に埋入するうえで、骨量不足は確実に治療の難易度を上げる。とくに解剖学的な制約がある部位での骨量不足は、インプラント治療を断念する事態も考えておかなければならない（**図1**）。また、審美領域における骨量不足は、理想的なインプラント体の位置不良から最終上部構造の形態、さらに軟組織の不調和に至るまで、多くの審美障害を引き起こす[3]。そのため、インプラント体を埋入するための骨量は、症例ごとの最終上部構造の形態やデザイン、材質などを考慮し、明確な必要骨量を適切に診断する必要がある（**図2**）。

表❶　インプラント治療を難症例にする要因（公益社団法人日本口腔インプラント学会：口腔インプラント治療指針2012より引用改変）

		要因項目	診査事項
外因性の要因 （全身的因子）	相対的禁忌症	糖尿病や高血圧症、喫煙（重度）	血液一般検査、血液生化学検査、尿検査などを実施し、必要に応じて内科への照会や対診をする。生活習慣や食事内容の改善を促す
	絶対的禁忌症	重症心臓病、血液凝固因子欠乏症、白血病、腎透析患者、末期の悪性腫瘍患者	
内因性の要因 （口腔内因子）		咬合状態、歯の欠損状態、歯肉粘膜、歯槽骨の吸収、顎骨形態、骨質、骨量、残存歯の状態	口腔衛生状態、う蝕の有無、義歯の使用状況、歯周疾患の有無、小帯の付着部位、顎骨幅

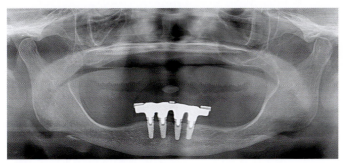

図❶ 76歳、女性。上顎に固定性インプラント上部構造を希望したが、上顎前歯部と臼歯部ともに骨量が不足しているため、インプラント治療を断念して総義歯を装着している

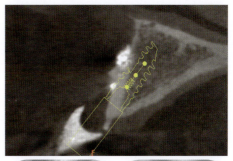
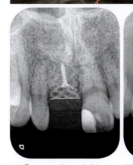
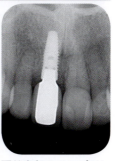

図❷ 34歳、女性。上顎前歯部のインプラント治療は、骨量不足が問題となることが多い。人工骨とチタンメッシュにて、最終上部構造の審美性向上に必要な骨量を増大させた

不足している骨量を把握できたら、増大する骨増大術（骨移植、GBR法、上顎洞挙上術など）を行ってインプラント体を埋入するか、骨増大術を避けて残存している既存骨に埋入可能なインプラント体を埋入して行う低侵襲のインプラント治療（ショートインプラントの使用、傾斜埋入術など）を検討して治療計画を立てなければならない。

1. 解剖学的制約がある部位の骨量不足

インプラント治療を行うにあたり、解剖学的制約がある部位での骨量不足は、頻繁に難症例となることが多い。たとえば、下顎臼歯部における下歯槽神経への近接や上顎臼歯部における上顎洞の存在は、とくに考慮すべき解剖学的制約事項である。デンタルX線写真、もしくはパノラマX線写真の2次元の画像診断によって、インプラント体を埋入できる骨量が存在するかを垂直的距離で診査して、症例の難易度として表わす（図3）。さらに正確な解剖学的診査を行うためには、CT撮影で得られた画像をもとに、コンピュータシミュレーションを行って正確な距離を診断することは必須事項である。残存骨量が10mm以下である場合、骨増大術を行うか、短いインプラント体を選択するかを検討し、治療計画を立案しなければならない[4]。

2. 下顎臼歯部骨欠損の難症例

下顎臼歯部の骨吸収量が大きい場合、下歯槽神経に対して注意を払いながらインプラント治療計画を立てなければならない。下顎臼歯部の基準として、下歯槽管から2mm以上の安全域を設けて、インプラント体の長さが10mm以上埋入可能であれば、垂直的な条件において一般的な症例であると考えてよい[5]。しかし、著しい骨欠損症例に遭遇した場合は、前述したように骨増大術を行うか、埋入可能な短いインプラント体を用いるのかを検討しなければならない。不運にも、インプラント埋入手術によって下歯槽神経を損傷した場合は、一過性の麻痺、もしくは永年続く麻痺を起こしてしまう（図4、5）[6]。このような重篤な問題は、下顎臼歯部インプラントの合併症で頻度が高い失敗とされており、最大限の注意と配慮が必要である。

1）下顎臼歯部の骨増大術

インプラント治療における骨増大術は、理想的な長さのインプラント体を最適な位置に埋入するために行うわけだが、手術により外科的侵襲を与えてしまうことや治療期間が長くなるという欠点がある。また、骨量が不足しているということは、付随して軟組織も薄く少なくなっていることが多い。付着歯肉が存在せず、可動粘膜のみの状態で骨増大術を行うためには、段階的な骨増大術が必

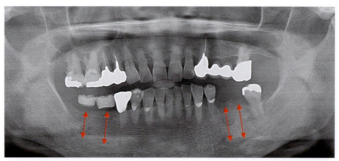

図❸ 下顎臼歯部のインプラント埋入では、パノラマX線画像による下顎管までの距離（矢印）でインプラント治療の難易度を検討することが一般的とされている

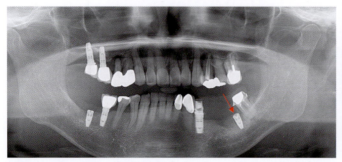

図❹ 64歳、女性。下顎臼歯部インプラント埋入後（矢印）に口唇からオトガイ部にかけての麻痺が生じた

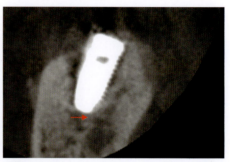

図❺ 同症例、CT画像。インプラント体は、下歯槽神経に接触しておらず（矢印）、麻痺は次第に消失した

要となってくる可能性がある[7]。とくに、骨欠損の大きい難症例の場合は、最初に骨幅を確保して軟組織の量を確保して、高さを増していくという方法を行わなければならない場合もある（図6）。

２）ショートインプラント治療

骨欠損が著しく、大きな骨増大術を行った場合、患者の外科的侵襲は大きくなり、負担が増える。それを考慮して、10mm以下の短いインプラント体を選択して行う、ショートインプラント治療がある（図7）[8]。

ショートインプラントを使用することで、下歯槽神経に対する埋入時の損傷リスクを少なくすること、限られた骨量のなかでインプラント体の埋入位置を設定しやすくする利点がある。これらの治療は、外科的負担の軽減が必要な患者や治療期間に制約がある場合に効果的である。しかしながら、インプラント体の長さが短くなることによって、オッセオインテグレーションしている骨接触面積が少なくなることから、咬合負荷に対して長期安定性に不安がある。そのため、ショートインプラントは、単独歯欠損の症例は避けて複数歯欠損の症例で用いることと、確実なオッセオインテグレーションが得やすい二回法の術式で行うことを推奨する[9]。さらに、複数歯欠損の補綴設計において、ブリッジの設計を避けて欠損歯数分のインプラント体を埋入することで、短くなった骨接触表面積を補うことができる。

3．上顎臼歯部骨欠損の難症例

上顎臼歯部のインプラント治療では、インプラント体の埋入に際して、上顎洞の存在に注意を払わなければならない。上顎骨は、下顎骨に比べて皮質骨が少なく海綿骨が多いため、インプラント体の埋入時の初期固定や咬合負荷に対する強固な支持を得がたい。そのため、上顎洞に近接した部位では、上顎洞挙上術によって骨増大を図り、理想的な長さのインプラント体を埋入できるように計画する（図8）。上顎洞挙上術には、インプラントを埋入する形成窩からアプローチするソケットリフト（オステオトーム）法と、側方の頬側歯槽面から開窓して上顎洞底粘膜（シュナイダー膜）

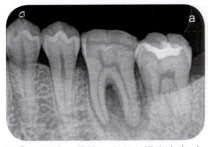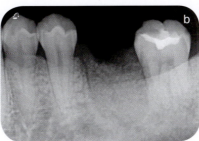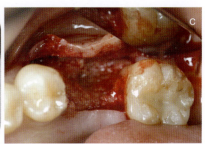

図❻　55歳、男性。大きな根尖病変（a）により抜歯に伴う大きな骨欠損となった（b）。段階的骨増大術を行い骨幅を増やした（c）。インプラント埋入時に、不足している骨をさらに同時に増大させていく

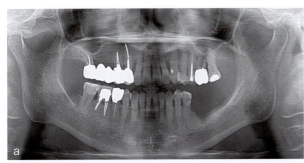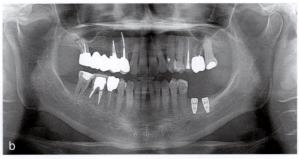

図❼　71歳、女性。下顎管までの垂直的距離がない症例（a）で、骨増大術などの大きな外科的侵襲を避けるために長さ8mmのショートインプラントを埋入した（b）

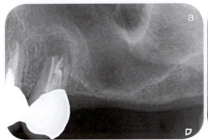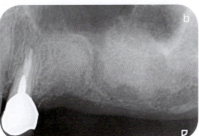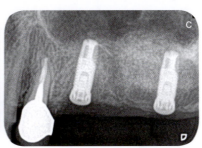

図❽　67歳、女性。左上臼歯部にインプラント治療を計画した（a）。第2小臼歯抜歯とともに側方からの上顎洞挙上術を行った（b）。半年後にインプラント体を埋入した（c）

を挙上して骨移植材を塡入するラテラルアプローチ法が用いられる（表2）[10]。

1）上顎洞挙上術

上顎洞までの既存骨量が10mm以下である難症例は、2つの上顎洞挙上アプローチを選択することであり、その選択は慎重に行わなければならない。アプローチ法選択のガイドラインでは、上顎洞までの既存骨量が5mm以上と5mm以下で示されているが、時に上顎洞の解剖学的診査を正確に行って選択しなければならない。例を挙げれば、ソケットリフト法を選択する症例であっても、上顎洞の矢状断面で頰側歯槽骨面と口蓋骨内面がなす角度が30°以下の場合、歯槽骨頂アプローチによる上顎洞底粘膜のパーフォレーションが起こりやすいと報告されている（図9）[11]。

上顎洞の頰舌的幅が狭い場合、盲目的に行うソケットリフト法は、正確な上顎洞挙上が行えない可能性があり、側方からのアプローチのほうが安全であると思われる。また、ラテラルアプローチ法の場合でも、頰側歯槽面から骨開窓を行う場合に、後上歯槽動脈といった大きな脈管の存在は、CT画像において十分に診査しておかなければならない[12]。脈管の位置が確認できたら、超音波骨切削器具（ピエゾサージェリー）を用いて慎重に骨切削を行うことで、安全で低侵襲な手術を行うことができる（図10）。

表❷ 上顎洞挙上術の選択と特徴（公益社団法人日本口腔インプラント学会：口腔インプラント治療指針2012より引用改変）

	術式	適応基準	利点	欠点
ソケットリフト法（オステオトーム）	インプラント埋入窩より施行する	・5mm以上の残存骨 ・単独歯、少数歯に適応 ・少量の骨増大	・低侵襲手術 ・最適量の骨増大が可能	・挙上が見えないのでパーフォレーションのリスクがある ・複数のインプラント埋入の場合、時間がかかる
ラテラルウインドウ法	上顎洞側壁より施行する	・5mm以下の残存骨 ・複数本の埋入 ・大きな骨増大	・直視下による確実な上顎洞挙上が可能	・手術侵襲が大きい ・多量の骨移植が必要

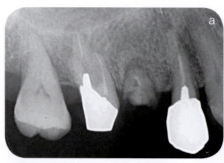
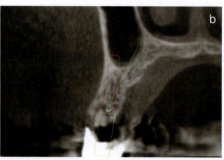

図❾　65歳、女性。5⎤へのインプラント埋入を計画した（a）。上顎洞の頬舌的になす角度が26°で、パーフォレーションの危険性が高まり、ソケットリフト法での挙上が難しいと診断した（b）

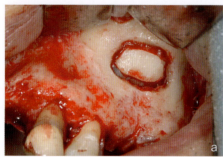
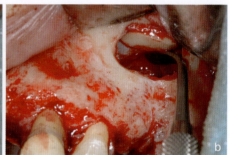

図❿　ラテラルウインドウ法の骨開窓は、脈管の位置に注意を払いながら、超音波骨切削器具（ピエゾサージェリー）を用いて骨切削を行う（a）。骨窓を挙上する際、上顎洞粘膜を破らないよう慎重に挙上する（b）

2）インプラント傾斜埋入

上顎臼歯部の骨吸収が著しく、上顎洞挙上術を選択できない場合、上顎洞の前壁と後壁を避ける形で、インプラント体を咬合平面に対して傾斜させるように埋入する、インプラント傾斜埋入術がある（図11）[13]。上顎臼歯部の傾斜埋入術は、上顎洞を避け、前方は上顎洞前壁に沿うように鼻腔に向かって埋入し、後方は上顎洞後壁に沿うように上顎結節から遠心に向かって埋入する方法である。傾斜埋入術は、上顎洞挙上術と異なって骨移植を行うことなく埋入するために外科的侵襲が少なく、長いインプラント体を用いるために初期固定が得やすい。そのため、埋入と同時に上部構造を装着する即時負荷治療に用いることもある（図12）[14]。

このように、多くの利点があるインプラント傾斜埋入術であるが、いくつかの欠点に注意しておかなければならない。とくに上部構造の製作には、インプラント埋入角度が上部構造を装着する角度と異なるため、角度つきの中間アバットメント（コニカルアバットメント）を用いなければならない（図13）。計画された予知性の高い上部構造を製作するためには、正確なインプラント傾斜埋入が不可欠であり、術前の治療計画を綿密に立てなけ

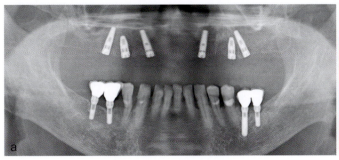
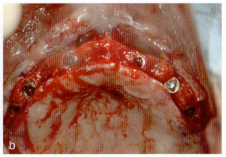

図⓫　68歳、男性。最後臼歯部に上顎洞前壁を避けてインプラント体を傾斜埋入した（左）。コンピュータガイドを用いてインプラント体を埋入した（b）

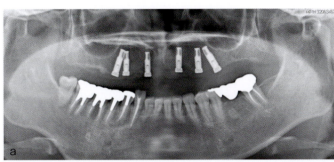
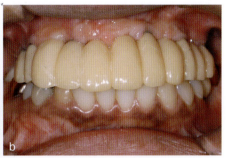

図⓬　58歳、女性。上顎洞を避けるように6本のインプラント体を埋入した（a）。術後2週の口腔内写真（b）。初期固定が得られているため、テンポラリーブリッジが装着可能である

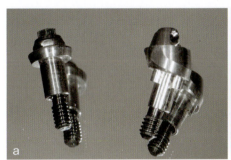
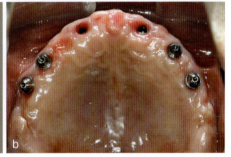

図⓭　ストレートと角度つきの中間アバットメント（a）を用いて、傾斜埋入されたインプラント体と上部構造の装着方向を補正する。中間アバットメントが装着された口腔内（b）

ればならない。CT画像を用いたコンピュータシミュレーションと、それによって製作されるサージカルガイドを用いたインプラント埋入は必須であると考える[15]。

軟組織の不足

軟組織の不足は、インプラント治療の長期安定性や患者の治療満足度に大きな影響を与える[16]。長期間義歯が使用された部位では、当然のことながら骨吸収を伴い、それに伴って軟組織の萎縮、菲薄化が認められる。そのような部位にインプラント治療を行わなければならない場合、骨増大術を行うにしても、インプラント体の埋入位置に

よって歯冠長が長くなった場合でも、軟組織は必要となってくる（図14）。インプラント治療において軟組織は、抜歯時から可能な限り保全して温存するか、口腔内の別部位から採取するかを計画しなければならない。

1．骨増大術時に必要な軟組織

理想的なインプラント体埋入のためには、骨増大術を成功させなければならない。移植された骨ブロックや骨片を安定して骨欠損部に静置するためには、軟組織の確保は重要である。ある程度の軟組織は、埋入部位の減張切開を行い牽引確保することで対応できるが、対応できる量には限度がある[17]。軟組織の不足は、硬組織の不足と異なり、

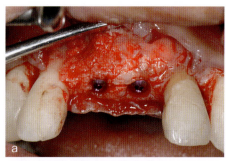
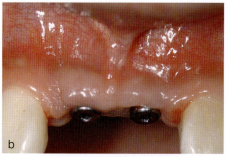

図⓮　24歳、男性。前歯欠損に対して2本のインプラント埋入と骨移植を行った（a）。二次手術後の正面観（b）。審美性を回復するためには軟組織のボリュームが必要である

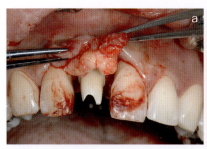
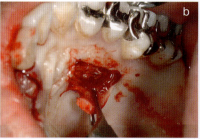
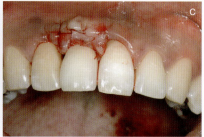

図⓯　上顎中切歯インプラント周囲の軟組織の不足症例への対応。不足している軟組織を、臼歯口蓋側から採取（a）。隣在歯よりも高さ、幅ともに増大することが望ましい（b、c）

　術前のX線検査や模型診断で明確な必要量や確保する術式を計画することが困難であるため、軟組織の不足が予想される症例は、とくに難症例として対応しなければならない。

　不足している軟組織は、上顎臼歯口蓋側か、上顎結節部から採取するように計画する（図15）。軟組織の採取には、上皮つき結合組織移植（Free Gingival Graft：FGG）と結合組織のみの移植（Connective Tissue Graft）が代表的な軟組織採取法であり、高度で繊細な外科技術が求められる[18]。

　軟組織増大術に際し、患者に対するインフォームド・コンセントはたいへん重要である。軟組織獲得手術は、患者に対して多大な痛みを伴う外科的侵襲を与えるだけではなく、術後感染リスクや必要な軟組織量が獲得できない場合も想定して説明を行わなければならない。口腔内の限られた軟組織を用い、限られた時間で行わなければならないため、その準備と手術技術の向上は必要不可欠である。

2．審美領域に必要な軟組織

　審美領域のインプラント治療において、軟組織の不足は深刻な難症例として考えなければならない。患者は、審美領域のインプラント治療が終わると、その結果を視覚的に評価する。歯頸ラインの連続性や歯間乳頭の再現などは、審美インプラント治療の成功のガイドラインとなっており、硬軟組織のマネジメントと最終上部構造の調和によって成功の是非が問われる（図16）[19]。最終上部構造は、歯科技工士によって製作されるが、上部構造に調和する軟組織の獲得は、術者の治療結果として受け止めなければならない。確実に軟組織の獲得を行うためには、インプラント埋入時から十分な骨組織を確保しつつ、適切な術式によって軟組織の獲得を行わなければならない。十分な軟組織が獲得できれば、上部構造の製作が容易となり、審美的に安定した軟組織形態を与えることが可能となるからである[20]。

 ## まとめ

　難症例のインプラント治療に遭遇した際に最も大切なのは、「患者がなぜインプラント治療を受けなければならないのか」という、外因性や内因性の要因を、しっかりと診査・診断し、患者に理解してもらったうえで、治療に取りかからなけれ

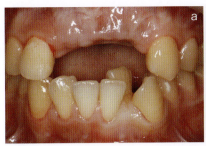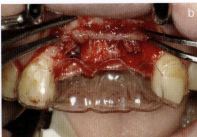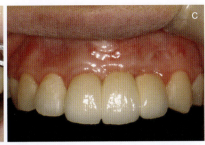

図⓰ 28歳、女性。事故にて前歯および前歯部の硬軟組織を欠損した（a）。理想的な審美的形態を求めて、正確なインプラント体の埋入を行う（b）。インプラント体の埋入位置、骨のボリュームと軟組織の調和によって、審美性を回復した（c）

ばならないことである。難症例に対する的確な診断と治療計画がなければ、先進的な高い歯科技術や材料を用いたとしても、長期的な成功は得られない。インプラント治療に関連する臨床的な問題を、一つ一つ解決していくことで、難症例に対応することができると思われる。

【参考文献】

1) Chanavaz M: Patient screening and medical evaluation for implant and preprosthetic surgery. J Oral Implantol, 24（4）: 222-229, 1998.
2) Dawson A, Chen S: Editor : Dawson A, Chen S, Buser D, Cordaro L, Martin W, Belser U : The SAC Clasification in Implant Dentistry, Qiintessence Publishing Co, Ltd Berlin 2009.
3) Merheb J, Quirynen M, Teughels W: Critical buccal bone dimensions along implants. Periodontol 2000. 66（1）: 97-105, 2014.
4) Lee JH, Frias V, Lee KW, Wright RF. : Effect of implant size and shape on implant success rates: a literature review. J Prosthet Dent, 94（4）: 377-381, 2005.
5) Greenstein G, Tarnow D: The mental foramen and nerve: clinical and anatomical factors related to dental implant placement: a literature review. J Periodontol, 77（12）: 1933-1943, 2006.
6) Misch CE, Resnik R: Mandibular nerve neurosensory impairment after dental implant surgery: management and protocol. Implant Dent, 19（5）: 378-386, 2010.
7) Wang HL, Al-Shammari K. : HVC ridge deficiency classification: a therapeutically oriented classification. Int J Periodontics Restorative Dent. 2002 Aug;22（4）:335-343.
8) Atieh MA, Zadeh H, Stanford CM, Cooper LF: Survival of short dental implants for treatment of posterior partial edentulism: a systematic review. Int J Oral Maxillofac Implants, 27（6）:1323-1331, 2012.
9) Srinivasan M, Vazquez L, Rieder P, Moraguez O, Bernard JP, Belser UC: Efficacy and predictability of short dental implants (<8 mm) : a critical appraisal of the recent literature. Int J Oral Maxillofac Implants, 27（6）:1429-1437, 2012.
10) Esposito M, Grusovin MG, Rees J, Karasoulos D, Felice P, Alissa R, Worthington HV, Coulthard P. Interventions for replacing missing teeth: augmentation procedures of the maxillary sinus. Cochrane Database Syst Rev, 17 ; (3), 2010.
11) Cho SC, Wallace SS, Froum SJ, Tarnow DP: Influence of anatomy on Schneiderian membrane perforations during sinus elevation surgery: three-dimensional analysis. Pract Proced Aesthet Dent, 13（2）: 160-163, 2001.
12) Toscano NJ, Holtzclaw D, Rosen PS: The effect of piezoelectric use on open sinus lift perforation: a retrospective evaluation of 56 consecutively treated cases from private practices. J Periodontol, 81（1）: 167-171, 2010.
13) Zampelis A, Rangert B, Heijl L: Tilting of splinted implants for improved prosthodontic support: a two-dimensional finite element analysis. J Prosthet Dent, 97（6 Suppl）: S35-43, 2007.
14) Hinze M, Thalmair T, Bolz W, Wachtel H: Immediate loading of fixed provisional prostheses using four implants for the rehabilitation of the edentulous arch: a prospective clinical study. Int J Oral Maxillofac Implants, 25（5）:1011-1018, 2010.
15) Maló P, Rangert B, Nobre M: All-on-4 immediate-function concept with Brånemark System implants for completely edentulous maxillae: a 1-year retrospective clinical study. Clin Implant Dent Relat Res, 7 Suppl 1: S88-94, 2005.
16) Belser UC, Grütter L, Vailati F, Bornstein MM, Weber HP, Buser D: Outcome evaluation of early placed maxillary anterior single-tooth implants using objective esthetic criteria: a cross-sectional, retrospective study in 45 patients with a 2- to 4-year follow-up using pink and white esthetic scores. J Periodontol, 80（1）: 140-151, 2009.
17) Becker W, Becker BE, Huffstetlert S: Early functional loading at 5 days for Brånemark implants placed into edentulous mandibles: a prospective, open-ended, longitudinal study. J Periodontol. 2003 May;74(5):695-702.
18) Evian CI, al-Maseeh J, Symeonides E. : Soft tissue augmentation for implant dentistry. Compend Contin Educ Dent, 24（3）: 195-198, 200-202, 204-206, 2003.
19) Sorni-Bröker M, Peñarrocha-Diago M, Peñarrocha-Diago M: Factors that influence the position of the peri-implant soft tissues: a review. Med Oral Patol Oral Cir Bucal, 14（9）: e475-479, 2009.
20) Papaspyridakos P, Chen CJ, Singh M, Weber HP, Gallucci GO: Success criteria in implant dentistry: a systematic review. J Dent Res, 91（3）: 242-248, 2012.

口腔外科

難

III. 口腔外科

1 抜歯の苦手意識を克服する
―難抜歯の予測と抜歯テクニック―

佐藤 豊 Yutaka SATO
JAとりで総合医療センター　口腔外科

💎 難抜歯の予測

　単純な抜歯だと思っても、いざ始めてみると思ったより時間がかかってしまい、最悪抜けずに抜歯を中断した苦い経験のある先生もいるだろう。日々の歯科臨床で、効率的かつ安全に診療を進めていくためには、まずは患者さんの状態を把握し、十分な診査を行ったうえで診断し、自分のスキルに合わせた診療計画を考えることが重要である。

　事前に難抜歯の予測ができれば不安を減らすことができ、抜歯の途中で慌てずに済むものである。では、どのようにして事前に難抜歯を予測をするのだろうか。ポイントは、口腔内診査とX線写真の読影にある。日常よく遭遇する症例を提示し、症例ごとに事前のチェックポイントと実際の抜歯のテクニックについて解説するので、参考にしていただきたい。

💎 難抜歯とは

　それでは、どのような場合が難抜歯となるのだろうか。熟練者が、手間がかかる歯根分割を手際よく行い、短時間で抜歯しても難抜歯となる。つまり、ヘーベルや鉗子のみで普通に抜歯できないケースが難抜歯となるが、そればかりではない。

　難抜歯の要因としては、患者の体の問題（図1）と抜歯する歯の問題（図2）がある。患者の体の問題としては、口をしっかり大きく開き続けることができなかったり、嘔吐反射などが挙げられる。とくに、炎症や顎関節症などで開口障害を伴う場合は、事前によく確認しておく。服薬内容によっては出血傾向が予想されるため、なるべく侵襲の少ない方法で、手際よく抜歯しなければならず、術後の止血管理も必要である。また、体格や年齢も重要な因子である。体格のよい人は骨植

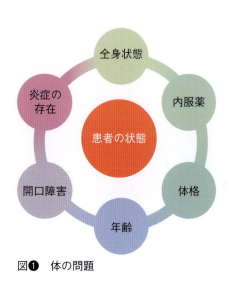

図❶　体の問題

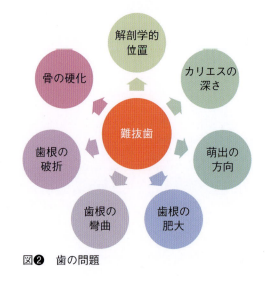

図❷　歯の問題

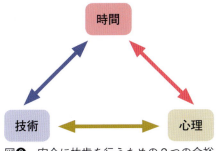

図❸　安全に抜歯を行うための3つの余裕

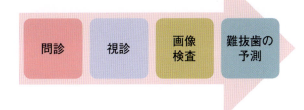

図❹　難抜歯の予測の手順

がしっかりしており、また、年齢とともに骨が硬くなり、抜歯が困難になることが多い。

　歯の問題としては、ヘーベルや鉗子などの抜歯器具が普通に使用できるかどうかが重要な要因である。具体的には、歯冠がカリエスで崩壊し、歯肉縁下に軟化象牙質がある場合、歯根膜腔にヘーベルが入りにくい場合などが挙げられる。その場合、メスや粘膜剝離子を用いて骨を明示し、ヘーベルや鉗子で抜歯できる状態まで歯や骨を削らなければならないことがある。骨を大きく削れば出血してしまい、時間がかかればそれだけ出血も増え、止血操作にも時間がかかる。抜歯後は、粘膜を元の状態に縫合しなければならず、抜歯に要する時間は普通抜歯よりも数倍かかることがある。

◆ 3つの余裕

　安全に抜歯をするためには、3つの余裕が必要である（図3）。また、「十分かつ必要な時間の確保」、「予想される器具の準備」、「万が一にはまった場合の支援態勢（院長や先輩に聞ける状態）」も必要である。一人で対応する場合は、どこまで自分で対応が可能かどうかの判断（こころの準備）を事前に決めておけば、心理的余裕が生まれ、落ちついて安全な対応ができる。準備ができていれば、前もって十分にリスクなどを患者に説明できる。たとえば、万が一予定どおりに抜歯ができなくても、慌てることなく安全性を優先して患者に状況を説明したうえで抜歯を中断できる。

　患者との信頼関係の構築は、何よりも大切である。また、自分のスキルをきちんと把握できていれば、無謀なチャレンジをすることなく、最初から専門医療機関へ紹介することも可能である。

◆ 診療のポイント

　難抜歯の予測の手順（図4）としては、問診、視診、画像検査を行い、一つ一つ情報を収集し、総合的に難抜歯の予測をし、診療計画を立てることが重要である。

　問診では、患者の全身状態、ならびに服薬内容を把握する。とくに降圧薬、血糖降下薬、抗凝固薬、骨吸収阻害薬などについては、注意が必要である。お薬手帳がなく不明な点があれば、必要に応じて術前にかかりつけ医療機関に確認しておくことが重要である。

　口腔内診査（視診）では、炎症や疼痛などの急性症状の有無を確認する。開口障害がある場合は無理に抜歯をせず、症状の改善を待ってから抜歯を計画する。とくに炎症があると麻酔が効きにくく、出血のリスクや抜歯後の感染の拡大などが予想されるため、消炎処置が必要となる。口腔衛生が不良であると、抜歯後感染のリスクがあるため、事前のプラークコントロールが大切である。

　抜歯する歯は、歯冠の状態（カリエスの大きさ、深さ、隣接歯との位置関係）や歯肉の状態を確認し、ヘーベルや鉗子が使えるかを確認する。とくに残根では、歯肉縁下にカリエスがあり歯質が軟化している場合、難抜歯になる可能性が高いのでよく確認する。歯冠がしっかりしている場合でも、歯根に問題があり、予想外に難抜歯になることもあるため、X線写真の診査は必須である。

図❺ 画像の読影のポイント

図❻ CBCTが有効な所見

図❼ 診査・計画のポイント

画像の読影のポイント

　正常な解剖学形態を念頭におき、それが画像で読み取れるか、きちんと判別できるかを確認する。不鮮明な画像では診断が困難になるため、鮮明な画像が得られるよう条件設定を行う。最近のデジタル画像は、任意で画像のコントラストや明るさを調整できるので、見やすい画像にしてから診断を行う。

　最初に確認すべきポイント（図5）は、骨の状態である。歯槽骨の吸収、歯槽硬線の有無、骨硬化像の有無など、骨の異常を把握する。これにより、脱臼操作が容易であるかどうか、ある程度判断がつく。次に、歯根の形態について診査する。歯根の長さ、歯根の本数、彎曲、肥大、歯根カリエス、歯根吸収、歯根破折の有無について確認する。骨の削除、あるいは歯根分割が必要かどうかの参考になる。また、歯根あるいは歯冠と下顎管、上顎洞などの解剖学的位置関係は、偶発症の予防をするうえで重要であり、事前に患者に説明するのに役立つ。さらに、写真全体を見て、腫瘍や囊胞、埋伏歯、骨病変など他の病変がないかを確認する。

　通常のデンタルX線写真やパノラマX線写真は2次元画像であり、上下と近遠心方向の評価は可能であるが限界がある。たとえば、歯根の形態が不鮮明な場合は、歯根の形態に異常がある場合や、歯と皮質骨が近接あるいは癒着がある場合（図14、17、19）があるので注意を要する。また、歯根が極端に短く写っている場合（図17、18）は、頰舌的に歯根が彎曲している可能性があるので注意が必要である。この場合、歯科用コーンビームCT（CBCT）で評価するのが有用である。上顎洞や下顎管との関係を精査する場合、CBCTでは頰舌的な評価に加えて、3次元的な位置関係の評価が可能となる。CBCTが有効であると思われる所見を図6に示す。

抜歯計画のポイント

　これまでに診査した内容から、総合的に難抜歯の程度を予測して、抜歯の手順、手術時間、抜歯後の管理（止血シーネ）など、抜歯の計画を立てる。抜歯前に確認しておくことは、患者の全

身状態、服薬内容である。次に、局所の炎症の有無や開口量などを考慮し、抜歯の時期を決定する。また、抜歯部位の局所解剖の把握も大切である。

X線写真の読影では、骨の吸収程度、下顎管や上顎洞、隣在歯の歯冠との位置関係、そして抜歯する歯の歯冠形態（近心隅角部の歯質の状態）、歯根の形状、萌出方向、カリエスの大きさなどである。とくに抜歯器具（ヘーベルや鉗子）で抜歯の操作が可能かを事前に把握しておく。難抜歯と予想された場合には、切開、骨削除などの骨バーや骨のみだけでなく、術後の出血管理に関する止血シーネの準備も必要となる。

途中で慌てずに抜歯するためには、事前に予測を立て、機材の準備、心の準備、患者への十分な説明を行っておくことが肝要である。当然ながら、抜歯前に可能なかぎり炎症をコントロールしておくべきである。術後感染防止のため、術前のプラークコントロールや歯石除去も重要である。

抜歯操作のポイント

ここまで事前の正確な診断はとても重要であることを述べてきた。これに基づいて、初めて抜歯の計画を立てられる。いうまでもなく、抜歯は歯槽骨から歯根を脱臼させて抜去することであるが、そのためには抜歯器具（ヘーベルや鉗子）を歯冠あるいは歯根に適合させ、確実に歯根を脱臼させる力を作用させることが重要である。もちろん、隣在歯には力を加えない配慮が必要である。

図8に、抜歯操作のポイントを示す。探針あるいは細いヘーベルで、歯頸部全周にわたって注意深く歯根膜腔を探索し、頬側の健全歯質と骨のある部位よりヘーベルを挿入し、最初は焦らず慎重にゆっくりと、脱臼操作を3分程度行う。脱臼操作が進まないようであれば、どのようにしたら確実に脱臼させられるかを検討しなければならない。

そこで、抜歯器具の操作位置や方向を変えてみることを検討する。同じ操作は3分以内にとどめ、

脱臼操作	最初の3分は、ゆっくり慎重に脱臼を試みる。ただし、同じ操作は3分以上繰り返さない
歯根分割	脱臼しなければ、歯根の分割を試みる
歯肉弁形成	歯根の分割ができなければ、歯肉を切開剥離し、骨と歯を明示する
骨削除	明視野にて、細めのラウンドバーやフィッシャーバーで周囲の骨を切り、脱臼できるスペースを確保する
歯根撤去	歯根の彎曲に合わせて、無理な力を入れずに歯根を撤去する

図❽　抜歯操作のポイント。歯根膜腔がわかりにくければ、最初からフラップを形成してもよい。症例によっては、先に骨を削除してもよい

新たに脱臼させやすい環境をつくり出さなければならないため、骨を削るか、歯根を分割するかを選択する。歯の位置や開口量などの条件で制限はあるが、正しく歯根を分割できるのであれば、侵襲の少ない歯根分割を行う。また、十分な量の歯質があれば、やや太めのバーを用いて分割すると、分割スペースに歯根を移動させることで脱臼が容易になる。

歯根を分割しても、脱臼できなければ明視野で骨を削除できるように歯肉切開を加え、粘膜骨膜を剥離する。ただし、歯根を分割しすぎると、かえって歯質と骨がわかりにくくなってしまうので要注意である。歯根の彎曲が強い場合は、彎曲に沿って脱臼させないと、歯根が破折するおそれがある。脱臼していないのに歯根が破折すると、脱臼操作がやりにくくなるばかりか、破折して残った歯根が見えなくなり、骨削除が必要となって歯根の摘出が困難になるので注意する。

抜歯を行ううえでの注意点

盲目的な操作は避けるべきである。器具を確実に適合できないようであれば、歯肉を挫滅する前

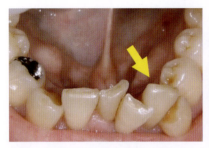

図❾ 脱臼操作での注意点

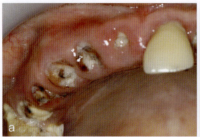

図❿ 症例1。下顎前歯部に叢生がみられる。|2（矢印）を抜歯するには、スペースが不足している

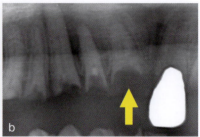

図⓫ 症例2。a：|5〜2|の残根周囲は歯肉に覆われ、プラークの付着がみられる。b：歯肉縁下にカリエス（矢印）を認める

に切開してフラップを作り、骨と歯を明示する。その際、術野にライトを入れるが、光量が不足するようならヘッドライトを用いるとよい。

　脱臼操作をするときは、隣在歯に力が伝わらないように注意し、無理な力で歯根を破折させないよう注意する（図9）。その際、器具が滑脱し、周囲組織を損傷させないよう、自分の指などで器具の先端を保護しながら操作を行う。また、抜去間際には急に抵抗がなくなるので、対合歯を鉗子などで破折しないように注意する。

日常的に遭遇する難抜歯

　以下に、日常的に遭遇する難抜歯の症例を呈示する。このような症例に遭遇したら自分ならどうするか、考えながら読み進むとよいだろう。治療方針と実際の抜歯方法について解説する。

●症例1　叢生のある下顎前歯の抜歯（図10）
- 患者：20代、女性

- 主訴：下顎の叢生

　矯正歯科より、|2の抜歯を依頼された。隣在歯に接触しており、歯を動揺させるスペースが確保できない。

Q. どのようにして抜歯するか？

A. 隣在歯を動揺させないように、抜歯する歯にエアータービンでスライスカットを入れる。そうすることで、ヘーベルや鉗子が挿入しやすくなり、歯を動揺させるだけのスペースができる。歯冠、歯根が破折しないように、ゆっくりと慎重に、抜歯鉗子で唇舌側に揺らしながら抜歯する。抜歯寸前に、鉗子が上顎の歯に当たって破損しないように、反対の指を鉗子または対合歯に当てるとよい。歯周病ではない、歯槽骨の吸収がない歯を脱臼させることは容易でない。焦らず、ゆっくりと脱臼させることが肝要である。

●症例2　残根の抜歯（図11）
- 患者：70代、男性

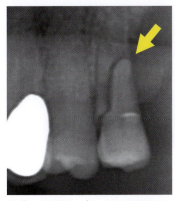
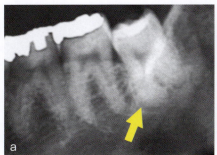
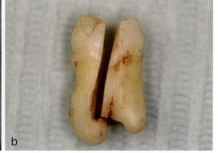

図⓬　症例3。5⏋の歯肉縁下に歯根破折線（矢印）を認める

図⓭　症例4。a：近心の根尖の肥大と彎曲（矢印）を認める。b：歯冠・歯根分割の位置

症状がなかったため、残根を放置していた。義歯作製にあたり、残根を抜歯することになった。

Q. 抜歯について、注意すべきことは何か？

A. プラークコントロールが不良のため、まず、口腔衛生指導を行い、可及的にプラークを除去する。局所麻酔後、残根上を覆っている歯肉を切開、切除する。歯根を明示したら、細いヘーベルや探針を用いて全周にわたって歯根膜を確認し、ヘーベルを歯根膜腔にしっかり挿入して、骨の支持があるかを確認しながら、弱い力で歯根を動揺させつつ脱臼させる。このとき、滑脱してヘーベルで軟組織を傷つけないように、指でヘーベルの先を保護しておく。もし挿入できないようであれば、歯肉を切開、剝離して骨のレベルを確認し、ヘーベルの挿入ポイントを確認する。それでも挿入が難しければ、細いラウンドバーやフィッシャーバーを用いて骨削除し、スペースを確保して脱臼させる（歯根を分割してもよい）。

フッ化ジアミン銀にはう蝕抑制効果があり、軟化象牙質を硬化させる。また、あまり知られていないが、フッ化ジアミン銀にはプラーク付着抑制作用もあるため、初診時に抜歯しない場合や、多数歯の抜歯を一度にしないのであれば、清掃後にフッ化ジアミン銀を塗布しておいてから抜歯すると効果的である。その場合は、歯肉にはワセリンを塗布して歯肉を保護するとよい。

●症例3　歯根破折を伴う抜歯（図12）

- 患者：40代、女性

- 主訴：歯が揺れているので抜歯してほしい

X線写真を撮影すると、歯根の破折を確認した。

Q. 抜歯するうえで注意すべき点は何か？

A. いきなり歯冠を抜去せず、まず細いヘーベルを歯冠に沿って破折線より下方の健全歯質と歯槽骨の間に挿入させて、丁寧に脱臼を試みる。少しずつ歯根に力を加えながら脱臼させる。不幸にして、歯冠部のみが取れ、歯根と骨の境界がわからない場合は、盲目的な操作を避け、潔よく歯肉を切開して明視野にて抜歯を行う（症例2の残根の抜歯を参照）。

●症例4　歯根肥大の抜歯（図13）

- 患者：30代、女性
- 主訴：食べ物が詰まるので、⏌8を抜いてほしい

パノラマX線写真にて、歯根の肥大と彎曲を認めた。

Q. どのように抜歯を行ったらよいか？

A. まず、ヘーベル、鉗子などで通常どおりに脱臼を試みる。根の肥大があっても、歯槽骨に柔軟性があれば、そのまま抜歯できる可能性がある。しかし、強固に植立している場合、歯根分割または骨削除を選択する。当然、侵襲が少ないのは歯根分割だが、必ずしもうまくいくとはかぎらず、骨削除が必要となって後から歯肉切開を追加することもある。実際には、比較的太めのダイヤモンドバーの先端を、歯冠の中央から歯槽中隔に向かって刻みを入れた。バーの刻みでできたスペースに向かって、彎曲の弱い遠心根を脱臼させて抜

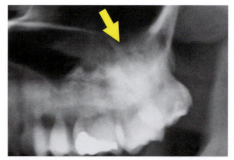

図⑭ 症例5。8の歯根の形態が不鮮明

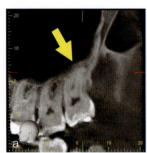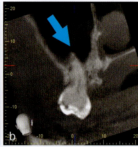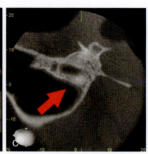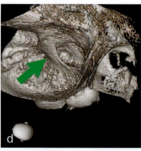

図⑮ a：歯根が遠心方向へ彎曲している（黄矢印）。b：根尖が上顎洞内に位置している（青矢印）。c：根尖が上顎洞の中隔の骨と癒着している（赤矢印）。d：上顎洞内に隔壁を認める（緑矢印）

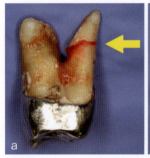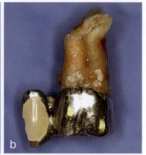

図⑯ a：6、ゆっくり脱臼操作を行い、鉗子で抜歯した。途中で口蓋根根尖が破折した（矢印）が脱臼していたため、容易に抜去できた。b：頬側根尖が遠心に彎曲している

去。次いで、遠心根を抜去したことによってできたスペースを利用して、肥大・彎曲した近心根を遠心方向に回転させながら抜歯した（図13b）。

単根で肥大した歯の場合は、細いバーでも、なるべく深めに刻みを入れるだけでも効果的である。ただし、歯根の一部だけ除去された場合は、歯肉縁下で歯根破折した状態になってしまうので、刻みを入れる位置や方向は十分に注意する。

🔷 根尖の形態が不明な歯の抜歯

●症例5　上顎洞と歯根が近接し、骨と癒着がある歯の抜歯（図14～16）

- 患者：50代、男性

8がカリエスとなったため、抜歯することになった。歯冠は完全に萌出しており、歯冠に一部カリエスを認めた。パノラマX線写真にて、歯根および上顎洞底線が不鮮明であった。

Q．歯根の形態はどうなっているか？

A．このような場合は、CBCTにて精査を行う。図15aでは、頬側の歯根は遠心方向に彎曲しており、上顎洞底と接しているのがわかる。図15bでは、口蓋根が一部上顎洞内に位置していること、図15cの水平断面からは、口蓋根の一部が上顎洞の隔壁の骨との癒着が観察された。図15dの3次元像では、上顎洞内の隔壁が存在するのがわかる。

実際の抜歯では、ヘーベルを近心隅角に入れ、歯冠を遠心へ倒すように歯冠動揺させ、鉗子を用いて頬舌側的に動揺させながら抜歯した。幸い、上顎洞への穿孔は認められなかった。

別の症例ではあるが、歯根の彎曲方向が異なる上顎臼歯部の抜歯を行うと、抜歯途中で歯根が破折することがある（図16）。上顎では、上顎洞と隣接している場合、上顎洞への穿孔を考慮してバーを用いた歯冠分割は極力避ける。ゆっくりと丁寧に抜歯すれば、万が一、途中で歯根が破折し

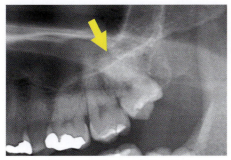

図⓱ 症例6。|8歯冠は完全に萌出しているが、歯根の形態が不鮮明（矢印）

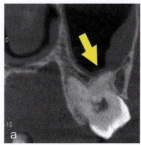 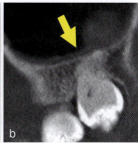

図⓲ a：頬側根が頬側方向に強く彎曲（矢印）している。b：頬側根は、さらに遠心側にも遠心側にも彎曲（矢印）している

ても破折片の除去は比較的容易である。

● 症例6　上顎洞と歯根が近接し、歯根彎曲が強い歯の抜歯（図17、18）

- 患者：30代、男性、
- 主訴：|8が痛い

　口腔内診査では、歯冠は頬側に完全に萌出している。パノラマX線写真にて歯根の形態が不鮮明であることを認めた。

Q. 注意すべき点は何か？

A. 歯冠は頬側に位置しており、通常であれば容易に抜歯可能である。しかし、パノラマX線写真（図17）では歯根の形態が不鮮明であり、難抜歯である可能性が高いことがわかる。実際に、ヘーベル、鉗子で脱臼操作を行っても、なかなか歯は動揺しなかった。そこで、術中にCBCTを撮影し、根の形態を詳細に観察すると、頬側根（図18a）が頬側に、口蓋根（図18b）が遠心に、それぞれ別の方向に強く彎曲しており、複雑な形態をしていることがわかった。改めて歯根の彎曲を考慮して、鉗子で回転方向を加えながらゆっくりと脱臼操作を繰り返していくと、歯根が破折することなく抜歯できた。上顎洞へのあきらかな穿孔は認められなかった。このとき、上顎洞に近接しているケースでは、安易に回転切削器具を用いると、上顎洞へ穿孔する可能性があるので注意を要する。

　このように、立体的な根の形態がわかれば、力のかけ方もわかる。CBCTがない場合、脱臼操作による歯根の動き方をみて、歯根の形を想像しながら抜歯を行うことになる。これにはかなりの経験が必要であるが、簡単にCTを撮れない時代では当たり前のことであった。しかし、抜歯を実際に試みる前に2次元画像を改めてよく見ると、ある程度難抜歯かどうかは判断が可能である。そのポイントは、歯根の本数や根尖の形態が鮮明に判断できるかであり、不鮮明であれば難抜歯の可能性があると予測ができる。しかし、頬舌的方向の彎曲や骨の癒着などの評価は困難であり、可能であればCBCTで評価したい。

● 症例7　下顎管と歯根が接し、根の肥大がある歯の抜歯（図19、20）

- 患者：40代、女性
- 主訴：|8がたびたび腫れるので抜いてほしい

　パノラマX線写真にて、歯根の肥大と下顎管との近接を認めた。

Q. 歯根の形態はどうなっているのか。下顎管との関係はどうか？

A. CBCTにて精査を行ったところ、図20aでは下顎管が歯根で断裂しているように見えた。矢状断（図20b）をみると、下顎管は歯根の舌側に圧排され、皮質骨の一部に骨吸収を認めた。さらに舌側皮質骨と歯との間には、海綿骨の存在が認められなかった。かなりの難症例であるため、経験がなければ、大学病院などの専門病院に紹介する必要がある。

　実際の抜歯では、まず歯根を分割するとともに、下顎管に力が加わらないように頬側と近遠心の骨を十分に削除し、歯根を下顎管から離れるようにして抜歯を行った。術後一過性の麻痺が生じたが、

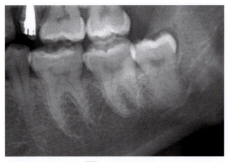
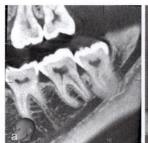
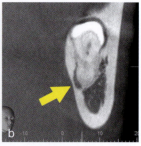

図⑲ 症例7。⊥8の歯根が肥大し、根尖が不鮮明

図⑳ a：⊥8はCBCTにて根尖が下顎管と交差しているのが確認された。b：前頭断方向では、下顎管は舌根の舌側に圧排されており、皮質骨は一部吸収している（矢印）。また、歯の舌側に海綿骨が認められない

あらかじめオトガイ神経麻痺の説明はしてあり、術後2週目に回復した。

抜歯を途中で中断するには

画像検査にて、歯や歯根の形態が不明である場合、多くの場合で難抜歯と予測できるが、やってみないとわからないものもある。実際に難抜歯であると判断した場合は、いままで得た知識を総動員し、手順を再検討する。時には、出血していなくても患者にガーゼを噛んでもらい、頭を冷静にして次の手を考え出さなければならない。

基本的には骨を削るか、歯を削るかである。しかし、根尖が下顎管や上顎洞に近いなど、リスクが高い場合は、当然、抜歯中止の判断を下さなければならない。また、出血量が多かったり、周りに助けてくれる歯科医師がいない場合、操作時間が1時間を超えるような場合も、抜歯の中止を考える必要がある。日を改めて抜歯を行うと、頭は冷静な状態になり、ある程度の予測とともに抜歯に臨める。また、術後の炎症で骨の吸収が起こり、歯が抜けやすくなることもある。高次医療機関に紹介してもよい。

抜歯を始めてから中断するタイミングには、麻酔が効かない、出血が多い、時間がかかってしまった（1時間以上経過）、患者が気分不快になった、歯の位置が解剖学的に危険な位置にあると判断した場合などがある。時に、勇気ある撤退も重要である。以上を目安に、難抜歯が予測できたら、撤退するタイミングを設定しておくことが望ましいと思われる。

まとめ

抜歯の基本的な考えは、術野を明視野におき、出血を極力抑え、安全に行うことである。それには事前の画像評価は不可欠であり、従来の2次元画像での評価が困難であれば、可及的にCBCTを用いて3次元的な評価を行うことが望ましい。また、技術的な問題や、安全性で少しでも不安があれば、院長や先輩に相談し、患者に対しても十分な説明を行い、専門医療機関に紹介するのもよいだろう。

抜歯するにあたっては、無理をしない、慌てない、焦らない、力まないことが重要である。器具の滑脱による軟組織、隣在歯、対合歯の損傷などの偶発症は防止できる。急がば回れで、盲目的な操作を避け、必要ならフラップを形成し、拡大鏡やヘッドライトを用いて術野をできるだけ見やすくするのもよいだろう。実際に抜歯を始めても、いわゆる「はまった」場合は冷静に判断し、解決法がないときは、潔い撤退も決断しなければいけないだろう。絶えず患者の容体にも気を配り、常日頃から安全管理に努めるべきである。

抜歯には、時間的、心理的、技術的に余裕をもつことが肝要である。日頃から、歯肉切開、粘膜骨膜、骨削除、縫合には慣れておき、いざというときに慌てないように心がけたい。

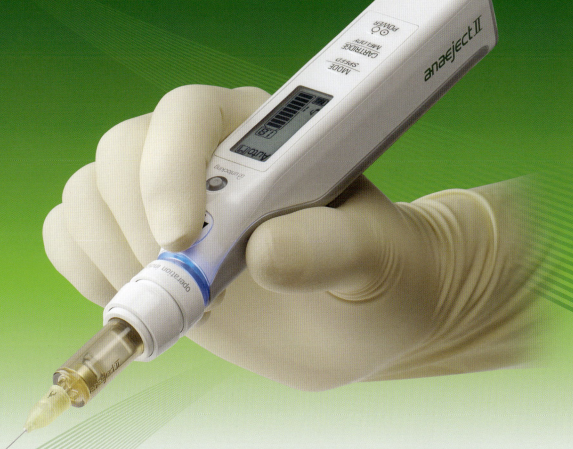

Ⅲ．口腔外科

2 小児の外傷患者が来院したら
―診査と治療―

宮新美智世 Michiyo MIYASHIN
東京医科歯科大学大学院医歯学総合研究科　小児歯科学分野

　小児の歯と口のけがは突然の来院になることがよくある。けがをした小児は落ち込み、付き添いの保護者も興奮しているため、まずは心をほぐす言葉をかけ明るく出会う。

　「たいへんでしたね。びっくりなさったでしょう。食べづらくて、お腹がすいていませんか？　次のご飯はおいしく食べられるように治そうね」

　これで小児の表情が緩めば安心だが、ぼーっとしていると感じたら、頭などをぶつけていないか確認し、医科受診を優先する必要もある。興奮している小児は、けがの経緯や違和感の詳細を表現できないので、客観的で計測値が比較できる診査を続けることが大切になる。

　外力を受けた歯と歯周組織は、瞬時に多様な損傷が起きる（**表1**）[1]。また、外傷による損傷のすべてを把握するには、短期間では限界がある。時間経過とともに歯根破折が検出されるなど、時間がかかる（**表2**）。しかし、臨床現場は多忙なこともあり、急患来院した患者の診査は要領よく済ませる必要がある。そのため、患者側に外傷について理解してもらいながら、診査や治療を進めることが大切である。

 初診対応のあり方

1．緊急度の高い損傷への対応（受傷1時間以内）

　緊急度が高い損傷に対しては、①止血、脳・目・全身のチェック、②口腔内異物・半脱落歯の誤嚥・誤飲防止、③脱落歯（幼若永久歯）の再植か適切な保存の3つが重要である。とくに③については、脱落歯が保存液や牛乳などの適切な湿潤状態に保管されていれば、3時間以内で再植された場合、歯根膜のみならず歯髄も生存し続ける可能性がある。

2．診査と記録

　外傷後は、治癒と崩壊が、時間とともに進行する。したがって、治療前からリコール時まで注意深く診査をし、診査の記録を集積して時間経過に伴う変化を把握することが大切である。そのため、質問表、診査票、説明用資料などをあらかじめ用意しておくとよいだろう。具体的内容は後述する。

3．初診日処置（表3）

　複数の損傷が合併することを意識して診断し、それぞれに対する治療法の総和を治療計画とする。ただし、時間が十分ない場合は、応急処置として、変位、動揺、破折、露髄に対応した最小限の処置を遂行する。すなわち、それぞれに対して変位を整復し、動揺歯を固定し、破折部を被覆し、露髄を直接覆髄する。なお、口唇に迷入した異物は当日中に除去して、外傷性刺青を防ぎたい。仕上げは、歯根膜からの感染を阻止するための清潔化、ホームケア指導が有効である（**表4**）。

4．通常診療

　予約診療のなかで、治療を継続・追加する。教科書[1,2]や外傷歯治療ガイドライン[3]などを参考に計画的に治療を進める。

　露髄歯に対しては、露髄1日以内の直接覆髄は成功率80％程度であるが、部分歯髄切断を1週間以内に行えば、歯髄保存率は95％となる[2]。ま

表❶　外力を受けた歯において診査すべき異常所見

歯の不完全破折、破折（エナメル質、象牙質、セメント質／歯冠、歯冠−歯根、歯根）
歯の変位と復位
歯根膜の断裂と挫滅
歯槽骨の閉鎖骨折、開放骨折
歯髄の損傷（出血、循環障害、感染、炎症）
歯胚、骨包の損傷
歯肉の剥離、切創、挫創

表❷　受傷後の経過時間と治癒ならびに合併症の発現

経過時間	治癒／合併症
1週間	軟組織損傷の治癒／感染部の明瞭化
2週間	脱臼の治癒／歯周膿瘍（歯根破折・腐骨由来）
3週間	歯周組織の治癒（歯肉溝の正常化）
1ヵ月	歯根吸収が観察され始める
1.5ヵ月	歯槽骨骨折が治癒する
2〜3ヵ月	歯髄の生死が明瞭になる／根尖性歯周炎の発現
〜1年	歯根破折の治癒。不良所見のほとんどが観察可能
〜5年	歯髄保存療法後の不良所見が出尽くす
10年	進行性歯根吸収があり得る

表❸　損傷に応じた治療の原則

損傷の種類	初期治療	追加治療
亀裂	レジンコーティング	コンポジットレジン修復（以下、CR修復）
歯冠破折	レジンコーティング、CR修復	CR修復
歯冠-歯根破折	CR修復、整復固定	意図的再植、矯正牽引、補綴
歯根破折	整復固定、保存可能な歯片を保存	意図的再植、矯正牽引、補綴
振盪	安静化	
脱臼	整復、固定	時に矯正力による整復
脱落	再植／保隙（乳歯の適応症は狭い）	矯正治療、補綴
歯髄損傷	歯髄診断に応じ、覆髄、断髄	抜髄・根管治療・外科的歯内療法

表❹　ホームケアのポイント

食後や寝る前は口全体を丁寧にブラッシングする(普段の時間の2倍は行うこと)
歯肉に歯ブラシを当てる必要はない。仕上げ時は歯肉に歯ブラシを当てない
うがい薬をほぐした綿棒につけてけがをした歯や歯肉、傷をふく
歯磨剤は不要
固定部分は食片を残さないように小型の歯ブラシなどにより清掃を補う
夜更かしをせず、午後10時までに必ず横になること
砂糖入りの食品、甘い飲み物は極力避ける
栄養バランスを考慮した食事を摂ること
処方された薬は、指示どおりに用いること

た、整復後の歯の位置を矯正力によって修正したり、修復物をより審美的になものに変更することがある。

　小児の外傷症例と診査の勘所

　外傷の分類に応じた合併症の発現状況（表5）[2,4]をみると、陥入は歯髄壊死、歯根吸収（表6）、骨性癒着や辺縁骨喪失などの合併症がとくに多い点で、脱落再植歯に近似している。もし、陥入を見逃した場合、経過を楽観視してしまい、合併症の発見が遅れる危険性がある。このような見逃しをなくすことに留意して、診査のポイントを以下に示す。

1．医療面接

　まず、主訴、既往歴、現病歴、治療経験、アレルギーなどの問診、問診票への記載内容の確認を行う。脱落歯や露髄を伴う破折歯にとって、受傷から処置までの時間の長さが、治療効果に影響す

表❺ 損傷分類と根未完成歯における合併症の発症率（％）＊部分歯髄切断

	歯髄壊死	歯髄腔狭窄	Ⅲ型歯根吸収	Ⅴ型歯根吸収	辺縁骨喪失
露髄のない歯冠破折	0	0	0	0	0
露髄を伴う歯冠破折	＊5	0	0	0	0
水平歯根破折	10	73	0	0	0
振盪	0	3	0	0	0
亜脱臼	0	11	0	0	0
挺出	7	60	6	0	6
転位	10	71	3	0	7
陥入	63	25	38	13	31
脱落再植	66	34	37	43	7

表❻ 歯根吸収の分類

Ⅰ型	正常歯髄を有する歯の、深さ0.5mm以下の吸収窩。2ヵ月経っても進行しない場合は自然に治癒する歯根吸収
Ⅱ型	歯内療法を要する歯で、歯内療法開始後は停止する歯根内部吸収
Ⅲ型	歯内療法を要する歯で、歯内療法開始後は停止する歯根外部吸収
Ⅳ型	外部吸収で歯内療法開始後も進行する歯根吸収
Ⅴ型	低位化を伴い、歯髄の異常の有無や歯内療法に関係なく進行する歯根吸収

る。また、受傷現場の情報は破傷風などの感染症の危険度を、受傷の経緯は受けた損傷の種類や範囲、重傷度を知らせる。冷水痛からは亀裂を疑い、咬合の異常は顎関節、筋、顎骨の診査を要する。過去の外傷に由来する異常もあり得るので注意を要する。

2. 視診

1）歯頸部からの出血

境界からの出血は、この部位の反対側への歯の傾斜が起きたことを示す。圧迫を受けた組織は挫滅され、血流が落ちる。血流は少ないが、損傷は重度である[5]。

2）咬合関係、受傷歯の位置とその変位

受傷歯の位置は、従来、脱臼歯の診断名として扱われてきた。しかし、受傷歯は複数回、または方向の異なる外力を受けた可能性がある。見逃しやすい陥入は、当初は動揺が少ないが、3日以内に動揺度が増加する[6]ことを指標に、検出可能である。歯冠が物体（アスファルトやマウスガード）にめり込んで陥入した場合、気づかずに動くと歯は脱落するので注意を要する。

3）歯肉・歯肉溝からの排膿

1％程度の過酸化水素水をつけた綿球で触れると発泡する。

4）歯肉内出血

直接打撲を受けた場合や歯槽骨骨折により、数時間後にかけて現れ、腫脹が口唇にまで広がることがある。

5）歯冠色

舌側から観察しやすい。歯髄内出血の既往を疑わせるが、小児では色が回復することもある[2,6]。歯冠色測定器（シェードアイ：松風、イージーシェードアドバンス：VITA）も有用である。変色した乳歯の歯髄壊死率は60％程度である[7]。また、歯髄腔狭窄は黄色化を起こし、pink toothは内部吸収、歯頸部歯根吸収[8]に伴う。

6）歯の亀裂

舌側面や切縁側から光線（青色光または白色光）を当てて検出する象牙質が幼若で、象牙細管の径が太く、細菌や各種の刺激が歯髄へと伝わりやすい[9,10]。そのため、冷水違和感を生じることがあるが、稀ではない。冷水違和感がある症例では、接着性レジンを隣接面に塗布すると、その後

の違和感が消失することがあり、隣接面の亀裂は被覆処置で診断されることがある。

3．触診

疼痛のない範囲で歯肉をなでて、歯槽骨の凹凸の触知を試みる。歯槽骨が折れていると、歯肉の下に凹凸として触れる。歯根破折や根尖性歯周炎を伴う歯は、破折部や根尖相当部の歯肉に圧痛がある。

4．歯の動揺度診査

Miller の動揺度以外では、再現性と客観性でペリオテスト™（Medizintechnik Gulden）が優れているが、外傷直後は使えないため、経過観察時に用いる。固定後の不具合、固定の脱離、固定後の治癒の診査が可能である。動揺度が低いのは、陥入や傾斜で骨に陥入した場合であるが、時間経過とともに動揺度が上昇する。1歯を揺らすだけで隣接歯が動揺する場合は、歯槽骨骨折を疑う。

5．露髄診

エンドドンティックメーター™を用いてインピーダンス測定を行う。まず、不関電極を口腔に装着し、測定予定の歯面に生理食塩水をつけたあと、電流がリークしないように防湿したうえで、電導性ペーストをつけた測定用端子または根管治療用ファイルで、電気抵抗値（インピーダンス）を測定する。メーター値が30～32以上の値を示す部分で露髄している危険性がある。また、インピーダンス測定法を用いて歯質の質を診査し、メーター指示針が動く場合は、エナメル質形成不全などが疑われるため、被覆すべきである。

6．打診

ノックされることを小児は好まない。必ず対照の非受傷歯を軽くノックして「これは平気だね？」と確認しておく。患歯も同じく軽いノックをして、「この歯も平気かな？　いやな感じかな？」と尋ねてみる。

7．歯髄診断

外傷症例では、受傷後の時間経過とともに、生活反応が変化する。歯髄保存の可否は、電気診、温度診、打診、X線診査、軟組織の色や触診などを複合して診断する。

1）電気診

Analytlc Pulp Tester™（ヨシダ）、デジテスト™（モリタ）などを用い、術者がグローブを装着した状態で、小児にハンドピースの金属部分を手で触れてもらうか、口腔組織に不関電極を繋ぐ。一般的に、根尖孔が広く開大した歯では、電気刺激に対する閾値が高い傾向にある。幼児は表現力が不十分だが、術者が小児の反応、身体や表情のわずかな変化を丁寧に読み取れば、判断可能である[11]。電気を感じたら手を挙げることは、幼児には難しい。ただし、注意を払っても小児が不機嫌になることがあるため、診査の最後に行う。

2）温度診

温水に対する違和感を診るには湯でうがいをさせる。冷水違和感は、水で濡らした小綿球を氷の上に置き、これを歯面に当てて違和感の有無を聞く。3秒以内に冷たい感じがするのは過敏があり、5秒経てば正常な歯も冷たさを感じる。歯肉に水滴が触れると、歯の感覚と間違えるので注意を要する。ドライアイスはエナメル質に亀裂を生じさせる危険性があるので避ける。

8．X線検査

1）受傷当初の診査の留意点

①歯根の形態

歯根破折、歯根形成段階、歯根吸収など

②歯髄腔の形態

歯髄腔の狭窄や歯髄の石灰化、歯根内吸収、破折線と歯髄との接近度など

③歯槽骨の形態

破折の有無、白線の断裂や受傷歯囲の歯槽骨外縁の連続性、歯根膜腔の不明瞭性についても読影する

④歯根膜腔の形態

陥入や傾斜歯には、歯根膜腔の不明瞭な部分が

② 小児の外傷患者が来院したら　―診査と治療―　　141

生じる。舌側傾斜や挺出例では、根尖部透過像がみられる[1,7]。

⑤歯根と永久歯胚との関係

　乳歯歯根が長く映る場合や永久歯胚が移動した場合は、歯胚損傷の危険性が高い

２）受傷歯の経過観察時にみられるＸ線所見

①歯根吸収

　歯根吸収は、通常、受傷１ヵ月〜１年の間に観察されることが多い[8]。歯根吸収は楕円形の象牙質内の不明瞭な透過像としてみえることがあり、吸収窩洞が明瞭化するまで２〜４ヵ月を要する。また、実験的外傷において、外力によって圧迫され挫滅した側の歯質には、歯根吸収が長期にわたり観察されていること[5]を考慮すると、数年単位で警戒を怠らないよう患者に十分説明しておく必要がある[2,6]。

②歯髄腔内の石灰化変化

　歯髄の石灰化や歯髄腔狭窄がみられ始めるのは受傷後３ヵ月〜１年の間が多い。ただし、歯髄の石灰化のあとには、歯根内吸収が合併することもあり、長期的な経過観察を要する。そのほか、歯根未完成歯においては、受傷から６ヵ月経っても歯髄腔の狭小化や歯根の伸長、根管象牙質の厚さ増加がない場合、歯髄壊死を警戒する。

③乳歯受傷後の後継永久歯

　永久歯胚は、受傷から１年経つと、形成不全部や短根化、根屈曲などが生じることがある[7]。また、根未完成歯の根尖部では、脱臼、脱落後に根尖様硬組織（Phantom root）の形成に注意する。さらに、永久歯に近接した骨透過像を有する乳歯の失活歯や根充済歯は、たとえ無症状でも抜歯を検討する。

⚛ おわりに

　外傷歯は、受傷当初の治療が歯の保存の可否を決定づけるので、小児が不協力な場合や十分な処置が困難であると予想される場合、また対応に困難を感じた場合は、迷わず紹介、またはコンサルテーションすることをお勧めする。外傷症例が紹介の対象になるのは、適切な固定が不可能な状況などである。その理由は、不十分な固定は固定装置や歯の脱落を招き、その誤飲・誤嚥は患者の生命にかかわるからである。

　また、進行性歯根吸収など、治療が困難な合併症が長時間を経たのちに生じることを患者側に必ず伝え、長期にわたる定期的な管理を続けることが大切である。

　最後に、「階段を上る際に転倒し、上顎切歯を打撲した症例」を供覧する（図１〜５）。

【参考文献】

1）宮新美智世：歯の外傷．高木裕三，（編），小児歯科学第4版，医歯薬出版，東京，244-267，2010．

2）Andreasen JO, Andreasen FM：Text book and Color Atlas of Traumtlc lnjurles to the Teeth；3rd ed. Munksgaard, Copnhagen, 1994.

3）日本外傷歯学会．歯の外傷治療ガイドライン：http://www.ja-dt.org/guidline.html

4）Koch G, Poulsen S：Pediatric Dentistry-a clinical approach, Munksgaard, Copenhagen, 387, 2001.

5）Miyashin M, Kato J, Takagi Y.：Tissue reactions after experimental luxation injuries in immature rat teeth. Endod Dent Traumatol, 7：26-35, 1991.

6）松村木綿子，宮新美智世，舩山研二，江橋美穂，片野尚子，高木裕三：外傷により埋入した乳歯の再萌出と長期の臨床経過．歯科臨床研究，クインテッセンス，2：75-89，2005．

7）宮新美智世，他：乳歯の外傷に関する臨床的研究第4報長期的臨床経過について．小児歯誌，34：1215-1225，1996．

8）宮新美智世，片野尚子，菊池小百合，松村木綿子，江橋美穂，竹中史子，桔梗知明，橋本吉明，石川雅章，高木裕三，小野博志：幼若永久歯の歯根吸収に関する臨床的研究．小児歯誌，34：1215-1225，1996．

9）飯島英祐，宮新美智世，他：歯冠亀裂を記録するための写真撮影法について．口病誌，67：58-62，1999．

10）Nyunt MN, Miyashin M, Yamashita Y, Takagi Y：Penetration of resin into experimentally formed injury. Dental Traumatol, 12；289-293, 1996.

11）宮新美智世，塚本淳子，松村木綿子，篠岡希，西川和子，金沢英恵，石畝かをり，工藤みふね，石川雅章，高木裕三：幼児に対する電気診−外傷を受けた乳歯への応用．小児歯誌，44：541-547，2006．

12）宮新美智世：根未完成歯の根管治療．日本歯内療法学会誌，36：1-12，2016．

階段を上る際に転倒し、上顎切歯を打撲した症例

8歳、女児。2 1|1 に疼痛と動揺がみられた。
萌出運動中で、かつ、受傷前の位置がわからないため、脱臼の正確な診断は難しい。陥入はとくに予後が悪いので、徴候があれば歯髄壊死と歯根吸収を警戒する。骨性癒着や進行性の歯根吸収が出現した際は、慎重に経過観察と外科療法[8,12]、紹介も検討する。

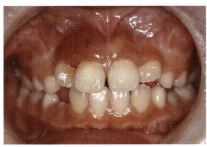

図❶　初診時の口腔内所見。2 1|の歯頸部から出血し、付着歯肉部が赤く、内出血して歯肉腫脹もある。脱臼と歯槽骨骨折を生じていることがわかる。わずかに左右中切歯切縁の高さに差があるが、萌出中でもあるため、受傷前から差があったのかもしれない

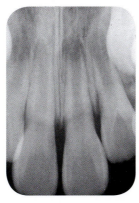

図❷　初診時のデンタルX線写真。1|の遠心歯根膜腔の不明瞭な部分は陥入を疑わせ、|1の根尖部の透過像は、舌側傾斜または挺出を疑わせる

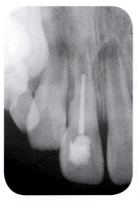

図❸　受傷6ヵ月後。1|の歯髄生活反応が不明瞭で、0.5mm以上の歯根吸収がみられたので、試験切削を行った。無麻酔で根管にアクセスを試みたが、疼痛がなく、根管内はガッタパーチャポイントを試適している部分で痛みを感じた。ここより根尖部の歯髄にはまだ知覚があった。この位置まで水酸化カルシウム-水糊剤を根管貼薬して仮封後、1～4ヵ月間隔で糊剤を交換した

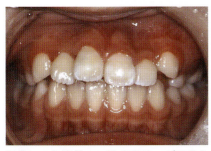

図❹　1年半後の口腔内所見。1|は咬合が低く、歯頸線も低いことから骨性癒着が疑われる。ペリオテスト値は2で動揺度も低い

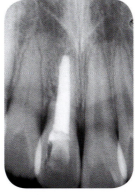

図❺　1年半後のデンタルX線写真。1|根尖相当部に閉鎖硬組織が完成したので、ガッタパーチャポイントで根管充塡を行った。歯根吸収は進行していないが、歯根膜腔の不明瞭な部位があり、|1よりも低位で、骨性癒着もしくは置換性歯根吸収（V型歯根吸[2,8]）を疑う。|2には強い歯髄腔狭窄がみられ、根尖の病変が観測される

Ⅲ. 口腔外科

3 開業医が診る顎関節症・顎関節脱臼

西山 暁 Akira NISHIYAMA
東京医科歯科大学大学院医歯学総合研究科　口腔顔面痛制御学分野

顎関節症の難症例

1．顎関節症とは

　顎関節症とは、日本顎関節学会によると「顎関節や咀嚼筋の疼痛、関節（雑）音、開口障害あるいは顎運動異常を主要症候とする障害の包括的診断名である。その病態は咀嚼筋痛障害、顎関節痛障害、顎関節円板障害および変形性顎関節症である」とされている[1]。ここで注意することは、顎関節症とは顎関節または咀嚼筋に生じる障害であり、他の解剖学的部位の症状を含むものではないということである。顎関節症によって肩こりや腰の痛み、睡眠障害、さらにはうつ病まで引き起こすと説明している書籍やインターネット上の解説を目にするが、それらは顎関節症の本来の概念を逸脱したものであり、そのような症状を必ず引き起こすなどと、あたかも"難症例"かのように解釈している可能性もある。

　顎関節症の有病率は5〜12％で、女性の割合が男性の2〜3倍といわれている。また、年代別の有病率をみると、20〜30歳代が最も多く、それ以降は減少傾向を示すことから、一般的には「self-limitingな疾患」、すなわち自然に治る可能性も高い疾患であると考えられている（図1）。

2．顎関節症の各病態

　顎関節症の病態は、「疼痛障害」と「顎関節内の障害」に分類されている（図2）。以前は単一診断であったが、新しい病態分類では重複診断を承認している。

1）疼痛障害

　疼痛障害の定義は「咀嚼運動時、機能運動時、非機能運動時に惹起される咀嚼筋または顎関節に起因する疼痛障害で、その疼痛は顎関節または咀嚼筋の誘発テストで再現される」とされており、「咀嚼筋痛障害」と「顎関節痛障害」に分類されている。疼痛障害の診断樹を図3に示す。なお、"い

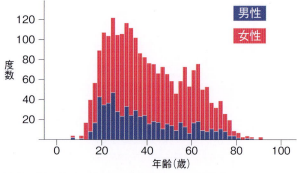

図❶　顎関節症の年代別患者数。20〜30歳代をピークとして、その後は患者数が減少する傾向にある。すなわち、一般的には「self-limitingな疾患」といえる

図❷　顎関節症の病態分類（日本顎関節学会2013）。患者の病態に対して診断を行っていく。その結果、診断名が重複することもある

疼痛障害
- 咀嚼筋痛障害
- 顎関節痛障害

顎関節内の障害
- 顎関節円板障害（復位性／非復位性）
- 変形性顎関節症

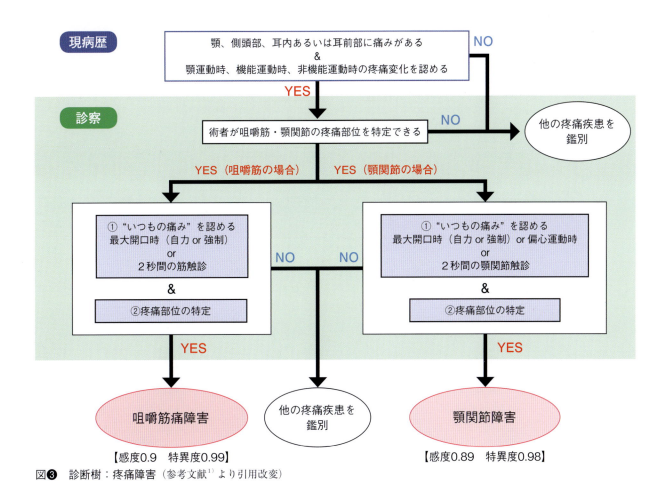

図❸ 診断樹：疼痛障害（参考文献[1]より引用改変）

つもの痛み"とは、患者が普段から感じている痛みのことであり、痛みの質、強さおよび部位がこれに含まれる。英語では、"familiar pain"と表現される。

2）顎関節内の障害

顎関節内の障害は顎関節円板の位置異常、すなわち顎関節円板転位によるものと、下顎頭の退行性変化、すなわち変形性顎関節症に分けられる。顎関節内の障害の診断樹を図4に示す。

なお、顎関節内の障害については国際診断分類である"Diagnostic Criteria for Temporomandibular disorders（DC/TMD）"[2]に準拠しているため、CTやMRIといった画像検査を行わない状態での診断である。そのため、診断における感度および特異度はやや低く、診断の精度は決して高いわけではない。わが国では、CTやMRIなどの画像検査機器が充実しており、検査自体も保険適応となることから、判断に困るような状況では積極的に画像検査を行うことが重要である。

3）顎関節症の治療概念

顎関節症の治療を行う際に重要なことは、目の前の患者が顎関節症であるかどうかを、病態診断も含めて正しく診断することである。前述したように、本来は顎関節症ではない疾患に対して顎関節症としての治療を行っても、症状の改善が得られるわけではない。

また、治療の導入として大切なのは、顎関節症という疾患に対する正しい情報を患者に対して説明することである。すなわち、顎関節症という病気に対する「疾病教育」である（図5）。大学病院の診療科には、すでに顎関節症の治療を受けたことのある患者が多数来院する。その患者たちに、いままで顎関節症についてきちんと説明を受けたことがあるのかと質問すると、そのような記憶は

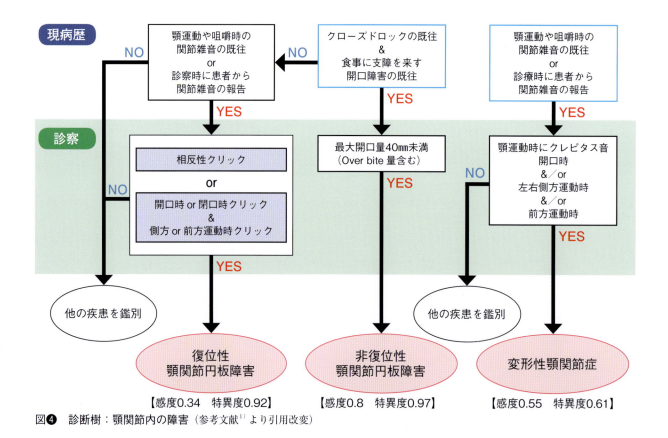

図❹ 診断樹：顎関節内の障害（参考文献[1]より引用改変）

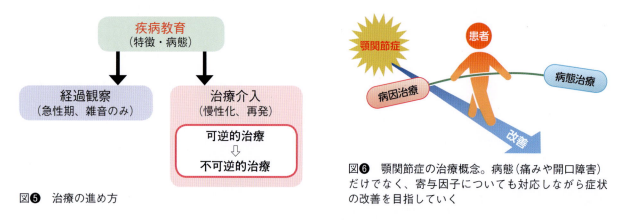

図❺ 治療の進め方

図❻ 顎関節症の治療概念。病態（痛みや開口障害）だけでなく、寄与因子についても対応しながら症状の改善を目指していく

ないという答えが多い。

　顎関節症における「疾病教育」のポイントは、
①顎関節症の一般的な症状は何か
②疫学的な特徴は何か
③一般的な予後はどうなっているのか
④目の前の患者の病態はどのようなものか
ということである。これらについて、適切に患者が理解できるように説明することが重要である。

　疾病教育を終えた後は、病態によってはそのまま経過観察を行うことがある。関節雑音単独である場合や急性期の場合である。それ以外では、積極的な介入治療を必要とする（図5）。

　介入治療については、痛みや開口障害といった病態に対する治療（病態治療）と、症状の持続や悪化に関与している寄与因子のコントロール（病因治療）を組み合わせて行うことが重要である（図6）。病態治療としては、運動療法などの理学療法やスプリント療法があるが、基本的には可逆的

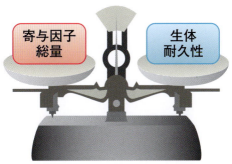

図❼ 生体の耐久性と寄与因子の総量のバランスが、症状の発現、持続、悪化、再発に関連する

表❶ 顎関節症の初期治療ガイドライン（参考文献[4]より引用改変）

咀嚼筋痛を主訴とする顎関節症患者において、スタビライゼーションスプリントは有効か？
咀嚼筋痛を主訴とする顎関節症患者において、適応症・治療目的・治療による害や負担・他治療の可能性も含めて、十分なインフォームド・コンセントを行うならば、上顎型スタビライゼーションスプリント治療を行ってもよい
開口障害を主訴とする顎関節症患者において、患者本人が徒手的に行う開口訓練は有効か？
開口障害を主訴とする、関節円板転位に起因すると考えられる顎関節症患者（非復位性顎関節円板障害）において、関節円板の位置など病態の説明を十分に行ったうえで、患者本人が徒手的に行う開口訓練を行うことを提案する
痛みのある顎関節症患者において、咬合調整は有効か？
顎関節症患者において、症状改善を目的とした咬合調整は行わないことを推奨する

（保存的）な治療から開始すべきである[3]。

　病因治療は、顎関節症の発症や症状持続、悪化、再発に関連する要因を考える必要がある。顎関節症の原因は、米国の耳鼻科医であるCostenによりCosten syndromeが提唱されて以来、咬合が主要因であるという考えが主流であった。これを単一因子概念という。しかし、咬合に特別な異常がないにもかかわらず発症する場合があること、さらに、理想的な咬合再構成治療を行っても症状改善がみられない場合があることから、現在では複数の要因（寄与因子）が発症、悪化、持続、再発に関与するという「多因子概念」が提唱されている。

　多因子概念による考えは、個々の寄与因子の積み重ね（総量）と生体側の耐久性のバランスで説明される（**図7**）。寄与因子の総量が生体の耐久性を上回ることにより発症し、その状態が継続することによって症状が持続し、さらにはその差が大きくなることによって症状が悪化すると考えるものである。したがって、病因治療とは、この寄与因子の数や量を小さくしていくことであるといえる。

4）診療ガイドラインの活用

　日本顎関節学会では、「顎関節症の初期治療ガイドライン」を作成して公表している[4]。これは医歯界を通して、GRADEアプローチという信頼性の高いシステムを用いて作成された、わが国で初めての診療ガイドラインである（**表1**）。顎関節症の治療に迷った場合、まずはこの診療ガイドラインを参照してみることをお勧めする。

　本診療ガイドラインで示している治療法の実施期間については2週間をひとつの目安としている。2週間、治療を行ってみて症状改善の徴候がみられない、あるいは症状の悪化が認められるような

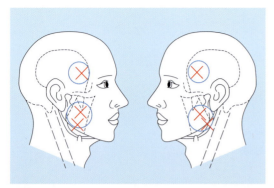

図❽　症例1の患者が感じる痛み部位（青○部）と圧痛部位（赤×部）

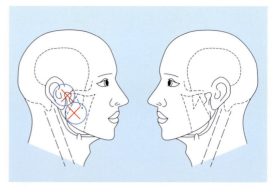

図❾　症例2の患者が感じる痛み部位（青○部）と圧痛部位（赤×部）

場合は、他の治療を検討するか、高次医療機関への紹介を検討するべきである。

3．顎関節症の症例

◉**症例1：スプリントを使用しても改善しない筋症状**

- **患者**：50歳、女性
- **主訴**：左右の顎の痛み
- **症状**：

　6年前に左右の側頭部および頰部に痛みが出現した。じっとしていても鈍い痛みがあり、食事中はさらに痛みが強まる。また、じっとしているときの痛みは起床時が強く、日中はやや軽減するものの、消えることはない。近医にてスプリント治療を提案されて使用しているが、症状の改善が得られない。

- **所見**：

　開口量は術者による強制開口で52mmであり、このときに痛みは生じない。痛みの部位および触診の結果を図8に示す。

- **診断**：両側咀嚼筋痛障害
- **治療方針**：TCHコントロール（行動変容療法）、スプリントについては使用中止
- **経過**：1ヵ月後、自発痛および咀嚼時痛は消失し、筋の圧痛も認められなかった。
- **コメント**：

　起床時に自発痛が強まっていたことから、当初は睡眠時ブラキシズムの影響が考えられた。そのため、前医においてスプリント治療が行われていたと考えられる。しかし、当該患者においては、覚醒時にもブラキシズム（TCH）が認められたことから、行動変容法を用いた行動是正を行った。

　TCHとはTooth Contacting Habit（上下歯列接触癖）の略である。覚醒時に非機能的に上下の歯を接触させた状態を維持してしまう習癖行動であり、俗にいう"くいしばり"よりも弱い力を想定している[5,6]。結果としてこのTCHコントロールによって症状改善が得られたことから、睡眠時ブラキシズムはそれほど過剰ではなかったと考えられた。

◉**症例2：ときどき口が開かなくなる(間欠ロック)**

- **患者**：19歳、女性
- **主訴**：口が開かなくなることがある
- **症状**：

　2〜3年前から、食事中に顎が引っかかって大きく口を開けられなくなることがある。無理に大きな口を開けようとすると、右耳前方部に痛みが生じる。以前から右顎関節に雑音があり、口が大きく開かなくなると雑音が一時的に消失していた。スプリントを睡眠中に装着しているが、症状に変化はみられない。

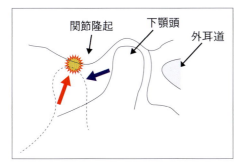

図⓾ 下顎頭が前方滑走して関節隆起を乗り越えた際、外側靱帯や閉口筋の過緊張により下顎頭が関節隆起前方斜面に固定されやすくなる

- **所見**：

  自力最大開口量は48mmで痛みは生じないが、術者による強制開口で53mmまで開口可能であり、その際に右側顎関節部および咬筋部に痛みが出現した。この痛みは、大開口ができなくなるときに生じる痛みの部位と一致していた。また、右顎関節クリック音（相反性クリック）が確認された。触診の結果については、図9に示す。

- **診断**：右側咀嚼筋痛障害および顎関節痛障害、右側復位性顎関節円板障害（間欠ロックを伴う）
- **治療方針**：開口訓練
- **経過**：5週後、強制開口での痛み消失。間欠ロックの頻度も減少し、ロックが生じた場合も回復までの時間が短くなった。
- **コメント**：

  クリック音はあるが、開閉口運動に支障がなく、ときどきクリック音の消失とともに一過性の開口制限が生じる状態を間欠ロックと呼ぶ。クリック音単独の状態から間欠ロックが出現するようになる場合、非復位性顎関節円板障害、すなわちクローズドロックに移行してしまう可能性が高くなる。そのため、早いうちに間欠ロックを改善させることが重要である。関節雑音や間欠ロックなどの症状がある場合、口を大きく開けることを躊躇する患者が多いことから、積極的な開口訓練を行うことが間欠ロックの改善に効果がある場合がある。

顎関節脱臼の難症例

1．顎関節脱臼とは

　顎関節脱臼とは、開口時に下顎頭が下顎窩から前方に逸脱して関節隆起を大きく超え、閉口困難になった状態である。脱臼中の顎関節症の状況としては、下顎頭が本来の可動域よりも過剰に移動している場合と、関節円板が下顎頭の後方に逸脱して関節隆起と下顎頭の間に挟まることによって生じる場合が考えられている。また、脱臼時には咀嚼筋（閉口筋）の過活動が生じ、そのために下顎頭が上方に固定されやすくなるともいわれている（図10）[7]。

　顎関節脱臼が生じた際に自力で閉口できる場合と、介助を必要とする場合がある。また、脱臼が習慣性に生じるものは、習慣性顎関節脱臼と呼ばれている。

　習慣性顎関節脱臼かつ、自力で閉口（整復）することが困難な場合は、観血的療法により脱臼そのものを生じにくくするような対応が必要になることもある。ただし、自力整復が可能な症例では、積極的な開口訓練によって脱臼自体が生じにくくなるという報告があり[7]、実際の臨床現場でも、同様の効果をたびたび経験する。

2．習慣性脱臼の症例

●症例3：自力整復が可能な場合
- **患者**：26歳、女性
- **主訴**：ときどき口が閉じなくなる
- **症状**：

  1年前から口が閉じなくなることがある。以前から、右顎に雑音が生じていたが、痛みはなかった。口が閉じなくなるのはあくびをした際で、右顎に痛みが生じるが、1〜2分以内に自分で戻すことができる。普段の生活では、なるべく大きなあくびをしないように気をつけている。

- **所見**：

  自力最大開口量は43mmで、痛みは生じない。術

者による強制開口で50mmまで開口可能であった。強制開口の際、一過性に閉口不全が生じたが、患者自身ですぐに閉口が可能であった。

開閉口時に右顎関節にクリック音を触知するが、痛みの発生はない。X線検査で、顎関節部に異常所見は認められなかった。

- **診断**：顎関節症（右側復位性顎関節円板障害）、習慣性顎関節脱臼
- **治療方針**：開口訓練
- **経過**：

4週後、チェアーサイドにて強制開口を行っても、閉口不全は生じなかった。普段の生活でもあくび時に顎関節脱臼が生じる頻度が軽減し、脱臼が生じた際にも、いままでより短時間で戻るようになったということであった。

● 症例4：自力整復が困難な場合
- **患者**：37歳、男性
- **主訴**：ときどき口が閉じなくなる。大きな口が開けられない
- **症状**：

数年前に初めて顎が外れて、病院で戻してもらった。その後もあくびをしたときに顎が外れて、そのたびに病院などで戻してもらっていた。最近ではできるだけ大きな口を開けないように、食事などでも注意している。大きく開けようとすると、両側の耳前方部に痛みが生じる。

- **所見**：

自力最大開口量は35mmで、両側顎関節部に痛みが誘発された（いつもの痛み）。強制開口においては、患者の大開口に対する不安感が強く、計測困難であった。顎関節雑音（クリック）は触知されなかった。

- **診断**：顎関節症（両側顎関節痛障害）、習慣性顎関節脱臼
- **治療方針**：開口訓練、脱臼時の整復法指導
- **経過**：

4週後、自力最大開口量は40mmに増加したが、

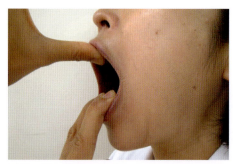

図⓫　開口訓練の様子

顎関節痛は残存した。この間、開口訓練時に顎関節脱臼が生じることはなかった。

8週後、自力最大開口量は47mmとなり、開口時痛は消失した。下顎頭は両側とも関節隆起を超えるまで可動しており、この間、開口訓練時に顎関節脱臼が生じることはなかった。患者も開口量の増加を自覚しており、あくびなども以前よりも行いやすくなったということであった。

12週後、自力最大開口量は49mmで、痛みは生じなかった。日常生活に支障はなく、顎関節脱臼に対する不安感もなくなっていることから、通院を終了とした。

- **コメント**：

自力整復が不可能な顎関節脱臼を経験すると、脱臼への不安から大開口を極端に制限しながら生活する傾向がある。そうすると、顎関節の関節包や外側靱帯が硬くなるとともに、閉口筋の伸展性も阻害されるようになる。顎関節の可動性低下により開口量が制限されると、顎関節や咀嚼筋の痛みに対する耐久性が低下し、痛みに過敏になる可能性がある。したがって、ゆっくりと、できる範囲で開口させる訓練を行わせることが大切である。

3．開口訓練のポイント

1）自力整復が可能な場合

ゆっくりと強制開口を行うことにより、閉口筋の伸展を促し、過度の緊張を取り除いてゆく。さらには外側靱帯の伸展性を亢進し、下顎頭が関節隆起前方において固定されてしまう要素を取り除

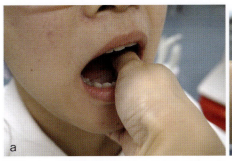
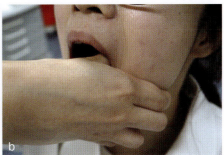

図⑫ab　顎関節脱臼に対する自力整復方法（片手法）。a：患側（左側）の臼歯部に反対側の拇指を置く。b：残りの4指で下顎下縁部を把持し、拇指で臼歯部を下方に押しながら閉口する

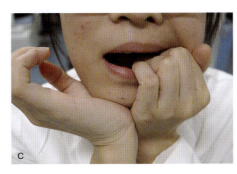

図⑫c　顎関節脱臼に対する自力整復方法（両手法）。患側（左側）の臼歯部に同側の指を置いて下方に押す。もう一方の手でオトガイ部を上向きに押しながら閉口していく

いてゆくことを目的としている。

　実際の開口訓練の様子を図11に示す。片手の親指を上顎前歯部切縁部にあて、他方の手の人差指、中指（薬指）を下顎前歯部切縁に置き、手の力でゆっくりと開口させてゆく。

2）自力整復が困難な場合

　閉口筋の伸展が十分でないと、筋紡錘の感度が上昇することで、筋の伸展に対して過度に反応し、筋の収縮を亢進させることになる。その結果として、開口量の制限が生じる。

　顎関節の可動性低下、または閉口筋の過収縮により開口量の制限が持続すると、顎関節や咀嚼筋の痛みに対する耐久性が低下し、痛みに過敏になる可能性がある。まずは、下顎頭が関節隆起の直下に位置するまで開口させる訓練を行わせ、少しずつ開口量を増やすようにしてゆくとよい。最終的に脱臼が生じなくなる場合もあるが、やはりあくびなどで脱臼を起こしてしまうこともある。しかし、下顎頭が関節隆起の直下まで可動できる状態になると、開口量も増加していることから、日常生活における障害レベルは大幅な改善が期待できる。

　自力整復が困難な顎関節脱臼の場合には、開口訓練中に脱臼する可能性があることから、脱臼時の対応についても事前に指導しておく必要がある（図12）。

【参考文献】

1）矢谷博文：新たに改訂された日本顎関節学会による顎関節症の病態分類（2013年）と診断基準．日顎誌，27, 76-86, 2015.
2）DC/TMD 日本語版（http://www.rdc-tmdinternational.org/Portals/18/protocol_DC-TMD/Translations/DC-TMD%20Japanese%20Assessment%20Instruments_2016_06_11.pdf?ver=2016-07-21-222845-517）
3）AADR TMD Policy Statement　日本語版　日本補綴歯科学会（http://hotetsu.com/s/doc/aadr3.pdf）
4）日本顎関節学会診療ガイドライン／リーフレット（http://kokuhoken.net/jstmj/publication/guideline.shtml）
5）木野孔司（監）：「TCH」見逃していませんか？診査・診断・是正・指導のポイント．デンタルダイヤモンド社，東京，2016.
6）西山暁：覚醒時ブラキシズムとTCH－わかっていることいないこと，今できること．ザ・クインテッセンス7月号，42-55, 2016.
7）石川基，他：習慣性顎関節脱臼に対する開口訓練と自己整復操作についての臨床的観察．日顎誌，17：15-19, 2005.

III. 口腔外科

4 歯科心身症とは
―診断と対応―

澁谷智明[1] Tomoaki SHIBUYA　　和気裕之[2] Hiroyuki WAKE
1) 日立製作所横浜健康管理センタ　　2) 神奈川県・みどり小児歯科

◆ 歯科心身症ってどんな病気？

　患者が疼痛や違和感を訴えて読者の先生方の歯科医院を受診しても、「どうやらいつものケースとは違うな」、「この経過は変だな」と感じ、もしかするとストレスによる「心身症」かなと考えることがあるかもしれない。

1．心身症とは

　心身症というと、こころの病気（精神疾患）を想像するかもしれないが、実は体の病気（器質的疾患）である。具体的には、「その発症や経過に精神的なストレスなどの心理社会的な問題が影響している」体の病気である。

2．歯科心身症とは

　一方、歯科心身症は、狭義と広義の2つに分けられている。狭義では日本心身医学会が定義する心身症と同じであるが、広義では、歯科で心身医学的な対応が必要なすべての病態となる（表1）。

表❶　歯科心身症の定義

狭義の歯科心身症
器質的な病変を認めるか、病態生理があきらかで、その発症や経過に心理社会的因子（ストレス）の関与が認められる
広義の歯科心身症
口腔顎顔面領域で、心身医学的な対応が必要なすべての疾患（病態）

＊歯科医師が日常診療で、患者を歯科心身症と考えたときには、広義の概念で用いることが多い

◆ 代表的な「歯科心身症」とその診断

1．舌痛症

　「舌の痛み」を主訴に患者が来院し、診察と検査を行った結果、舌に小さな外傷、炎症、アフタや潰瘍などの異常（他覚所見）がみつかった場合、すなわち、あきらかに器質的な原因がある舌痛は、二次性の舌痛という。「舌の痛み」のほとんどのケースがこれにあたる。例を挙げると、口腔乾燥症（ドライマウス）で、口腔内が乾燥していて舌に肉眼では見えないような微小外傷ができたり、カンジダ菌によって炎症が起こる場合などである。しかしながら、器質的な原因を探しても見つからず、患者の自覚症状としての痛みだけがある舌痛も存在する。これを一次性の舌痛（特発性）といい、舌痛症となる（図1）。舌痛症は、食事などで舌に刺激が加わったときのほうが、何もしていないときよりも痛みが楽になることが多いので、他疾患と鑑別できることが多い（表2）。

　また、舌のみならず、口腔内の各所に灼熱感のような症状を呈する場合は、口腔内灼熱感症候群（Burning Mouth Syndrome：国際頭痛学会分類）と呼ばれている。

2．顎関節症

　顎関節症については、P.144『開業医が診る顎関節症・顎関節脱臼』を参照されたい。

3．口臭恐怖症（表3〜5）

　明確な定義はないが、口臭とは、「生体活動に関連して産生された気体のうち、生理的なもの病

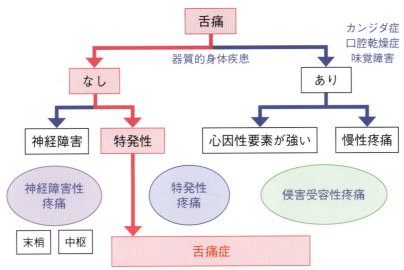

図❶ 舌痛症の診断の流れ（参考文献1)を引用改変）

表❷ 舌痛症の主な特徴

- 連日かつ終日にわたる持続的な自発痛で、患者はその痛みを「ヒリヒリ」「ピリピリ」などと表現する
- 痛む部位が舌尖や左右舌縁部であることが多いが、舌背部が痛むこともある
- 何か物事に集中しているときには痛みを忘れる
- 食事中は痛みが軽減もしくは消失する
- 患者は40歳代以降の女性に多い
- がん恐怖を有していることがある
- 歯科治療を契機に発症することがある
- 心理社会的ストレスの関与が見出されることがある
- 味覚異常や口腔乾燥を随伴することがある

表❸ 口臭の分類。病的口臭と口臭恐怖症の併存もある

- 生理的口臭
- 病的口臭（身体的要因による口臭）
- 口臭恐怖症（精神疾患）

口臭：口腔を通して排泄される社会的許容限度を超えた不快な臭い

表❹ 身体的要因による口臭

口腔由来の口臭
歯原性疾患（う蝕、歯周病）、口腔乾燥、不潔な義歯、口腔清掃不良（食物残渣、歯垢、歯石）、舌苔、悪性腫瘍など

口腔外由来の口臭
副鼻腔炎、咽頭・扁桃炎、肺炎、頸部腫瘍、肺腫瘍、悪性腫瘍、糖尿病、上部消化器疾患、呼吸器疾患、肝臓疾患、腎臓疾患、甲状腺機能異常、貧血、シェーグレン症候群、薬剤など

表❺ 診断

生理的口臭と病的口臭を分けることが必要。健康な人でも起床時や空腹時、疲労時や緊張時に臭いが強くなることがある（生理的口臭）が、治療すべき原因疾患がないことがほとんど
口臭の有無、程度の判定と、口腔内および全身疾患の精査が必要。口臭検査には、官能検査や口臭測定機器を用いる方法がある。また、歯、口腔粘膜、舌（舌苔）、唾液（量、嫌気性菌）の検査などを行う
精神面の評価を行う「(あなたは)どのようにして口臭がわかったのか、気になったのか」と「その口臭によってどの程度、生活に支障があるのか」など質問をする。「自分ではわからないが、他人の言動、視線、態度でわかった」、「他人の迷惑になりそうなので、人混みに行くのが怖い」など、対人恐怖がある場合には、精神的要因による口臭症を疑う

的なものを問わず、口腔を通して排泄される社会的許容度を超えた不快なにおい（悪臭）」と捉えられている。

口臭恐怖症は、実際臭わないのに本人が臭うと思い込んでいる場合などで、精神疾患との関係が問題となる。生理的な口臭を悪臭と捉えたり、あるいは実際には軽度の口臭でもそれを重度の悪臭と考えて、重症（悪性）の病気にかかっている恐

表❻ 味覚異常の症状分類

味覚消失、無味症	味がまったくわからない
味覚減退	味の感じ方が弱くなる。味が薄く感じる
自発性異常味覚	口の中に何もないのに、甘味・塩味・酸味・苦味・砂の味などが常に存在すると感じる
悪味症	ある食物または食品が嫌な味として感じられる
異味症	ある食物または食品や飲料の味が、本来の味と異なった味に感じられる
錯味・味覚錯誤	ある味質を本来の味質とは異なった味質として感じられる
味覚過敏	ある味質がとくに強く感じられる
解離性味覚障害	甘味・塩味・酸味・苦味の味質のうち、1～3つの味質がわからない
片側性無味覚	口腔内の片側の味覚がなくなる

表❼ 味覚異常の原因 （参考文献[2] を引用改変）

味蕾周囲の変化	脳（中枢）の障害
味蕾が何らかの障害を受けることによる 例：口内炎、扁平苔癬、白板症、舌炎、地図状舌、外傷、火傷、放射線治療など	脳内の味覚野における病変および障害による 例：腫瘍、出血、外傷
味蕾生成の阻害	**三叉神経障害や嗅覚障害に起因**
味蕾生成（ターンオーバー：大体1ヵ月）に必要な要素の欠乏などによる 例：亜鉛欠乏症、低・高銅血症、ビタミンA欠乏症、ビタミンB群欠乏症、貧血など	歯ごたえ、舌触り、香り（におい）、風味の感じ方に変化があった場合 例：義歯の装着やインプラントなど、急性鼻炎や副鼻腔炎など
味物質の味蕾到達阻害	**精神科疾患全体の10%**
味孔（味蕾の入口）が塞がれることや、味質が溶け込むのに必要な唾液の減少による 例：舌苔、カンジダ症、喫煙、口腔乾燥症、シェーグレン症候群、放射線治療など	精神医学・心身医学的な要素が関係しているもの 例：うつ病、不安障害など
味覚神経の障害	**その他**
鼓索神経、大錐体神経、舌咽神経、上咽頭神経の病変および障害などによる	特発性味覚障害と呼ばれる原因が不明なものと、薬剤性味覚障害（降圧利尿薬、冠血管拡張薬、肝疾患治療薬、抗菌薬、抗がん剤などの副作用で、亜鉛代謝に影響［たとえばキレート能を与えると推測］）が考えられている。頻度は両者で全味覚障害の約60%とされている

怖やその概念に捉われた状態である。

4．味覚異常

「味がわからない」、「食べ物がおいしくない」、「口が常に苦い」などの症状を訴えて歯科を受診する。味覚異常は、しばしば亜鉛の欠乏が問題になるが、実際の原因は多彩であり、身体疾患、精神疾患、薬剤の副作用などを検討する必要がある。

味覚は、「甘味・塩味・酸味・苦味」が基本味覚と呼ばれ、さらにこれらが合わさった「旨み」を加えた5味覚がある。味覚の量的な変化には、原因不明の特発性味覚障害や味覚過敏などがあり、質的な変化には錯味、悪味、解離性味覚異常、幻味（自発性異常味覚）などがある。最も多い味覚異常は、薬剤性である（**表6、7**）。

5．非歯原性疼痛

非歯原性疼痛については、P.162『「原因がわからない歯の痛み」非歯原性歯痛』を参照されたい。

表❽ 咬合違和感を訴える患者の特徴

- 原因が見当たらないが、執拗に症状を訴える
- 他覚所見に比べ、不釣り合いなほど自覚症状が強い
- 身体の他の部位にもさまざまな愁訴がある
- 不安傾向を示す挙動がある
- 非常に詳細な現病歴の書類や絵などを持参する
- 症状に関して、非常に些細なことまで強迫的なこだわりをもっている
- 同じ症状に対して複数の医療機関を受診する
- 病歴が長い
- こちらの説明への理解度が低い
- 自分の希望する治療法を術者に強要する

表❾ 過換気症候群の症状

- 若い女性に発症する割合が高い
- 呼吸困難、緊張などを伴う早くて大きな呼吸の反復
- 心悸亢進
- 空気飢餓感
- 不安、動機、めまい
- 四肢の痺れ感、四肢の硬直、痙攣
- 失神感、意識障害など

表❿ SOAPの一例（基本的な対応）

S	Subjective（自覚症状）	右上の奥歯がズキズキ痛む
O	Objective（他覚所見）	デンタルX線写真で、6に歯髄に達するう蝕を認める。また、同歯に自発痛、温熱痛、打診痛がある
A	Assessment（評価・診断）	6の急性化膿性歯髄炎
P	Plan（治療計画）	浸潤麻酔をして6の抜髄処置を行う

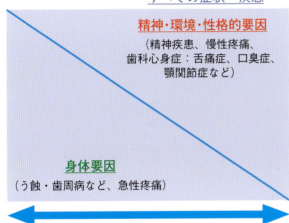

図❷ 各疾患の要因（参考文献[3]を引用改変）

6．咬合違和感

患者が「噛み合わせが不快、噛み合わせが不安定、どこで噛んでよいかわからない」などと訴えた場合、多くはう蝕や歯周病、不良な補綴装置が原因であるが、咀嚼筋・顎関節の問題や顎顔面部の外傷などが原因となることもある。しかしながら、これらの異常がないにもかかわらず、違和感を訴える患者がいる。このような状態を咬合違和感といい、精神疾患など、さまざまな原因が考えられる。また、患者には表8のような特徴があり、身体面・精神面・環境面などの多面的な対応が大切である[4]。

7．過換気症候群

痛み、不安や恐怖など、精神的ストレスで発作的に過呼吸が誘発され、全身のさまざまな症状へ波及する症候群である（表9）。過換気症候群に陥ると不安感はより増大し、呼吸困難感や空気飢餓感を強く感じ始めるため、一層過換気が進行し、悪循環となる。過換気発作中、動脈血のCO_2分圧が低下し、pHの上昇による呼吸性アルカローシスと交感神経の機能亢進が起こる。

歯科治療においては、タービンの音、局所麻酔薬の注射や治療時の痛みなどで発作が起こることがある。

歯科心身症に対する評価法

評価にあたっては、身体要因だけでなく、精神・環境・性格的要因も診ていく必要がある。このとき、すべての患者を同様に診ていくのではなく、患者個々でどちらに比重を置くかは変わってくる（図2）。

1．SOAP

患者の訴える自覚症状を、同じ体験のできない他人である医療者が理解できる他覚所見に置き換えて、自覚症状を説明できるかを検討する方法である（表10）。

S：Subjective（自覚症状）

つらい症状や困っている問題を聴取して、患者

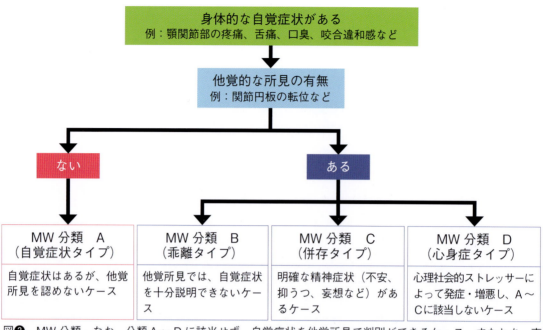

図❸ MW分類。なお、分類A〜Dに該当せず、自覚症状を他覚所見で判別ができるケース、すなわち、専門的な心身医学・精神医学的対応を行わないケースはEとする（参考文献[5]を引用改変）

自身の言葉で記載する。
O：Objective（他覚所見）
　視診、触診などの診察や身体的検査、画像検査などで、客観的な情報を整理する。
A：Assessment（評価、診断）
　自覚症状と他覚所見を総合して検討し、病名および状態（重症度など）を把握する。もし、情報量が少なければ、検討する疾患も少なくなる。ここにおいては鑑別診断が重要である。
P：Plan（治療計画）
　問題解決のために、できるかぎりエビデンスのある治療を検討する。治療法は1つではなく、種々の要因を考えて提案し、患者の意志も重視して計画を立てる。心身医学的問題のある患者の場合は、とくに綿密なインフォームド・コンセントを得る必要がある。

2．MW分類

　SOAPを実践することで通常の患者にはほぼ対応できるが、心身医学的な問題のある患者のなかには、それだけでは対応が困難な方がいる。このような場合に有用なのが、MW分類である。

・MW分類法で患者を分類
　患者のなかの自覚症状と他覚所見の関係によって、心身医学的問題がその患者にどの程度影響しているか分かれてくる。このとき、治療方針を大きく誤らないために、MW分類を使用して患者の状態を分類することが有効である。私たちは精神科医ではないので、精神疾患を診断することはできないが、本分類を用いることによって、各患者に対応していくことが可能となる。SOAPの流れのなかで、A（評価、診断）の時点で、主に自覚症状と他覚所見の関係を検討する（図3）。
Type A：自覚症状タイプ
　舌痛症や口臭恐怖症など、詳細な診察や検査の結果、歯科および医科の身体疾患の可能性が否定されたケースで、身体症状症や抑うつ障害群、不安障害群に含まれる精神疾患などの可能性を考える。対応法として、まず歯科医師は所見がみつからなくても焦らないこと。また、侵襲的な検査や診断的な治療は慎重に行うこと。さらに、経過をみて、精神科や心療内科などとの連携を行う必要がある。

Type B：自覚症状・他覚所見乖離タイプ

　地図状舌を伴う舌痛症、生理的口臭を軽度に超える口臭を有する口臭症など、診察や検査で他覚所見はみつかるが、自覚症状がその所見に起因していると断定できないケース。所見をみつけても安心せず、不可逆的な処置は控えて、所見の説明や可逆的な治療で経過をみる。診断的治療を行う場合は、症状が改善・不変・悪化する可能性があること、また、治療をしなかった場合のメリットとデメリットを説明して同意を得る。さらに、経過によっては精神科や心療内科などとの連携を行う場合もある。

　なお、Type A、Bにおいて、身体疾患を発見する可能性は否定できないため、時間をおいて再検査を行う。

Type C：身体疾患・精神疾患併存タイプ

　う蝕による歯髄炎とうつ病を併発している場合など、明確な身体疾患が存在し、かつ、あきらかな不安や抑うつ、妄想などの精神症状が認められ、また現在、精神疾患で治療を受けているケース。原則的には両方の治療を同時に行うが、緊急性の高いほうを優先する。両方の疾患の相互関係や薬物の併用禁忌に注意する必要がある。通院中の精神科や心療内科がある場合は、歯科治療の可否を問い合わせ、精神科や心療内科へ紹介する場合は、歯科を併診することを約束する。

Type D：狭義の心身症タイプ

　顎関節症咀嚼筋痛障害（Ⅰ型）など、あきらかな身体疾患があり、その症状が心理社会的因子（ストレス）によって発症したり、悪化したりするケース。なお、Type A〜Cには該当しない。対応は、心身医学療法および薬物療法などが中心となるが、器質的疾患の部分の治療も行う。しかし、ほとんどの精神疾患はストレスの影響を受けることから、安易に心身症と判断して対応すべきではない。

Type E：

　自覚症状と他覚所見の関係が一致していて、か

つ、心身医学・精神医学を専門としない医療者でも判定できる重度の不安・抑うつ、妄想などが認められないケース。この場合は通常の歯科治療を行う。

🔴 心身医学的な要因を認める患者への対応

　まず、患者が診察室に入ってきたときから、歩行・姿勢・服装・表情・持ち物・同伴者などを観察する。また、診察・検査を行うにあたり、問診票から情報を整理し、身だしなみ（患者に不快感を与えない服装など）を整え、患者との位置関係の確認を行う。患者の医療者への第一印象の善し悪しは、治療に影響する。また、患者を迎え入れるにあたり、しっかりと目を見て自己紹介を行うとともに、「今朝は寒かったので、いらっしゃるのはたいへんでしたね」のような一般的な挨拶を行うとよい。話し方は、患者の理解を確かめながらゆっくりと、はっきり聞きやすく話すことを心がける。

1. 一般精神療法（簡易精神療法）

　患者の話をしっかり聞き（傾聴）、受け止める姿勢を示し（受容）、患者を精神的に支え、拠り所となり（支持）、受容的な態度を続けることで不安や緊張を軽減させる。そして保証、説得、再教育などで、患者が再適応できるような援助を与える[6]。また、一般精神療法は体系的な方法論をもった「精神療法」の技法を使用しないので、「簡易精神療法」ともいわれている。

1）保証

　適切な医療面接や身体的な診察・検査、説明や指導を行う。そして、病気や不安のメカニズムを十分に説明することで、不安・緊張・恐怖などを緩和させて、安心や自信を与える。

2）説得

　病気に関する誤解や、不適切な生活習慣などを改めさせたり、不適当な環境を修復するように指

表⓫　認知の歪みのパターン

物事を証拠のないまま決めつけて考える（恣意的推論）
物事を白か黒かはっきりさせないと気がすまない（二分割思考）
情報の選択が偏りやすい（選択抽出）
気になっていることだけを拡大し、その他のことは矮小化する（拡大視、縮小視）
自分の感情状態から、物事すべてを推し量って考えやすい（情緒的理由）
すべて自分と関連づけて考える（自己関連づけ）

導する。

3）再教育

不適切な生活習慣などの背後にある問題点や、病気のメカニズムを整理し、明確化させることで、自らの病態を客観的に認識させると同時に、新たな適応目標を設定させることを目指す。

患者はこれらによって「心身の相関、症状の意味、対人関係やライフスタイルの問題点」などの認識が高まり、目標や自己実現の可能性が広がることで、症状が改善していく。

このとき、①医療者が症状のすべて取り除くわけではない、②必ずしも重篤な疾患を意味しない、③適切な身体活動で減少させられる、④取り除かなくてもそれなりに生活を充実させていくことが軽減へ繋がることを患者に伝え、理解してもらうことも大切である。

2．認知療法

私たちのものの受け取り方や考え方を「認知」という。精神疾患に罹患すると、物事をうまく認知できなくなり、それを「認知の歪み」という（表11）。患者が大きく動揺したり、つらくなったりした際に、患者の頭に浮かんでいた考えに目を向けて、それがどの程度現実と食い違っているかを検証し、認知の歪みを自覚させ、適応的な認知へ変容させて思考のバランスをとる。しかしながら、実際に行うにはかなりの訓練が必要で、実際に行えるのは認知行動療法的な対応となる。

咬筋部に皮膚電極を貼り、筋活動を計測する。この電極はパソコンと繋がっていて、患者の筋の緊張度がモニターに表示される。一方、患者は椅子に腰かけ緊張を解いていく。患者は表示された筋緊張度をモニターで見て、体の反応を観察しながら緊張をコントロールする練習をする。そのようにして患者は体に力が入っているときとリラックスしているときの識別ができるようになる

図❸　バイオフィードバックの例

3．行動療法

症状や病的行動・問題行動は、学習によって習得された結果であるという理論から、不適応行動を成立させ、維持している状況因子を分析・把握して、行動修正しようとする治療法である。

1）セルフ・モニタリング

心身相関の気づき、悪化因子の軽減・改善因子の強化などについて、患者が記録をとって発見する方法（例：頭痛日記）。

2）バイオフィードバック

通常は認知が困難な自己の生理的活動、または自律的機能を、機器などを用いて視覚化、または聴覚化して、それらの活動または機能を随意に改変できるように教える治療法（図3）。

3）ディストラクション

顎の痛み、咬合状態などを確認しないで注意を他に向けること。たとえば、違和感がある場合はテレビを見たり、音楽を聴いたり、または心地よいイメージを想像するなどして意識、感覚を分散する（注意転換法）。

4）セルフ・エフィカシー

ある行動をうまく行うことができるという「自信」のことをいう。人はある行動への自信を強く感じていると、その行動を行う可能性が高くなり、その行動をするための努力を惜しまず、失敗や困難を伴っても諦めにくいといわれている。自分を褒める、達成感を味わうことが大切であり、そのためには、少し頑張れば達成できそうな目標を立て、その目標を達成することで自信をつけ、少しずつ目標を上げていくとよい。

表⓬　自律訓練法

標準練習は、はじめに「気持ちがとても落ち着いている。心がとても静かである」（安静感）と暗示して、続いて以下の暗示へ進む	
重感練習	「右腕が重い、とても重い、左腕が重い、両腕が重い、右足が重い、左足が重い、両腕、両足が重い」と、重い感じが起こっていると想像して暗示する
温感練習	同様に両腕、両足が温かいと暗示する
心臓調整練習	心臓が規則正しく打っている
呼吸調整練習	とても楽に呼吸している
腹部温感練習	胃のあたりが温かい
額部涼感練習	額が気持ちよく冷たい
そして最後に、消去動作（両手の開閉運動、両肘の屈伸運動、深呼吸、背伸び、開眼）をして終了。1回の練習時間は2〜3分、それを2〜3回、1日に2回程度行い、2〜3週間続ける	

表⓭　漸進的筋弛緩法

1．はじめに、目を約10秒間強く閉じさせて、その後一気に脱力させる
2．続いて、足から、下腿、大腿、臀部、腹部、背部、胸部、手、前腕、上腕、肩、頸部、顔面部、頭部へと緊張、弛緩を繰り返させることで、心身のリラクゼーション効果が現れる

表⓮　筋ストレッチ

1．両手を後頭部で組み、頭や頸の力を使わず、組んだ手を使って頭をゆっくり前屈させる。このときに勢いをつけないのがポイントである
2．そして、抵抗を感じたら10秒間その姿勢を保つ
3．次に、右手を頭の上から包み込むようにして、頭を右側に傾けていき、左側の頸部筋を伸展させ、反対側も同様に行う
4．背部、腰部そして全身を前屈させストレッチする

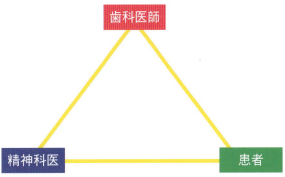

図❹　歯科におけるリエゾン診療

5）系統的脱感作法

　対人関係の不安や緊張などと症状が関係しているときに用いる。具体的には、患者の不安反応や状態の程度と、その原因となる刺激の種類との関係を調べて、弱い刺激から段階的に与えて、不安に拮抗できるように訓練する方法。

4．リラクゼーション法

　身体の緊張を緩和する方法。

1）自律訓練法

　一種の自己催眠であり、注意の集中や自己暗示の練習で全身の緊張を解放し、心身の状態を自分で調整できるようにすることを目標にする。すなわち、自律神経系の反応をコントロールすることを目的とする。はじめの数回は指導が必要だが、やがて自分1人でどこでも容易に行える（表⓬）。

2）漸進的筋弛緩法

　10〜20秒間、筋肉を緊張させた後、一気に脱力させ30〜60秒間腹式呼吸をさせ、リラックスした気分を味わわせる方法（表⓭）。

3）受動的筋ストレッチ（表⓮）

5．医療連携

　歯科心身症は、各開業医のみでの対応では症状が改善しないどころか、悪化するものも存在する。このようなケースは、歯科の高次医療機関（大学病院や総合病院の歯科口腔外科や口腔内科、心療歯科やリエゾン外来など）、医科の他の診療科（精神科、心療内科、神経内科など）や臨床心理士・看護師などとの医療連携が大切となる。

1）リエゾン診療とは

　精神科の医師が、身体科（内科、外科、歯科など）の医師・歯科医師に協力して、患者の精神医学的な問題などの相談に乗り、積極的にかかわる診療システム（一緒に診療する）で、歯科においても一部の大学病院で取り組んでいる（図❹）[7]。歯科において本システムを行っている高次医療機関はまだ少ないので、基本的には精神科や心療内

［4］歯科心身症とは　—診断と対応—　159

表⑮ 精神科に依頼する場合の原則・注意（参考文献[8]を引用改変）

①身体面の診断は正確に告げ、精神科診断については安易な説明はしない。精神科へ受診させることを焦るあまり、安易に推測で精神科診断（うつ病など）を言わないほうがよい
②専門外のことを他の専門医に相談する過程であることを強調する
③憂うつ感や不安感を取り上げ、それが身体症状を増悪させ得ることを伝える
④歯科でも引き続き併行して経過を診ることを伝える。患者が「精神科に回される」という感覚をもってしまうと、その後の診療が進みにくくなる。「相談」「併診」という意識で進めるとよい
⑤依頼先の精神科医と連絡が取りやすいことを伝える
⑥家族の協力を得る。とくに、診療を進めるのに困難が予想されるケースや、患者の理解力、判断力が低いと考えられるケースには、家族に同席してもらい、自分のやり方を見てもらうとともに、患者の判断を助けてもらうようにする

科に紹介し一緒に患者を診ていく形となる場合が多い。

2）精神科や心療内科への紹介法

歯科の高次医療機関や医科の身体科への紹介は容易であるが、精神科や心療内科への依頼の場合、患者がなかなか納得しないことがある。精神科医の宮岡は著書のなかで、「精神科に依頼する場合の原則・注意」として、**表15**の6項目を挙げている[8]。

3）紹介状

実際の紹介状の例を**図5**に示す。

症例

- **患者**：60歳、女性（主婦）
- **主訴**：舌の左側が痺れて痛い
- **現病歴**：6年前、近歯科医院で地図状舌の指摘を受け、総合病院口腔外科を約1年間受診。そこで軟膏をもらってつけていたが、効果はなかった。5年後、痛みが出現し、同科から近心療内科を紹介されて受診。そこで舌痛症と診断され、安定剤、ビタミン剤、亜鉛などの処方を受けるも、それ以外の細かな説明はなかった。

○川△子　様　29歳　女性
【主訴】
顎や首、肩が常に痛く、手足がしびれる
【診断名】
両側顎関節症の疑い
【既往歴】
20歳代より不眠症にて睡眠薬をときどき服用
【家族歴】
特記事項なし
【症状・所見・検査結果・治療経過】
平素はたいへんお世話になっております。上記患者を御紹介申し上げます。患者は、平成○○年△月×日、○〜○を主訴に当院を初診致しました。その主訴に対し、当院では、○○、△△、××、等の検査を行いましたが、主訴を十分説明し得る所見はみられませんでした。問診すると、症状は○ヵ月前からみられており、そのころから生活上△△△の問題を認めているようです。また、そのことから、不安、不眠、意欲低下がみられております。口腔内の自覚症状については、現在はあきらかな他覚所見は認めませんが、その症状と、精神的問題との関係性の評価、また、不安、不眠、意欲低下などの精神症状につき、対処していただきたく、ご紹介させていただきました。患者の希望もあり、当院としても、引き続きフォローさせていただきたいと思います。貴院受診に際しては、患者にも、精神的な面の評価と、精神症状への対応をお願いする目的であると、説明させていただきました。お忙しいところ、誠に申し訳ございませんが、今後の御高診、御加療の程、よろしくお願い申し上げます。

図❺　紹介状の一例

その後も症状が続くため、翌年5月に当院を受診した。

- **既往歴**：1年前の6月に脳出血で近病院に入院。後遺症はないが、3ヵ月ごとに通院中。高血圧症。
- **現在の内服薬**：エチゾラム0.5mg 2錠、ロラゼパム0.5mg 8錠、プロテカジン10mg 4錠、アムロジピン5mg 1錠、ミカルディス40mg 1錠、プロマック75mg 2錠、シロスタゾール50mg 2錠。
- **家族歴**：父親は52歳で死亡（がん）。母親が85歳で認知症のため施設にいるが、遠方のため行けない。65歳（ヘルニア）と63歳（問題なし）の兄がいる。同居している夫は60歳（問題なし）で、仕事をしていない。子どもは3人おり、33歳の長男とは同居、30歳の長女は家を出て一人暮らし、27歳の次男は結婚し独立。

- **診察と検査の所見**：両側舌縁に著明な圧痕認める以外に他覚的所見はない（図6）。細菌検査でカンジダ（−）、唾液分泌量検査は、刺激時で12mL/10分（正常範囲）、夜間の噛みしめやTCHの自覚あり。睡眠は5〜6時間で睡眠不足を感じている。
- **性格**：心配性で気にしやすい。イライラ、抑うつはないが、母親や夫、娘のことについて不安が多い。
- **診断**：♯1舌痛症、♯2外傷性の舌炎、MW分類でType B
- **治療方針**：①簡易精神療法、②リラクゼーション、③唾液腺マッサージ、④ガムころがし、⑤舌をNポジションへ誘導、⑥TCHの是正指導、⑦体を動かす、⑧日記をつける（10点法）、⑨立効散を1日7.5gで処方。
- **治療経過**：

初診から1ヵ月、舌の痛みは改善してきているが、まだ痺れを感じ、痛い。また、他院で以前作製した上顎スプリントを使用中だが、左下の臼歯が痛く、夜間に目が覚めてしまう。そのため、下顎のスプリントを作製し、使用してもらった。2ヵ月後、舌の痛みはかなり楽になり、立効散は頓服として使用している。

現在、舌の痛みはまだあるものの、十分コントロールできており、一般歯科治療を行いながら経過観察中である。

- **考察**：

患者は非常に不安の強い方で、MW分類においてType Bと判断した。一般にType A、Bは難症例である。そう判断した時点で、高次歯科医療機関、精神科や心療内科への紹介も必要となってくるが、患者はすでに心療内科を受診していた。しかしそれだけでは舌の痛みの改善がみられていない点が、さらに難症例と考えるゆえんである。

一方、舌の圧痕が強く、夜間の臼歯部の痛みもあることから、TCHや夜間ブラキシズムによっ

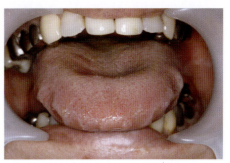

図❻　両側舌縁に著明な圧痕を認める

て舌に微細な外傷ができ、絶えず舌炎を併発していた可能性も考えられた。そこで以下の処置で舌炎の予防と消炎を行った。

①下顎スプリントで夜間ブラキシズム時に舌を歯から保護。

②TCHの是正指導、ガムころがしやNポジションで、日中上下の歯の接触防止。

③唾液腺マッサージで唾液の分泌を促進し、口腔内の潤滑化。

④立効散で舌炎の消炎。

これらによって、舌の症状の改善できたものと考えている。

【参考文献】

1）和気裕之,澁谷智明,目加田まり：デンタルスタッフのための歯科心身症ガイドブック．第1版, 医歯薬出版, 東京, 2015：66-71.
2）小林明子,澤田真人（著）, 天笠光雄, 喜多村健, 他（編）：味覚障害. この疾患 医科で診る？ 歯科で診る？ 第1版. デンタルダイヤモンド社, 東京, 2010：18-20.
3）日野原重明, 宮岡 等（監）：脳とこころのプライマリケア3 こころと身体の相互作用 第1版. シナジー社, 東京, 2013：224-244.
4）和気裕之：サイコ・デンティストリー歯科医のための心身医学・精神医学 第2版. 砂書房, 東京, 2015.
5）和気裕之：顎関節症患者に対する心身医学的なアプローチ. 顎頭蓋誌, 14：1-13, 2001.
6）和気裕之, 小見山 道：顎関節症診療における歯科医師と精神科医の連携. 日顎誌, 26：183-190, 2014.
7）和気裕之, 宮岡 等：口腔外科外来におけるコンサルテーション・リエゾン精神医学の実際. 歯科医のための心身医学・精神医学—症例と基礎知識の整理— 第1版. 日本歯科評論, 東京, 1998：108-113.
8）宮岡 等：内科医のための精神症状の見方と対応 第1版. 医学書院, 東京, 1995：117-120.

「原因がわからない歯の痛み」非歯原性歯痛

嶋田昌彦 Masahiko SHIMADA
東京医科歯科大学大学院医歯学総合研究科　口腔顔面痛制御学分野

　原因がわからない歯の痛みには、歯や歯周組織に痛みの原因となる器質的疾患を認めない非歯原性歯痛がある。本項では、非歯原性歯痛について、症例を交えて概説する。

 痛みの原因を診断するのに必要な聴取項目

　口腔顔面領域の痛みを診察するためには、歯や歯周病、口腔粘膜疾患などの歯科疾患だけでなく、頭頸部周辺の領域や全身疾患との関係ならびに心理社会的な要因も含め、方向性のある情報を聴取する必要がある。筆者は、下記のように順序立てて患者から情報を聴取している。最初の医療面接では、通常どおり主訴や全身疾患、手術などの既往歴、現病歴を聴取して、現症については下記のとおり方向立てて症状を聴取する[1]。

1. 痛みのきっかけとなる事項
　歯科治療や外傷、医科疾患の罹患の有無ならびにライフイベントや精神的ストレスなど、痛みのきっかけとなる事項について聴取する。

2. 痛みの部位
　患者に痛みの部位を指で示してもらう。上下、左右、歯および歯肉、舌や顎、顔、こめかみなどを確認するが、どの歯、どのあたりが痛いのか不明瞭な場合もあるのでよく確認する。また、痛みを訴える部位と原因となる部位が異なる場合もあるので注意する。

3. 痛みの性状
　痛みの表現には、ズキンズキン、ピリピリ、チクチク、電気が走る（電撃痛）、ジーンとした、針で刺すような、火傷のような灼熱痛、重苦しい、耐えがたい、などいろいろあるが、言葉で表現しにくい場合もあるので、可能であれば、たとえを挙げて示してもらうのがよい。また、地域の言葉による独特の表現や教育水準によっても痛みの表現が変わるので十分に確認する必要がある。

4. 強さ
　強い、中くらい、弱い、あまり気にならない、激痛、耐えられない、仕事ができない、眠れない、食事ができないなどがある。

5. 持続時間
　1回の痛みの持続時間であるが、瞬間的な痛みか持続性の痛みか、さらに、起床時、午前、午後、夜などの変化について、日内変動も含め聴取する。

6. 頻度
　どのくらいの頻度で痛くなるのか、たとえば、日、週、月、年など痛みの頻度を聴取する。

7. 誘発因子・増悪因子
　何をすると痛くなるのか、たとえば、会話、食事、開口、せき、嚥下、洗顔、飲酒などで痛みが誘発されるかどうかを聴取する。持続的な痛みの場合、増悪因子として、たとえば、入浴、食事、会話、疲労時など、どのようなときに痛みがひどくなるのか聴取しておく。

8. 緩和因子
　暖めたり冷やしたり、鎮痛薬を服用するなど、緩和因子として、どのようなときに痛みが和らぐのか、何をすれば楽になるか具体的に聴取する。

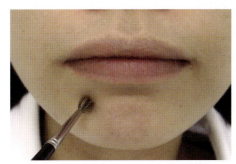

図❶ 筆を用いた触覚検査。筆の先を被験者の皮膚の上で静かに動かして、触覚の有無を確認する

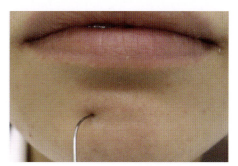

図❷ 歯科用探針を用いた痛覚検査。歯科用探針を皮膚の上に置き、痛みの強さを健側と比較する

9．随伴する症状と行動

流涙、鼻閉、鼻汁亢進、発汗、痙攣、頭痛、めまい、ふらつき、目の異常、嘔吐、頸部や肩の痛みなどの確認する。また、痛い部分をさする、横になって寝る、動き回るなど、疼痛時の行動についても聴取する。

10．全身状態

神経質、またはうつ状態であるか、不安・緊張が強いかは、痛みの程度によって左右するので確認する。発熱、睡眠、食欲や消化器症状、血圧および脈拍などの全身状態についても聴取しておく。

痛みの原因がわかりにくいときの検査法について

一般の全身所見や歯科領域の局所所見の診察・検査法については成書を参考にしていただきたい。ここでは、チェアーサイドで可能な感覚検査、診断的局所麻酔について述べる。

1．触覚（図1）

筆や綿花を用いて評価する。麻痺や知覚鈍麻、および異常感覚の有無を患側とそれに対応する健側で比較する。神経障害性疼痛では、このような刺激で痛みや感覚の異常を呈することがある。歯肉やそのほかの口腔粘膜の触覚を検査する場合は、綿棒で軽くこすることにより、感覚の鈍麻と過敏が混在した感覚異常の有無を確認する。

2．痛覚（図2）

歯科用探針を皮膚または口腔粘膜に置いて、感じる痛みの強さを健側と比較する[2]。触覚と同様に、歯肉を含めた口腔粘膜の痛覚を検査する場合は、爪楊枝を歯肉の上に置くなどして、痛覚過敏などを確認することができる。

3．診断的局所麻酔

歯原性歯痛と非原性歯痛の鑑別診断として有用である。

1）浸潤麻酔、伝達麻酔

痛みを訴える歯、歯周組織、口腔粘膜に浸潤麻酔を行う。範囲が広い場合は神経領域を考え伝達麻酔を行う。歯原性歯痛では支配する神経領域の局所麻酔で痛みが緩和する。

2）表面麻酔

痛みを訴える口腔粘膜に、8％リドカインスプレーなどを用いた表面麻酔を行うことにより、誘発痛が緩和することがあるので確認する。

3）トリガーポイント注射

後述する筋・筋膜性（筋性）歯痛の場合は、筋または筋膜のトリガーポイントに局所麻酔を行い、痛みが緩和されるかを確認する。

非歯原性歯痛とは

非歯原性歯痛とは、歯に原因がないにもかかわらず歯痛を発現する病態である。画像検査などの客観的な診査所見では、歯および歯周組織に異常

表❶ 非歯原性歯痛の鑑別診断に有用な症状（参考文献[3]より引用改変）

原疾患に基づく分類	鑑別の主な症状
筋・筋膜性（筋性）歯痛	持続性鈍痛（重苦しい、締めつけられる） 咬筋、側頭筋の圧痛と関連痛の誘発
神経障害性歯痛（発作性）	発作性電撃痛（食事、会話、歯磨きなど） ビリビリ、電気が走るような激痛
神経障害性歯痛（持続性）	疼痛部周囲の歯肉、粘膜の感覚異常 ズキズキ、ピリピリ、ジンジン、ビリビリ
神経血管性歯痛	頭痛（片頭痛、群発頭痛）発作と一致 ズキズキした拍動痛、えぐられるような激痛
上顎洞性歯痛	鼻症状、上顎複数歯の打診痛、頭頸部前屈による増悪
心臓性歯痛	運動、労作性歯痛、胸部の痛みや不快感
精神疾患 または心理社会的要因による歯痛	身体表現性障害の診断
特発性歯痛	あきらかな原因がない

表❷ 非歯原性歯痛の原疾患鑑別のための検査（参考文献[4]より引用改変）

	医療面接	触診	診断的局所麻酔	画像検査	心理テスト
筋・筋膜性歯痛	◎	◎	◎（トリガーポイント注射）	×	×
神経障害性歯痛	◎	○	○（トリガーゾーン表面麻酔）	×	×
神経血管性歯痛	◎	×	×	×	×
上顎洞性歯痛	◎	○	○（鼻粘膜局所麻酔薬軟膏塗布）	◎	×
心臓性歯痛	◎	×	×	×	×
精神疾患関連歯痛	◎	×	×	×	○
特発性歯痛	◎	×	×	×	×

を認めない[3]。原因不明の慢性の歯痛として多くの患者や歯科医師が困窮している。日本口腔顔面痛学会では、非歯原性歯痛に対するガイドラインを作成し、非歯原性歯痛を8つに分類している[4]。

1. 非歯原性歯痛の分類、症状、検査および診断（表1、2）

歯および歯周組織に画像や客観的検査による異常所見は認めないが、時に歯髄炎や歯周炎と症状が類似する場合や打診痛を有することがある[4]。多くの場合、痛みを訴える歯に局所麻酔を行っても歯痛は改善しない。

1）筋・筋膜性（筋性）歯痛

咀嚼筋（咬筋、側頭筋）や頭頸部の筋・筋膜に過緊張が続くと、関連痛として歯痛を訴えることが多い。痛みの部位と原因部位が離れているため、原因不明の歯痛として訴えることがある。日中の噛みしめや歯列接触癖（Tooth contacting habit：TCH）、ブラキシズム、楽器の演奏、スポーツなどについて確認する。持続性の鈍痛で、筋のトリガーポイントを5秒間圧迫して歯痛が再現す

164　Ⅲ．口腔外科

るか確認する。筋・筋膜痛で過敏な状態である歯には打診反応を示すことがある。好発部位は、上下顎大臼歯部が多く、症状は「重苦しい」、「鈍い」、「ズキズキ」、「締めつけられる」などがある。当該歯への浸潤麻酔では痛みが消失しない。

2）神経障害性歯痛（発作性と持続性）

発作性神経障害性歯痛として、三叉神経痛がある。三叉神経痛とは、三叉神経の支配領域に生じる痛みで、典型例では発作性電撃痛である激痛を示すが、患者は痛みの部位として歯痛を訴えることがある。誘発因子として洗顔、食事、歯磨き、会話などがあり、痛みの持続時間は数秒〜2分以内である。三叉神経根における血管または腫瘍による圧迫がある神経障害性歯痛では、脳のMRI検査が必要であるため、早めに専門医へ紹介することが重要である。

持続性神経障害性歯痛では、帯状疱疹後神経痛として歯の痛みを訴えることがある。水痘帯状疱疹ウイルスによる感染後、急性期の神経炎により神経損傷が起き、末梢神経障害性疼痛として発症する。三叉神経領域では、知覚麻痺を伴う慢性の持続性の痛みや感覚障害を有し、歯痛と誤認して歯科医院を受診することがある。帯状疱疹の罹患既往や神経走行に沿った痛み、知覚麻痺、感覚異常の有無を確認する。血液検査で抗体価を確認できるが、専門医への紹介が重要である。その他、歯科口腔外科領域の神経損傷による慢性の歯痛として訴えることがある。顎骨骨折、外科的矯正術、インプラント埋入術、抜歯、根管治療、歯周外科による神経損傷が原因で、下顎大臼歯が多い。「ズキズキ」、「ピリピリ」、「ジンジン」、「ビリビリ」など持続痛やしびれ、違和感、不快感および灼熱感を訴える。

3）神経血管性歯痛

神経血管性頭痛である片頭痛、群発頭痛の患者が、症状として歯痛を訴えることがある。上顎大臼歯部が多く、片頭痛では「ズキズキ」した拍動

性の歯痛、群発頭痛では「えぐられるような」激痛を症状として訴えることがある。片頭痛は女性に多く、視野がキラキラして狭くなる閃輝暗点の随伴症状を伴うことがある。群発頭痛は男性に多く、アルコールの摂取や入眠後に発症することがあるが、症状がない緩解期も存在する。いずれも専門医（神経内科など）への紹介が必要である。

4）上顎洞性歯痛

上顎洞疾患が原因で歯痛を生じることがある。上顎洞炎、上顎がんの初発症状、さらに術後性上顎嚢胞と歯痛は深く関連しており、原疾患による上顎洞内圧亢進や関連痛により生じる[4]。上顎大臼歯部に咬合痛や違和感が生じ、X線やCT画像の所見で診断は可能である。鼻粘膜への局所麻酔薬の塗布で症状が緩和すれば、上顎洞歯痛の可能性が考えられる。随伴症状として鼻汁、上顎多数歯の打診痛がある。耳鼻科への対診が必要である。

5）心臓性歯痛

狭心症や心筋梗塞、心膜炎などの心疾患の関連痛により生じる歯痛である。狭心症や心筋梗塞などの虚血性心疾患が、歯痛や下顎に痛みを発現することが報告されている[5]。痛みは浸潤麻酔を実施しても歯痛は軽減せず、ニトログリセリンなどの治療薬服用で痛みが軽減する[4]。痛みの持続時間は数分から数十分であり、胸部の痛みや不快感、左腕や頸部の痛みを伴う。早めの医科への紹介が必要である。

6）精神疾患または心理社会的要因による歯痛

不安や抑うつ、パーソナリティー障害による身体化で発症する歯痛である[4]。身体化とは、心の不安や心理社会的なストレスが身体の症状として発現することである。メカニズムについては不明であるが、過去の経験や記憶、情動などが関連して中枢で生じると考えられているため、特発性歯痛との関連が示唆されている[4]。

7）特発性歯痛（非定型歯痛を含む）

従来、非定型歯痛とは器質的所見に乏しい歯、

または抜歯した部位に生じる原因不明の持続痛で、通常は歯に限局する持続性、自発性の鈍い痛み（鈍痛）として表現されている[6]。X線、CT、MRIなどの画像検査や血液検査でも異常所見は認められず、知覚検査でも、神経学的な異常所見は認めない。診断的局所麻酔の鎮痛効果も不十分である。日本口腔顔面痛学会のガイドラインでは、原因不明の歯痛は「特発性歯痛」に分類され、「非定型歯痛」は「特発性歯痛」のなかに含まれている[1]。精神疾患または心理社会的要因による歯痛と特発性歯痛との関係であるが、豊福らは、真に難治性である歯痛のほとんどは、心理社会的要因の関与が疑われる非定型歯痛であると推測している[7]。

8）その他のさまざまな疾患により生じる歯痛

糖尿病や白血病、側頭動脈炎などの全身疾患や薬剤との関連性が考えられている[4]。診断的局所麻酔が有効である場合と無効である場合があり、医科への紹介が必要である。

2．治療法

1）筋・筋膜性歯痛

非ステロイド系消炎鎮痛薬（NSAIDs）、アセトアミノフェン、筋弛緩薬および漢方薬などの薬物療法のほか、原因の筋へのトリガーポイント注射が効果的である。その他、鍼通電療法、光線療法、筋のストレッチやマッサージならびに本人のTCHなどの習癖を治すための生活指導も重要である。

2）神経障害性歯痛

発作性神経障害性歯痛（三叉神経痛、舌咽神経痛）には、カルバマゼピンが有効であり、副作用で使用が制限される場合は、ガバペンチン、バクロフェン、漢方薬などが使用される。帯状疱疹後神経痛や歯科治療後の持続性神経障害性歯痛では、プレガバリン、三環系抗うつ薬（アミトリプチリンなど）や漢方薬が有効である。

3）神経血管性歯痛

片頭痛や群発頭痛に対しては、トリプタン製剤が使用される。

4）上顎洞性歯痛

非歯原性の上顎洞炎では、抗菌薬による薬物療法が有効であるが、耳鼻咽喉科へ治療を依頼することが推奨される[4]。

5）心臓性歯痛

虚血性心疾患の治療には、循環器内科や内科へ治療を依頼することが推奨される。

6）精神疾患または心理社会的要因による歯痛

精神神経科や心療内科へ治療を依頼することが推奨される[4]。

7）特発性歯痛（非定型歯痛を含む）

三環系抗うつ薬などの薬物療法があるが、治療には精神神経科や心療内科などと連携することが推奨される[4]。

8）その他のさまざまな疾患により生じる歯痛

治療に適切な医科の診療科に診療を依頼して、原疾患の治療を行うべきである。

症例呈示

●症例1

- **患者**：45歳、女性
- **主訴**：右目と上顎に時々ビリッと激痛が走る
- **既往歴**：特記事項なし
- **現病歴**：3ヵ月前より、食事や歯磨きのときに右側上顎や目の周辺にビリッと激痛が出現した。耳鼻科を受診したが、むし歯が原因だろうといわれ、近医歯科を受診した。のインレーを除去し、根管治療を開始したら痛みは軽減したが、根管治療終了後に再び、右目周辺に激痛が発現したため、紹介にて当科を受診した。
- **現症**：痛みの部位は右目周囲と上顎で、ビリッとした痛みが数秒から1分ぐらい継続する。痛みの強さは激痛で、食事や歯磨き、会話時に発現する。消炎鎮痛薬の服用では効果なく、ここ数日で痛みの強さと頻度が増加している。

- デンタルおよびパノラマX線検査：|5 を含め、とくに異常所見は認めなかった。
- MRI（脳）：右側三叉神経根のroot entry zoneにおいて、上小脳動脈と考えられるneurovascular compressionが認められた。
- 血液検査：異常所見なし

右側三叉神経痛（第1・2枝領域）の診断で、就寝前にカルバマゼピン100mgの服用より開始した。カルバマゼピン300mg／日で痛みはかなり軽減し、生活に支障がなくなった。

● 症例2
- 患者：75歳、男性
- 主訴：右オトガイ部にガムテープを貼られたようなベタッとする感じがあり、冷たい風が当たると右オトガイ部がピリッとする感じ。右下唇周辺の感覚が鈍い。
- 既往歴：特記事項なし
- 現病歴：2ヵ月前に近医歯科にて、浸潤麻酔下で|5 の抜髄を行った。過酸化水素水と次亜塩素酸ナトリウムによる洗浄後、水酸化カルシウム貼薬を行ったが、帰宅後ピリッとした痛みがあるので担当医に連絡したが、しばらく様子をみるようにいわれた。その後、根管治療の終了後も症状が改善せず、紹介にて当科を受診した。
- 現症：持続症状で日内変動はとくになし。筆で右下唇、オトガイ部を触ると、ビリビリしびれたような、痛いような感覚異常を訴えた。
- 口腔内所見：歯肉を含めた口腔粘膜にはとくに異常は認めなかったが、綿棒による下顎右側小臼歯部歯肉の接触でビリビリする異常感覚を訴えた。
- デンタルおよびパノラマX線検査：とくに異常所見は認めなかった。

感覚検査では、軽度の右側下唇とオトガイ部の知覚鈍麻が認められた。

右側オトガイ神経麻痺と末梢神経障害性疼痛の診断で、プレガバリンとビタミンB_{12}による薬物療法と、週1回、右オトガイ部皮膚に鍼通電療法を行った。プレガバリンによる眠気、めまいが認められたので、1日量150mg（分2）で維持した。その後副作用も認めず、薬物療法と鍼通電療法で症状は改善した。

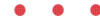

今後、非歯原性歯痛の概念とガイドラインが広く周知され、適切な診断と治療法が確立されることが重要である。

【参考文献】
1) 嶋田昌彦：口腔顔面領域の慢性疼痛．東京都歯科医師会雑誌，61：311-318，2013．
2) 嶋田昌彦，他：顎顔面痛の病態と診断法．歯科麻酔学，第7版，医歯薬出版，東京，2011：485-495．
3) 松香芳三：非歯原性歯痛．口腔顔面痛の診断と治療 ガイドブック（日本口腔顔面痛学会編），第2版，医歯薬出版，東京，2016：157-164．
4) 日本口腔顔面痛学会（編）：非歯原性歯痛診療ガイドライン．日本口腔顔面痛学会雑誌，4：1-41，2011．
5) Sampson JJ, Cheilin MD: Pathophysiology and differential diagnosis of cardiac pain. Prog Cardiovasc Dis, 13: 507-531, 1971.
6) International Headache Society : The International Classification of Headache Disorders 2nd edition. Cephalagia, 24: 133, 2004.
7) 豊福明，安彦義裕，他："心因性"の非定型歯痛の診断・治療ガイドラインの策定．日本歯科医学会雑誌，32：63-67，2013．

Ⅲ. 口腔外科

6 内服薬のある患者への対応
―抗血栓薬、骨吸収抑制薬―

水谷美保 Miho MIZUTANI
NTT東日本関東病院　歯科口腔外科

　社会の高齢化に伴い、全身疾患にて内服薬を服用中の患者に遭遇する機会が増えている。また、新規薬剤も多く使用されている。本項では、抗血栓薬および骨吸収抑制薬を使用中の患者への対応について解説する。

 抗血栓薬服用中の患者への対応

　抗血栓薬を服用中の患者に対する観血的処置の際には、抗血栓薬を中止するよう、学生時代に教育を受けてきた先生方もいるかもしれない。しかし、近年では、可能なかぎり抗血栓薬は中止せずに処置を行うことが一般的となっている。歯科医師でワーファリン®、バイアスピリン®を知らない者はいないであろうが、近年では新たな抗凝固薬も販売され、非常にわかりにくい。

　今回は、『科学的根拠に基づく抗血栓療法患者の抜歯に関するガイドライン2015年改訂版』[1]に準じ、抗血栓薬服用中の患者の対応について解説する。

1. 抗血栓薬服用中患者への観血的処置

　抗血栓薬は、ワルファリン（ワーファリン®）に代表される抗凝固薬と、アスピリン（バイアスピリン®）に代表される抗血小板薬に大別される（表1）。まず問診にて、心疾患や脳血管障害を有する場合には、抗血栓薬の服用がないか確認する。

1）抗凝固薬服用中患者への観血的処置

　簡単な抜歯では、抜歯当日のPT-INR値が3.0以下であれば、ワルファリン継続下に抜歯を行っても、適切な処置を行えば、後出血を含む重篤な出血性合併症は生じないとされる。埋伏歯や骨削除が必要な難抜歯では、ヘパリンブリッジングを含めた慎重な対応が必要であり、高次医療機関との連携が望ましい。ワルファリン継続下の抜歯では、抜歯後7日目くらいまでは術後出血のリスクがあるため、患者にも注意を促す。また、抗菌薬は、長期投与により術後出血のリスクが高まるので注意が必要である。NSAIDsは、出血性合併症が増加するため原則的には投与せず、鎮痛薬ではアセトアミノフェンが比較的安全とされている。

2）抗血小板薬服用中患者への観血的処置

　抗血小板薬は、抗凝固薬に比べて出血のリスクが低く、休薬することで血栓塞栓症を発症するリスクが高まる。そのため、抗血小板薬は継続下で抜歯を行うことが推奨されている。また、通常量の抗菌薬の投与では、術後出血を来す危険性は低いものの、NSAIDsは抗凝固薬と同様に出血性合併症を発症するリスクが高まる。アセトアミノフェンは、NSAIDsより出血の危険性は低いため、短期間の服用が推奨されている。

3）止血法

　抗凝固薬、抗血小板薬のどちらの場合にも、継続下での抜歯は局所止血が非常に重要である。止血法に関しては、酸化セルロースやゼラチンスポンジを抜歯窩に塡入し、創縁を縫合して、ガーゼで圧迫止血を行う。それでも止血困難な場合には、保護床を用いる。

●症例1（図1）
- 患者：58歳、男性

表❶ わが国の代表的な経口抗血栓薬（参考文献1)より引用改変）

分類（製品名）	観血的処置時の対応	
	単純抜歯	埋伏歯など難抜歯
抗凝固薬 ・ワルファリンカリウム（ワーファリン®）	当日 PT-INR ≦3.0で継続下に抜歯	専門医療機関への依頼を検討
・直接トロンビン阻害薬 　ダビガトランエテキシラートメタンスルホン酸塩酸製薬（プラザキサ®） ・選択的直接作用型第 Xa 因子阻害薬 　リバーロキサバン（イグザレルト®） 　アピキサバン（エリキュース®） 　エドキサバントシル酸水和物（リクシアナ®）	休薬せず	
抗血小板薬 ・アスピリン（バイアスピリン®、バファリン81®） ・塩酸チクロピジン（パナルジン®、チクロピジン®） ・硫酸クロピドグレル（プラビックス®） ・ジピリダモール（ペルサンチン®、アンギナール®） ・シロスタゾール（プレタール®） ・イコサペント酸エチル（エパデール®） ・塩酸サルポグレラート（アンプラーク®） ・トラピジル（ロコルナール®） ・ベラプロストナトリウム（ドルナー®、プロサイリン®） ・リマプロストアルファデクス（オパルモン®、プロレナール®）	休薬せず	埋伏智歯は専門医療機関への依頼を検討

症例1

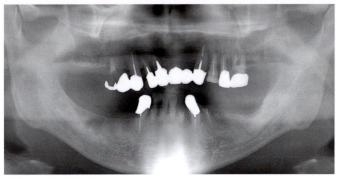

図❶　初診時パノラマ X 線写真

- **主訴**：右上の歯が痛む
- **既往歴**：発作性心房粗動（ワーファリン®内服中）、糖尿病、高血圧症、高脂血症
- **現病歴**：疲労時に |5| の痛みを自覚し、当科初診
- **現症**：|5| はブリッジの支台歯であるが、残根状態、歯肉腫脹なし
- **診断**：|5| 残根を抜去

抜去当日に採血を行った。PT-INR 値が1.98のため、ワルファリンは継続とし、ブリッジ切断ののち、|5| の抜歯を行った。創部には酸化セルロース綿を填入し、2針縫合した。後出血などの合併症は認めなかった。

2．新規抗凝固薬服用中患者への観血的処置

新規抗凝固薬として、直接トロンビン阻害薬（プラザキサ®）や選択的直接作用型第 Xa 因子阻害薬（イグザレルト®、エリキュース®、リクシアナ®

症例2

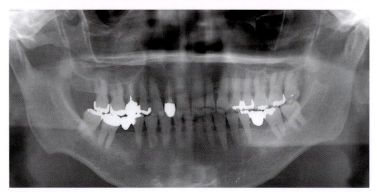

図❷　初診時パノラマX写真

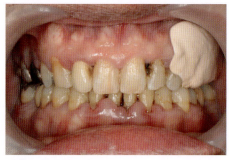

図❸　同口腔内所見

が挙げられる。いずれの薬剤も、適切な局所止血を行えば、内服継続下での観血的処置は可能とされている。しかし、薬剤の半減期を考慮し、内服後6時間以降、可能であれば12時間以降に処置を行うことが勧められている。

3．抗血栓薬服用中患者の歯肉出血

抗血栓薬服用中の患者は血液の凝固能が低下しているため、時に歯肉から自然出血し、止血困難を訴えて来院するケースもある。このような場合には、全身状態や内服中薬剤などを問診にて把握し、適切な止血処置や、医科主治医との連携も重要となる。

●症例2（図2、3）
- 患者：62歳、男性
- 主訴：歯肉からの出血
- 既往歴：脳梗塞（ワーファリン®、ブラピックス®内服中）、糖尿病、気管支喘息
- 現病歴：2016年3月上旬、左上顎歯肉より出血あり。近歯科を受診して止血処置を行うも、夕方より再度出血。翌日、大学病院口腔外科を受診し、コーパック®で止血。当院の脳卒中外来にかかりつけのため再診し、当科での診察を希望。当科紹介初診。
- 現症：2年以上歯科受診が途絶えており、全顎的に歯肉腫脹し、歯石沈着あり。左上顎臼歯部はコーパック®にて被覆済み。PT-INR値は2.19。
- 診断：口腔衛生状態不良による歯肉炎・歯肉出血

医科主治医より、ワーファリン®の投与量は4mgから3.5mgへ減量となった。全顎的な歯石除去とブラッシング指導を継続し、再出血は認めない。

4．ワルファリンとアゾール系抗真菌薬

アゾール系抗真菌薬は、口腔カンジダ症を認める患者で汎用される。ワルファリン使用中患者では、アゾール系抗真菌薬がワルファリンの肝代謝に影響を及ぼし、重篤な出血症状を呈することがある。このため、アゾール系抗真菌薬とワルファリンの併用は、可能なかぎり避けるべきである。また、アゾール系抗真菌薬は他に相互作用のある薬剤が多いため、併用薬に注意が必要である。

●症例3（図4、5）
- 患者：77歳、女性
- 主訴：舌の疼痛
- 既往歴：発作性心房細動・心不全（ワーファリン®内服中）、高血圧症、うつ病
- 現病歴：舌のしみる感じを自覚し、2014年8月下旬当科初診。
- 現症：左舌に3個のアフタと白斑を認めた
- 診断：口腔カンジダ症の疑い

初診日に細菌検査を施行したところ、カンジダ菌が検出されたため、口腔カンジダ症の診断のもと、アゾール系抗真菌薬のミコナゾールゲル（フロリードゲル®）を処方。処方後4日目より白斑の減少とアフタの縮小を認めた。以降14日間継続

症例3

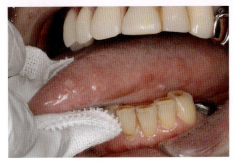

図❹ 舌（初診時）

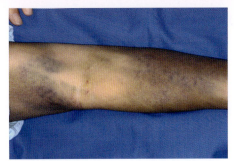

図❺ 左腕（フロリードゲル使用後21日目）

表❷ 骨吸収抑制薬の種類（参考文献[4]より引用改変）

	BP製剤（製品名）	デスノマブ	分子標的薬
悪性腫瘍用製薬	・ゾレドロン酸（ゾメタ®） ・パミドロネート（アレディア®） ・アレンドロネート（テイロック®）	・ランマーク®	・血管新生阻害薬（サリドマイド・スニチニブ・ベバシズマブ・レナリドミドなど） ・チロシンキナーゼ阻害薬
骨粗鬆症用製薬	・エチドロネート（ダイドロネル®）* ・アレンドロネート（フォサマック®・ボナロン®） ・リセドロネート（アクトネル®・ベネット®） ・ミノドロン酸（ボノテオ®・リカルボン®） ・イバンドロネート（ボンビバ®）	・プラリア®	

＊エチドロネートは窒素非含有

使用したところ、20日目に右大腿内側の内出血斑に気づき、四肢の紫斑も多数散見された。21日目に紫斑が増強し、救急要請となり、当院へ救急搬送された。

血液検査にて、PT-INR値が12.46と凝固能異常を認めたため、入院下での加療となった。加療後、抗凝固薬はエリキュース®に変更となった。

 骨吸収抑制薬を使用予定・使用中の患者への対応

骨吸収抑制薬使用中、または使用の既往がある患者が、歯科医院を受診する機会が増えている。2003年にビスフォスフォネート製剤関連顎骨壊死（Bisphosphonate-Related Osteonecrosis of the Jaw：BRONJ）が報告[2]され、10年以上が経過した。また、骨病変に対する新たな治療薬であるデノスマブも、ビスフォスフォネート製剤（以下、BP製剤）と同様に顎骨壊死を生じることが判明し、両者を含めて骨吸収抑制薬関連顎骨壊死（ARONJ：Anti-resorptive agents-related ONJ）という名称が使用されるようになった。さらに近年では、作用機序は異なるものの、がん治療で併用される血管新生阻害薬や分子標的薬もBP製剤と同様に顎骨壊死を生じるとして、米国口腔顎顔面外科学会（AAOMS）は、薬剤関連顎骨壊死（MRONJ：Medication-related ONJ）という名称を提唱している。

わが国では、関連学会より2010年にポジションペーパー[3]が発表されたが、病態や治療に関する症例蓄積が進んだことを受け、2016年に改訂[4]された。

問診の際、骨粗鬆症やがんの既往があり、**表2**に挙げる骨吸収抑制薬の使用歴がある場合には注意が必要となる。今回は、2016年に新たに提唱されたポジションペーパー[4]に沿って対応方法を解説する。新たなポジションペーパーでは、医科主治医との密な連携と徹底した、感染予防対策の重要性が強調されている。

表❸　ARONJ 発症のリスク因子（参考文献[4]より引用改変）

1. 局所性

- 骨への侵襲的歯科治療（抜歯、インプラント埋入、根尖、あるいは歯周外科手術など）
- 不適合義歯、過大な咬合力
- 口腔衛生状態の不良、歯周病、歯肉膿瘍、根尖性歯周炎などの炎症性疾患
- 好発部位：下顎、下顎隆起、口蓋隆起、顎舌骨筋線の隆起
- 根管治療、矯正治療はリスク因子とはされていない

2. 骨吸収抑制薬

- 窒素含有 BP 製剤
- デノスマブ（ランマーク®：悪性腫瘍）（プラリア®：骨粗鬆症）
- 悪性腫瘍用製薬 ＞ 骨粗鬆症用製薬
- 投与量および投与期間

3. 全身性

- がん
- 糖尿病、関節リウマチ、低カルシウム血症、副甲状腺機能低下症、骨軟化症、ビタミン D 欠乏、腎透析、貧血、骨パジェット病

4. ライフスタイル

- 喫煙、飲酒、肥満

5. 併用薬

- 抗がん薬、副腎皮質ステロイド、エリスロポイチン
- 血管新生阻害薬（サリドマイド、スニチニブ、ベバシズマブ、レナリドミドなど）
- チロシンキナーゼ阻害薬

1. 骨吸収抑制薬服用予定の患者が来院したら

　口腔衛生状態を改善し、すべての歯科治療は骨吸収抑制薬開始の 2 週間前までに終了することが望ましい。しかし、がんや骨粗鬆症の病状によっては、骨吸収抑制薬の服用と歯科治療とが同時進行となることもある。

　投与予定の患者には、以下の情報提供を行い、ARONJ 発生の回避に努める。

①病状・治療方針・予後見込み・骨吸収抑制薬服用の効果（医科主治医より）

②ARONJ 発生のリスクや病状・経過・予後・処置

③骨吸収抑制薬服用中の定期的な口腔内診査の必要性

　当院では、骨吸収抑制薬服用予定の患者については、投与前スクリーニングとして歯科受診を行っている。

●症例 4（図6）

- **患者**：62歳、男性
- **主訴**：ゾメタ®投与前の口腔内チェック
- **既往歴**：前立腺がん骨転移（ゾメタ®使用予定）
- **現病歴**：かかりつけ歯科で下顎義歯作製後、2014 年 6 月、ゾメタ®投与前の要抜去歯の抜歯を勧められ、当科紹介初診。
- **現症**：右下顎臼歯部・左右上顎臼歯部に残根を多数認めた
- **診断**：7|、4|、|7、|2〜5、|7 残根の抜歯

　全顎的な口腔ケアと並行し、抜歯適応歯の抜歯を行った。抜歯 1 ヵ月後に、創部の上皮化が良好で感染も認めないことから、ゾメタ®投与開始となった。

2. 骨吸収抑制薬を服用中の患者が来院したら

　ARONJ 発症のリスク因子を**表3**に、使用中患者の歯科治療時の対応を**図7**に示す。ARONJ は、通常の歯科治療で発症することは少ないとされる。

症例4

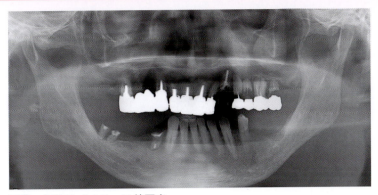

図❻　初診時パノラマX線写真

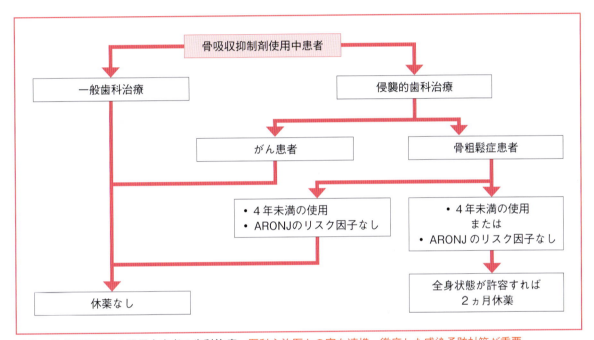

図❼　骨吸収抑制薬を服用中患者の歯科治療。医科主治医との密な連携、徹底した感染予防対策が重要

　侵襲的歯科治療を行う場合には、BP製剤の投与を4年以上受けている場合や、ARONJのリスク因子を有する骨粗鬆症患者では、骨折リスクを含めた全身状態が許容すれば、2ヵ月前後の骨吸収抑制薬の休薬について、医科主治医と協議・検討する。休薬した場合には、創部が治癒するまでの間、医科主治医と歯科医師が骨折リスクや創部の状態を総合的に判断し、休薬の継続や代替薬への変更を検討する。休薬を継続した場合の再開時期は、基本的に創部に十分な骨性治癒が見込まれる2ヵ月前後とし、主疾患により投与再開を早める必要性がある場合には、創部に上皮化が終了す

る2週間程度で、感染所見のない状況での再開とする。

　デノスマブ投与中の患者の歯科治療でも、BP製剤使用中の患者と同様に、治療前に感染予防処置を行い、休薬は行わずに、できるだけ保存的に、やむを得ない場合には侵襲的歯科治療を進める。

3．ARONJを疑う患者が来院したら

　ARONJの診断基準を表4に、ステージングを表5に示す。4～5年前までは、ARONJ治療の基本方針は保存療法であったが、近年ではステージ2以上のARONJについて、外科療法を進めることで治癒率が高まっているとの報告が多い。し

表❹　ARONJ の診断基準（参考文献[4]より引用改変）

- BP 製剤またはデノスマブによる治療歴がある
- 顎骨への放射線照射歴がない。また、骨病変が顎骨へのがん転移ではないことが確認できる
- 医療従事者が指摘してから 8 週間以上持続して、口腔・顎・顔面領域に骨露出を認める、または、口腔内あるいは口腔外の瘻孔から触知できる骨を 8 週間以上認める。ただし、ステージ0 に対してはこの基準は適用されない

表❺　ARONJ のステージング（参考文献[4]より引用改変）

ステージ	臨床症状	画像所見
0	骨露出／骨壊死なし、深い歯周ポケット、歯牙動揺、口腔粘膜潰瘍、腫脹、膿瘍形成、開口障害、下唇の感覚鈍麻または麻痺（Vincent 症状）、歯原性では説明できない痛み	歯槽骨硬化、歯槽硬線の肥厚と硬化、抜歯窩の残存
1	無症状で感染を伴わない骨露出や骨壊死、またはプローブで骨を触知できる瘻孔を認める	歯槽骨硬化、歯槽硬線の肥厚と硬化、抜歯窩の残存
2	感染を伴う骨露出、プローブで骨を触知できる瘻孔を認める、骨露出部に疼痛、発赤を伴い、排膿がある場合とない場合がある	歯槽骨から顎骨におよぶび漫性／骨溶解の混合像、下顎管の肥厚、骨膜反応、上顎洞炎、腐骨形成
3	疼痛、感染または 1 つ以上の下記症状を伴う骨露出骨壊死、またはプローブで触知できる瘻孔、歯槽骨を超えた骨露出、骨壊死その結果、病的骨折や口腔外瘻孔、鼻・上顎洞瘻孔や下顎下縁や上顎洞までの進展性骨溶解	周囲骨（頬骨、口蓋骨）への骨硬化／溶解性進展、下顎骨の病的骨折、上顎洞底への溶解性進展

たがって、問診や口腔内所見から、とくにステージ 2 以上の ARONJ が疑われた場合、すみやかに専門機関に対診するのが望ましい。ステージ 0、1 についても専門機関での対応が望ましいが、患者の全身状態などによって専門機関への通院が困難な場合には、クリニックでの口腔衛生状態の維持および、局所洗浄や局所抗菌薬の塗布・注入などの保存療法を行うことも可能と考える。

　ARONJ と診断された場合の骨吸収抑制薬の休薬について、一定の見解は得られていないが、基本的にがん患者では継続とする。骨粗鬆症患者では、休薬によるメリット・デメリットを勘案し、医科主治医と歯科医師が休薬や代替薬投与について検討するべきであろう。

●症例 5 （図 8～12）
- **患者**：75歳、女性
- **主訴**：左下顎の痛み・腫れ
- **既往歴**：右乳がん・骨転移、大腿骨骨折
- **現病歴**：74歳時に右乳がん（骨転移あり）の診

断を受けるも、本人の希望でホルモン療法のみ施行。骨転移に対してゾメタ®使用予定のため、2011 年 3 月近歯科で5を抜歯。翌月よりゾメタ®使用。その後、左下の腫脹・疼痛を繰り返し、骨露出を認めるようになったため、2011 年 5 月、当科初診。

- **現症**：56に骨面露出、排膿を認める。X 線写真にて左下顎に骨吸収像は認めない。
- **診断**：ARONJ（ステージ 2）

　8 週以上の骨露出、ゾメタ®投与の既往より、ARONJ と診断。以降、外来で洗浄を継続。2014 年 7 月には、左頬部への瘻孔、下顎下縁に及ぶび漫性骨硬化・骨溶解混在像を認め、骨髄炎の急性増悪にて入院下に消炎。2015 年 7 月には腐骨形成はさらに進行し、2016 年 11 月に腐骨分離したため、除去した。

　医科主治医と相談の後、本人の希望もあり、2012 年 1 月にゾメタ®は中止した。

症例5

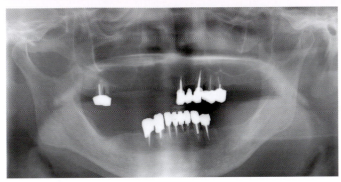

図❽　初診時パノラマX線写真

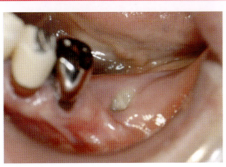

図❾　同、口腔内所見

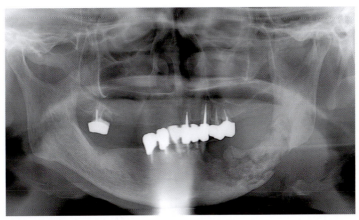

図❿　初診から4年後のパノラマX線写真

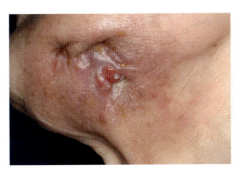

図⓫　同、口腔外所見

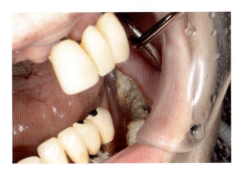

図⓬　同、口腔内所見

【参考文献】

1) 日本有病者歯科医療学会，日本口腔外科学会，日本老年歯科学会（編）：科学的根拠に基づく抗血栓療法患者の抜歯に関するガイドライン2015年改訂版．学術社，東京，2015．
2) Marx RE: Pamidronate (Aredia) and zoledronate (Zometa) induced avascular necrosis of the jaws: a growing epidemic. J Oral Maxillofac Surg. 61 (9): 1115-1117: 2003.
3) ビスフォスフォネート関連顎骨壊死検討委員会（米田俊之，萩野 浩，杉本利嗣，太田博明，高橋俊二，宋圓聰，田口 明，豊澤 悟，永田俊彦，浦出雅裕）：ビスフォスフォネート関連顎骨壊死に対するポジションペーパー．http://www.perio.jp/publication/upload_file/position_paper_bisphos.pdf
4) ビスフォスフォネート関連顎骨壊死検討委員会（米田俊之，萩野 浩，杉本利嗣，太田博明，高橋俊二，宋圓聰，田口 明，豊澤 悟，永田俊彦，浦出雅裕）：骨吸収抑制薬関連顎骨壊死の病態と管理：顎骨壊死検討委員会ポジションペーパー．https://www.jsoms.or.jp/medical/wp-content/uploads/2015/08/position_paper2016.pdf

Ⅲ. 口腔外科

7 口内炎が治らない
―おおまかな口腔粘膜疾患の考え方―

山城正司 Masashi YAMASHIRO
NTT東日本関東病院　歯科口腔外科

 はじめに

「口腔粘膜疾患がよくわからない」という声を聞く。病態写真を載せた口腔粘膜疾患アトラスが、多数出版されているが、忙しい日常診療のなか、チェアーサイドで調べるのは煩雑である。しかし、わからないからと口腔粘膜疾患すべてを専門医へ紹介するのは、患者にとっても負担となる。

開業歯科医が「口腔粘膜疾患」に遭遇したときには、たとえ確定診断に至らなくても、放置して悪化させるなど、患者に不利益とならない対応が求められる。また、頻度の低いものや非典型的なケースは、専門医でもすぐには診断がつかないことも少なくない。

口内炎（stomatitis）は、口腔粘膜に発症した炎症の総称のことで、曖昧な疾患名である。特定の部位に生じたものは、舌炎、歯肉炎、口唇炎と呼ばれることがある。粘膜上皮の色彩・形態変化を伴い、発赤、びらん、紅斑、潰瘍形成などがみられる。また、口腔粘膜は刺激を受けやすく、口腔細菌による炎症を起こしやすいことも診断を難しくしている。

「口内炎が治らない」という患者が来院したら、まず経過をみるのか？　専門医へ紹介するのか？

表❶　専門医へ紹介するのが望ましい口内炎

1	皮膚症状など、口腔粘膜以外の症状を伴う口内炎
2	発熱や摂食困難などの全身症状を伴う口内炎
3	症状が改善しない口内炎

を判断する。本項では、開業歯科における「口内炎」の診断と対応について、おおまかな考え方を述べる。

 診断の流れ

口内炎の診断は必ず、問診→視診→触診→臨床検査という手順で行う。視診だけで診断してはいけない。視覚は最もインパクトがあるため、最初に視診をすると、視覚により固定された先入観にとらわれ、重要な情報を聞き逃し、見逃すことがある。問診で得られる情報（主訴、経過、既往歴、常用薬、アレルギー歴、嗜好品）には診断への重要なヒントが隠されていることも多い、問診の情報から複数の鑑別診断を思い浮かべながら、疾患を絞り込んでいく作業が必要である。口腔粘膜疾患は全身疾患の一症状としてみられることもあるため、全身所見に目を配ることも必要である。

<u>診断は、まず頻度の高い疾患から考えるべきである。それとともに、頻度が低くても見逃してはいけない重大な疾患の可能性がないかを考える。</u>

自院で治療が困難な口内炎や、口腔がんなどが疑われた場合は、専門医へ紹介することが望ましい。判断がつかないとき、「専門医へ紹介するのが望ましい口内炎」は表1に挙げる3つである。

これらに当てはまらず、自院で治療、経過観察する場合でも、必ず治療の反応や経過を確認する。症状が改善しない、あるいは悪化していく場合は、あらためて専門医への紹介を検討するべきである。そして、専門医へ紹介した場合、最終的な確定診

断が何であったかのフィードバックを求めることが望ましい。

 問診

1．年齢、性別

アフタ性口内炎は、全年代にみられる。ウイルス性口内炎では、ヘルパンギーナ、手足口病、麻疹は乳幼児や若年者に多い。回帰感染である口唇ヘルペス、帯状疱疹は成人以降に多い。扁平苔癬は中年女性に多い。口腔がんも中高齢者に多いが、若年者で増加している印象がある。また、口腔カンジダ症、帯状疱疹は高齢者に多いため、これらが若年者に発症した場合はHIV感染などの免疫不全状態を疑う。

2．主訴

口内炎では痛みを伴うことが多く、接触痛やしみる、ヒリヒリするなどの訴えが多い。口腔がんの症状は部位によって違いがあり、舌がんでは半数以上が痛みを訴えるが、歯肉がんでは痛みがないことも多い。また、違和感やしびれなどの訴えにも注意が必要である。とくに下唇の知覚鈍麻は、"Numb Chin Syndrome" とも呼ばれ、口腔がんだけでなく、転移性がんや悪性リンパ腫など、悪性疾患を疑うべき重要なサインである。

3．経過

発症から来院までの経過（病悩期間）、いつ発症したのか？ 発症は突然か？ 変化はあるのか？ 悪化しているのか？ 改善しているのか？ 繰り返しているのか？ を問診する。突然発症する場合、熱傷や外傷、感染症を疑う。病悩期間が短いもの、アフタ性口内炎のように再燃を繰り返すものに悪性疾患は少ない。進行の早い悪性腫瘍もあるが、口腔がんで最も多い扁平上皮がんの進行は遅く、週〜月単位のことが多い。白板症など前がん病変では、悪性化まで長期間を要する。一方、感染症、ウイルス性口内炎、自己免疫疾患、アレルギー性疾患は、病悩期間が短い。

4．既往歴、アレルギー歴、常用薬

口腔粘膜疾患の診断には、既往歴も非常に重要である。扁平苔癬ではC型肝炎の合併が多いことが指摘されている。鉄欠乏性貧血（プランマー・ビンソン症候群）では、舌乳頭の萎縮による発赤がみられる。アレルギー歴も重要で、歯科用金属アレルギー、薬疹、全身性エリテマトーデス（SLE）、移植片対宿主病（GVHD）では、扁平苔癬様の口内炎を呈する。

薬剤性の口内炎としては、抗がん剤によるものと、関節リウマチ患者に投与される免疫抑制剤メトトレキサート（リウマトレックス®）による口内炎が有名である。また、薬疹以外にも口腔粘膜に潰瘍を生じる可能性があるものとして、NSAIDs、降圧剤、ビスフォスフォネート製剤などの薬剤がある。

5．嗜好品

喫煙・飲酒者（毎日2合以上）は、口腔を含む上部消化管がんのハイリスク群である。口腔ケアを依頼され、当科を受診した下咽頭がんの喫煙・飲酒者から、自覚症状のない舌がんを歯科衛生士が発見したこともある。

 診査

診査は、全身→顔面・頸部→口腔の手順で行う。発熱、倦怠感など全身症状を伴う場合は、体温測定などのバイタルサインを測る。また、皮膚症状の有無も確認する。

口腔診査は主病変だけでなく、訴えがなくても必ず対側や口腔粘膜全体を診る。水疱は火傷、ウイルス性口内炎、自己免疫性水疱症でみられるが、容易に破れてびらん、潰瘍を呈する。アフタ性口内炎は、浅い潰瘍と紅暈と呼ばれる周囲の境界明瞭な赤い輪が特徴的で、最も多い口内炎である。また、再発性アフタは、ベーチェット病、クローン病などの一症状であることがある。扁平苔癬の典型例は、対称性に両側の同一部位（頰粘膜

表❷　口内炎の鑑別診断

アフタ性口内炎	紅暈、部位が変わる、繰り返す、多発することがある
褥瘡性潰瘍	機械的刺激（歯、補綴物）
熱傷	口蓋、熱い食物、突然発症する
カンジダ性口内炎	高齢者、免疫力低下、床義歯、白斑・紅斑、口腔乾燥症
ヘルペス性口内炎	初感染―乳幼児、回帰感染―成人の口唇ヘルペス
帯状疱疹	片側に限局、皮膚病変、強い疼痛
扁平苔癬	中高齢者、女性＞男性、左右対称性、C型肝炎、経過が長い
口腔がん	改善しない、慢性刺激、飲酒・喫煙
自己免疫性水疱症	広範なびらん・潰瘍、水疱
薬剤性口内炎	メトトレキサートなど原因薬の存在
SLE	口蓋、潰瘍、紅斑、皮膚の蝶形紅斑
口腔梅毒	口唇びらん、リンパ節腫脹

など）に同様の病変がみられる。帯状疱疹では片側の口蓋から上唇に強い痛みを伴った多発性の小水疱がみられ、皮膚病変を伴うことが多い。また、扁平苔癬、白板症、紅斑症、口腔がんではびらんとともに白斑を伴うことが多い。多発病変としてみられるのは口腔カンジダ症、扁平苔癬などがあるが、口腔多発がんも稀に遭遇する。

　触診も必ず行い、口腔病変の性状、硬さ、圧痛を確認する。硬結は口腔がんのサインとされるが表在がんでは認められない。急性偽膜性カンジダでは、白斑を軽く擦ると剝離する。細菌感染症、ウイルス感染症、梅毒、結核、HIV感染や悪性腫瘍では頸部リンパ節の腫大を伴うことがあるため、必ず頸部全体を触診して、リンパ節の腫大、多発、圧痛の有無を確認する。

臨床検査

　口内炎の確定診断には、細胞診、生検、血液一般・生化学検査、細菌検査が必要なことがある。しかし、緊急性が高い疾患や悪性腫瘍を強く疑う場合は、自院で検査を行わずにすみやかに専門医へ紹介するべきである。口腔がんの補助診断として口腔粘膜の細胞診が推奨されているが、細胞診のみで確定診断を下すのは危険である。適切にサンプルを採取できていないことがあり、細胞診で良性であっても悪性腫瘍を完全に否定できないからである。改善しない場合は、専門医療機関で生検を行うことが望ましい。

　わが国における口腔がんの半数は進行がんである。早期診断されないのは、患者側だけではなく医療側の問題もある。残念ながら、開業歯科・耳鼻咽喉科などの医療機関にかかっていても適切に診断されていない症例が少なくない。口内炎の鑑別診断を、頻度が高いものから、疾患の特徴的なキーワードとともに挙げる（表2）。

症例供覧

●症例1（図1）
- **患者**：63歳、男性。舌の褥瘡性潰瘍

　2週間前にできた舌の傷が治らないため来院した。右舌縁に痛みを伴う潰瘍が認められるが、硬結はない。右下顎臼歯部の残根が、舌への機械的刺激となっている。舌がんも否定できないが、歯を丸めて1週間経過をみたところ著明に改善した。

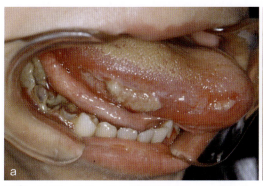
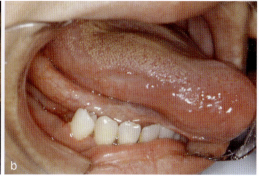

図❶ 63歳、男性。舌の褥瘡性潰瘍。a：初診時、b：刺激除去後

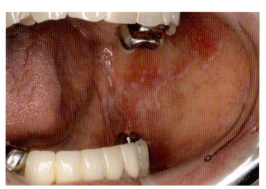

図❷ 68歳、女性。口腔扁平苔癬

残根を抜歯し、治癒を確認して終了した。

　あきらかに口腔がんが疑われる場合を除いて、歯や補綴物が口腔粘膜を傷つけている場合は、歯牙を研磨するなど、刺激を除去して1～2週間ほど経過を診てもよい。褥瘡性潰瘍では、原因を除去すればそれだけであきらかに改善する。しかし、症状が改善しないときは漫然と放置せず、すみやかに専門医へ紹介する。

● 症例2（図2）

- 患者：68歳、女性。口腔扁平苔癬

　口内炎が治らないため、C型肝炎を加療中の消化器内科より紹介された。両側の頬粘膜に対称性に疼痛を伴うびらん、周囲にレース状の白斑を認める。生検にて扁平苔癬の確定診断を得た。ステロイド含有軟膏塗布を行ったところ症状は緩和した。その後、定期的に経過観察を継続している。

　扁平苔癬は中年女性に多く、原因不明の慢性炎症性疾患である。両側対称性の病変など典型例は、臨床像からも診断は可能である。金属アレルギー、薬疹でも同様の病変がみられるが、原因のあきらかなものは、扁平苔癬様病変と区別される。悪性化は稀とされるが、生検による確定診断が望ましい。

● 症例3（図3）

- 患者：65歳、女性。口腔カンジダ症

　口腔内のヒリヒリ感を訴え来院。乳がんによる肺転移に対して、抗がん剤を投与中である。床義歯を使用しており、口蓋に発赤と白色偽膜を認め、口腔乾燥症状を伴う。細菌検査でカンジダ菌が検出された。抗真菌薬（ファンギゾンシロップ®）と保湿、口腔衛生指導を行い、症状は改善した。抗がん治療による免疫能低下と、口腔乾燥症がカンジダ症の発症に関与していたと思われる。

　偽膜性カンジダ症では、剥離できる白苔が典型的であるが、萎縮性カンジダ症では、発赤、びらんとしてみられ、床義歯下の粘膜に好発する。成

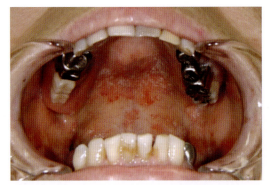
図❸ 65歳、女性。口腔カンジダ症

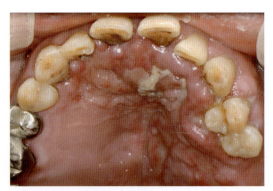
図❹ 74歳、男性。帯状疱疹

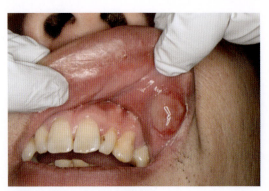
図❺ 41歳、男性。口腔梅毒

人では、カンジダ性口角炎もよくみられる。臨床所見である程度の診断は可能だが、細菌検査などで確認することが望ましい。肥厚性カンジダ症では診断が難しく、治療に抵抗性である。

抗真菌薬のうち、アゾール系抗真菌薬（フロリードゲル®、イトリゾール内用液®）は、ワルファリン、血糖降下剤など多数の薬剤の作用を増強するため、併用薬を必ず確認する必要がある。また、ケナログ®、デキサルチン軟膏®などのステロイド含有軟膏は、カンジダ性口内炎、ウイルス性口内炎を悪化させることがあるので注意が必要である。

● 症例4（図4）
・患者：74歳、男性。帯状疱疹
　38℃台の発熱・倦怠感と、その後出現した強度の疼痛による摂食困難のため来院した。皮膚病変は認めず、歯肉腫脹から悪性腫瘍も否定できなかったため生検を行ったが、悪性所見はなかった。血液検査にて水痘・帯状疱疹ウイルス抗体価上昇を認めた。入院管理下に補液、栄養管理、抗ウイルス薬（バルトレックス®）を投与し、症状は改善した。ウイルス性口内炎では、抗ウイルス薬は発症5日以内の投与開始が原則であるため、早期の診断が必要である。

発熱、倦怠感などの全身症状、摂食困難、皮膚症状などの口腔粘膜以外の症状を伴う場合は、自院で経過をみずに、早急に専門医へ紹介することが望ましい。状態によっては本症例のように入院管理を要する。

● 症例5（図5）
・患者：41歳、男性。口腔梅毒
　1ヵ月前に左側上唇にできた口内炎が治らないため来院した。歯科、皮膚科で軟膏を処方されていた。左上唇に硬結を伴うびらん、潰瘍を認め、多発性の頸部リンパ節腫大があり、悪性腫瘍も疑われた。血液検査で梅毒を示すPRP法、TPLA法が陽性を示した。生検で悪性所見はなく、病歴、

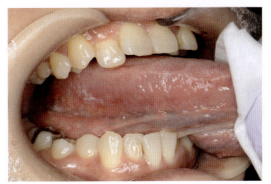
図❻ 45歳、女性。舌がん

臨床所見、血液検査結果から口腔梅毒と診断した。治療は内科へ依頼し、ペニシリン系抗菌薬の投与により症状は改善した。

近年、梅毒やHIV感染症などの性感染症は増加傾向にある。性行為の多様化に伴い、口腔に初発症状がみられることもあり、歯科に受診する可能性がある。歯科医師は、性感染症の口腔症状についてよく知っておく必要がある。

●症例6（図6）
- 患者：45歳、女性。舌がん

3ヵ月前より、右舌縁の口内炎を自覚したが、口内炎用軟膏を塗布しても改善しないため、かかりつけ歯科の紹介により来院した。右側舌縁に疼痛を伴うびらんと白斑を認める。硬結は触れない。下顎臼歯部の舌側咬頭が鋭利で、慢性刺激となっていた。確定診断を行い、舌部分切除術を施行した。3ヵ月という比較的長期にわたり改善しない痛みから悪性疾患を強く疑い、初診時に生検を行った。早期の浸潤がんであり、早期の診断、治療が可能であった。

 おわりに

本項では、口内炎で受診した場合の診断、対応の考え方を簡単に述べた。口腔粘膜疾患は多彩であり、確定診断には多くの経験と知識を要することもある。問診だけで診断がつく典型的な症例がある一方、専門医でもなかなか決定的な診断に至らない症例もある。

重要なことは、患者に不利益をもたらさないこと、重大な疾患を見逃さないことである。そのためには、患者を繰り返し診て、必要と判断したら専門医への紹介や他科連携を求める謙虚な姿勢が求められる。

【参考文献】
1）天笠光雄，草間幹夫，川辺良一：開業医が診る口腔粘膜疾患．デンタルダイヤモンド社，東京，2010．

Ⅲ．口腔外科

8 どんなときに歯牙移植を考えるか
─適応と実践的手技─

丸川恵理子 Eriko MARUKAWA
東京医科歯科大学大学院医歯学総合研究科　顎口腔外科学分野

　筆者が歯の移植を始めるようになってからようやく10年が経った。当科の准教授であった高橋雄三先生のプロトコールに準じて行っているが、当科のプロトコールはメッシュ板とスーパーボンドを用いて、頬側のみで基本的には2歯の固定源で固定すること、縦切開を入れない辺縁切開でフラップを必ず形成することが特徴であると思われる。また、歯根膜細胞の活性維持のために、生理食塩水ではなく、浸透圧とpHが安定化した歯の保存液であるTeeth Keeper NEO（ネオ製薬工業）を用いている。

　症例を重ねていくうちに、移植床形成時に生じるわずかな骨の移植を併用することを開始し、生存率が向上し、適応も拡大されてきた。さらに、数年前より抜歯即時型移植ではなく、抜歯後2、3ヵ月経過してから行う近時移植が保険適応されたことから、その適応はさらに拡大され、歯の移植がより生存率の高い治療法となってきた。

　一方で、歯の移植の限界を感じる症例がやはり存在する。ドナーとなる歯の歯根膜の状態を事前に予測することは不可能であり、コントロールもできない。歯冠部分はある程度は削除できるが、歯根形態は変えられないことも、適応に限界が生じる大きな要因となる。また、移植床側の問題としては骨幅・高さが絶対的に不足し、大きな骨移植を必要とする場合には、やはりサイズの豊富なインプラントのほうが確実であるといわざるを得ない。

　移植床の骨幅・高さが絶対的に不足しているような症例が難症例であることはあきらかである。本項では、どのようなドナー歯が難症例であるのかを呈示したい。

症例

　歯の移植は、ドナーとなる歯が存在しなければ成り立たない。歯の移植を考えるうえで、通常は最も多く用いられる智歯などがドナー歯として残存しているかどうかが最初のチェック項目となる。そして、その歯が一塊として抜歯可能かどうかを見極める必要がある。下顎水平埋伏智歯のような歯冠歯根分割しなければ抜歯できない場合には、歯の移植の適応とはならない。しかし、下顎水平埋伏智歯と隣接した第2大臼歯の抜歯を同時に行う場合は、分割せずに抜歯可能となることが多く、歯の移植の適応となる場合もある。

　また、分割しないまでも抜歯が非常に困難である場合には、歯根膜が喪失されていることが多いため、予後に影響してくる。しかし、抜歯が困難であるかどうかを完全に判断できる方法はないため、患者へは、移植できない可能性を説明しておく必要があるだろう。

　基本的に、下顎水平埋伏智歯は抜歯が困難であることが多いため、ドナーとしてあまり適していないが、隣接した7番の抜歯を同時に行った症例を呈示する。

●症例1
・患者：48歳、男性
　術前のパノラマX線写真を図1に、口腔内写

症例1

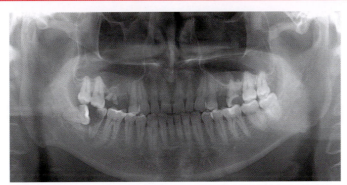

図❶　術前のパノラマX線写真

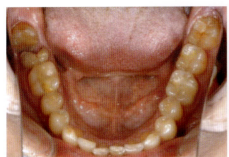

図❷　術前の口腔内写真

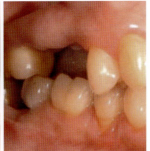

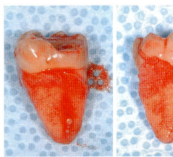

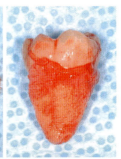

図❸　抜歯した8̲の頬・舌側面観

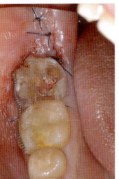

図❹　術直後の当該部

図❺　術後1ヵ月のX線写真

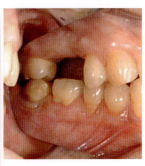

図❻　術後7年の当該部

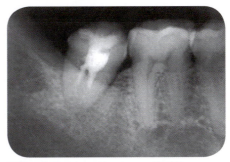

図❼　術後7年のデンタルX線写真

真を図2に示す。

7̲8̲を抜歯し、8̲を7̲部に移植した症例である。図3に、ドナー歯の頬側面観、舌側面観を示す。2根が癒合しているものの、歯根形態はストレートであり歯根膜の状態も良好であった。7̲部遠心の歯槽骨は失われ、移植後も歯根の半分以下の高さしか埋まっていない状態であった。

また、8̲部歯肉は、図1に示されるように、歯冠が萌出していたが、図4に示すように減張切開して完全に閉鎖している。図5は術後1ヵ月の固定除去前であり、この時点で根管治療はまだ行っていなかった（現在のプロトコールは固定除去前、術後2〜3週で行っている）。

7年後の現在（図6）も動揺度0であり、歯周ポケットは6点法で遠心頬側から同心円状に4、3、3、2、1、3㎜と良好な結果を示している。

症例2

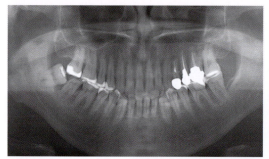
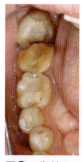
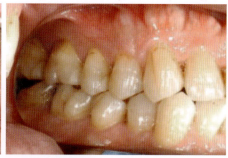

図❽　術前のパノラマX線写真　　　図❾　術前の口腔内写真

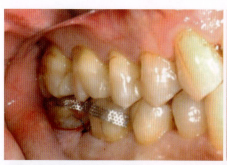

図❿　術直後の当該部。8̄部歯肉も症例1と同様に減張切開して完全に閉鎖した。ドナー歯は2根で、彎曲しており、歯根膜は一部喪失していた。

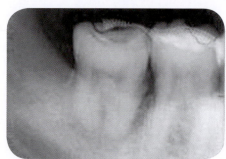
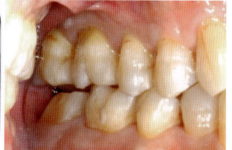

図⓫　術後1ヵ月のデンタルX線写真と口腔内写真。この時点で動揺はないものの、すでに歯周ポケット8mmの部位が存在した

デンタルX線写真（図7）からも歯根膜形成がなされているのが確認でき、歯根吸収も認められない。遠心歯槽骨の垂直的な増加が認められる。

● 症例2

- 患者：54歳、男性

図8、9に術前パノラマX線写真と口腔内写真を示す。症例1と同様に8̄7̄を抜歯し、8̄を7̄部に移植した症例であり、7̄部遠心の歯槽骨は歯根の半分以下の高さしかない状態であった。また、8̄部歯肉も歯冠が萌出しており、同様の条件であった（図10～12）。

これら2つの症例を比較すると、以前からいわれているように[1, 2]、歯根形態は単根であるかストレートの形態が有利であるといえる。2007年4月～2014年12月に当科を受診し、歯牙移植を行った390歯のうち、術者を1人に絞り、1年以降の経過観察が可能であった257歯を対象としたLogistic解析による統計学的検討では、歯根数で単根と2根以上で比べた場合に、単根142歯は生存率92.3％、2根以上101歯は生存率88.1％で有意差が認められた。また、水平埋伏智歯28歯のうち、抜歯に至ったのは2歯であり（生存率92.9％）、萌出歯149歯（生存率87.2％）と比べて生存率に統計学的有意差は生じなかった。一方、水平埋伏

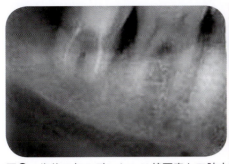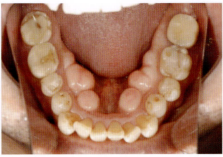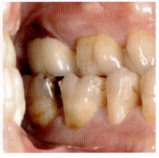

図⑫ 術後7年のデンタルX線写真と口腔内写真。動揺度は0であるが、ポケットは6点法で、遠心頬側から同心円状に2、4、3、2、7、8mmと良好とはいえない結果であるが、症状がないため抜歯していない。デンタルX線写真からも水平性の歯槽骨吸収が確認され、口腔内写真では歯根の露出と吸収が認められる

症例3

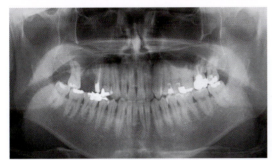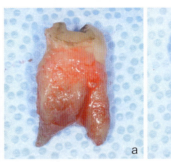

図⑬ 初診時のパノラマX線写真　　図⑭ 抜歯した|8の近・遠心面観

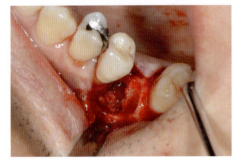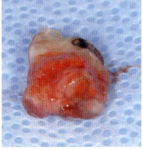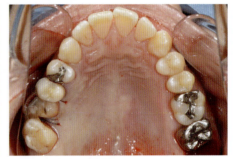

図⑮ |6の移植床形成後　　図⑯ 移植する直前の|8（歯根切除している）　　図⑰ 術直後の当該部

歯以外の埋伏歯69歯は、統計学的有意差をもって、良好な生存率97.1％を示した。ただし他の文献[1,2]では、埋伏歯などの非機能歯は予後が悪くなる可能性を示しており、われわれも水平埋伏智歯は積極的には移植の適応としていないため、ある程度のバイアスがかかっている結果であることをつけ加える必要がある。いずれにせよ、2根や水平埋伏智歯だからといって適応ではないともいえないので、事前に予測しきれないことがやはり難しい点だろう。

これまで筆者は500症例以上の歯の移植を行ってきたが、手術を行ったうえで実際に移植できなかったのは5症例程度である。ドナー歯が一塊として抜歯できなかった場合と歯が歯槽骨幅内に収まらなかった場合である。これらの経験から、最近は事前にCBCTを撮影し、ドナーとなる歯の歯根形態や歯根幅、歯根数の確認や移植床部の骨幅や高さがドナー歯のサイズに収まっているかどうかを確認するようになった。

症例3〜6は、X線写真では確認できなかったドナー歯の歯根形態に問題がある症例を呈示する。

●症例3（図13〜17）

- 患者：38歳、男性

|8転位歯を|6欠損部に移植した。図13からは、

症例4

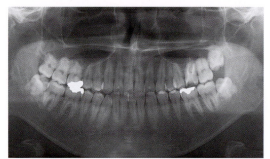
図⓲　初診時のパノラマX線写真

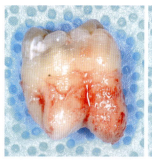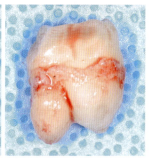
図⓳　抜歯した 8| の近・遠心面観

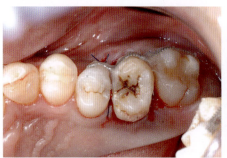
図⓴　術直後の当該部

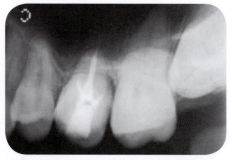
図㉑　術後8ヵ月のデンタルX線写真

図14に示される形態は予測できない。もともとの移植床の骨幅も不足しているが、歯根を切除してもなお、頰側に突出して移植されているのがわかる。3ヵ月後、生着せずに抜歯となった。

● 症例4（図18〜21）
- **患者**：31歳、男性

8|転位歯を|6部に移植した。この症例も、図18からは、図19に示される形態は完全には予測できない。図20からもドナー歯が骨幅より大きいことはあきらかである。8ヵ月後、生着せずに抜歯となった。

● 症例5（図22〜25）
- **患者**：29歳、女性

8|転位歯を|7部に移植した。この症例も、図22からは図23に示される形態は予測できない。術後6ヵ月で、ドナー歯が骨幅内に収まっていることが確認された。術後1年で動揺度は0で、ポケットは6点法で遠心頰側から同心円状に3、2、2、3、2、2 mmと、歯根が彎曲・開大している場合でも良好な結果であった。

● 症例6（図26〜30）
- **患者**：36歳、女性

8|埋伏歯を|6部に移植し、|7は再植した。この症例も、図26からは図27に示される形態は予測できない。図28から、ドナー歯が骨幅内に収まっているのがわかる。術後4年で動揺度0であり、歯周ポケットは、6点法で遠心頰側から同心円状に3、2、2、2、2、2 mmと歯根が彎曲・開大している場合でも歯根を切除して移植し、良好な結果を得た。

まとめ

症例3〜6の経験から、とくに上顎智歯をドナーとして用いる場合にはCBCTを撮影し、ドナーの形態や大きさ、移植床の骨幅・高さを確認するようにしている。また、症例3、4の生着しなかった場合のドナー歯は、あきらかに歯根幅が歯冠よりも大きい部分が認められた。統計処理はしていないが、歯根肥大があった場合に生存率に差が生じた可能性があると思われた。

症例5

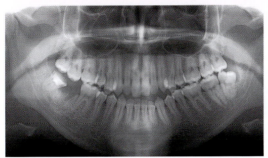

図❷ 初診時のパノラマX線写真

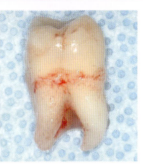

図❷ 抜歯した 8| の近心面観

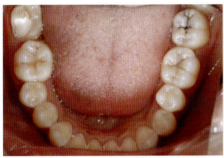

図❷ 術後1年の口腔内写真

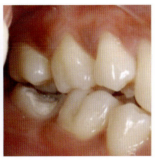

図❷ 術後1年のデンタルX線写真

症例6

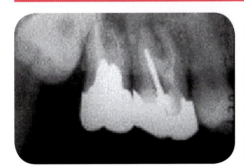

図❷ 初診時のデンタルX線写真

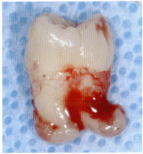

図❷ 抜歯した 8| の遠心面観

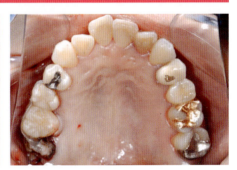

図❷ 術直後の当該部

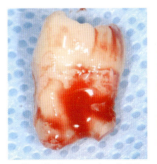

図❷ 抜歯した 8| の歯根切除後

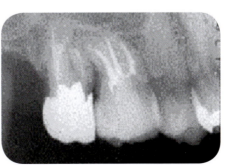

図❸ 術後4年のデンタルX線写真

8 どんなときに歯牙移植を考えるか ―適応と実践的手技―

われわれの統計学的検討の結果から、歯根の彎曲の有無や歯根の切除の有無では生存率に有意差は生じなかった。症例5、6のように、歯根の彎曲があったとしても、歯根幅が骨幅内に収まっていたため、このような結果となったのかもしれない。いずれにせよ、骨幅がドナー歯の大きさに対して不足している程度を客観的に示すことは困難である。統計処理をしていないものの、骨幅がドナー歯よりも大きいときは、最も歯の移植の適応ではないと感じている。

3歯以上の歯牙欠損が生じている場合には、通常可撤式義歯かデンタルインプラントが選択される。1歯欠損の場合は、ドナー歯のサイズが移植床部位に適しており、著明な骨吸収や骨硬化が生じていなければ、あまり歯の移植の適応に迷うことはない。歯の移植かどうか悩む症例は2歯欠損の場合である。2本ドナー歯が存在すればよいが、1本しかない場合や他の部位にも移植する必要がある場合が多い。

また、2歯欠損部位に対しては、歯の移植とインプラントを1本埋入する場合、インプラントを2本埋入する場合、1歯は歯の移植のみでブリッジや義歯を併用する場合など、選択肢も多い。歯の移植が完璧な結果であればよいが、長期的な予後を見込めるかはっきりした結果が得られなかった場合、インプラントを2本入れるべきかどうか迷うのである。

多くの患者は、いずれもう1本インプラントが追加になる可能性があったとしても、インプラントを1本でも減らしたがる傾向にあるように感じる。また、1本は歯の移植のみでブリッジや義歯を併用する場合には、ブリッジの支台歯や義歯の鉤歯に移植歯がなり得るのかといった問題が生じる。ブリッジの支台歯として問題がない場合も多いが、不安が残る症例も少なくない。いずれにせよ、患者にあらゆる可能性を説明しておく必要があると思われる。そのうえで、患者がどのような治療を選択するのか意見を反映させ、納得して治療を受けてもらうことが重要であると考える。

【参考文献】

1）井上 孝，他：別冊 Quintessence 歯牙移植の臨床像．クインテッセンス出版，東京，第2版，2000：28-31.
2）月星光博：自家歯牙移植．クインテッセンス出版，東京，第2版，2009：135-137.

III. 口腔外科

9 麻酔が効きにくいときの対応

深山治久　Haruhisa FUKAYAMA
東京医科歯科大学大学院医歯学総合研究科　麻酔・生体管理学分野

痛み

「麻酔が効きにくい」あるいは「麻酔が効かない」とはどういうことだろうか？　当たり前かもしれないが、「局所麻酔をしても痛みを感じる」と言い換えられる。それでは「痛み」とは何なのだろうか？

痛みとは、「実際に何らかの組織損傷が起こったとき、または組織損傷を起こす可能性があるとき、あるいはそのような損傷の際に表現される不快な感覚や不快な情動体験」とされている。本項では、歯科治療中の痛みに対する一時的な遮断の手段としての局所麻酔を扱っているので、痛みとは「組織に刺激が加わったときの不快な感覚と情動」とする。ここで確認しておきたいのは、「痛み」とは、具体的な刺激だけでなく、「情動」も痛みに含まれるということである。つまり、われわれ歯科医師が、十分に麻酔を行い、完璧な無痛状態が得られていると確信があっても、患者が「痛い」と訴えたら、それは麻酔が効いていないということになる。年齢や性別、歯の部位、注入部位と注入量、処置内容がほとんど同じような症例に局所麻酔注射を行った際、まったく無痛状態で処置を進められる場合もあれば、口腔内に触れただけで痛みを訴えられてしまうことがあるのは、時に経験するところである。したがって、「情動」の部分、すなわち、患者と歯科医師の信頼関係の構築が、麻酔を効かせるための前提になると考えられる。

そこで、初めに局所麻酔を効かせるコツを、近年の新たな展開を含めてまとめて述べる。そして、処置を始めてから、麻酔が効きにくい、効かなくなったなどの典型的な3症例を挙げ、それぞれに対する処置を述べる。

麻酔が効きにくいときの対策

1．表面麻酔（図1）

教科書には、表面麻酔の目的は、歯石除去などの表層で比較的簡単な短時間の処置、表層の生検などと記載があるが、実際の臨床現場では、注射による局所麻酔時の刺入の痛みを緩和することが主な目的である。局所麻酔注射に先立って表面麻酔を行っておけば、麻酔は十分に効くだろうか？

答えはYESであり、また、NOでもある。注射の痛みを完全に取り除いておけば、十分な量を注入することができ、十分な麻酔効果が期待できる。また、より長時間の麻酔が効かせられるといえる。

しかし、表面麻酔は注射時の刺入の痛みを和らげたり除いたりするだけで、本来の処置中の痛みを制御するものではない。これまでのわれわれの研究[1]では、一般に流通している20％ベンゾカインのゲルを唾液で流されないように特殊なテープで口腔粘膜に固定し、20分間作用させたうえで痛み刺激を与えると、貼付していない部位と比べて統計学的には差がないという結果を得ている。つまり、表面麻酔はあまり効かないということである。

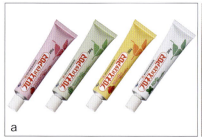
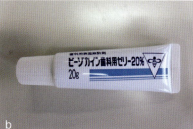
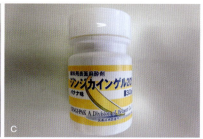
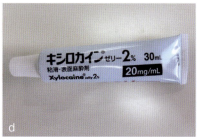
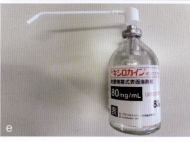

図❶ 各種の表面麻酔薬（a：プロネスパスタアロマ［日本歯科薬品］、b：ビーゾカイン［ビーブランド・メディコーデンタル］、c：ジンジカインゲル［白水貿易］、d：キシロカインゼリー［アストラゼネカ］、e：キシロカインポンプスプレー［アストラゼネカ］）

表❶ 歯科用カートリッジ型局所麻酔薬

一般名	濃度	商品名	血管収縮薬	濃度	添加剤	製剤規格
塩酸リドカイン	2%	歯科用キシロカインカートリッジ（デンツプライシロナ）	アドレナリン	1/80,000	ピロ亜硫酸ナトリウム	1.8mL
		オーラ注カートリッジ（昭和薬品化工）デンタカインカートリッジ（シオノケミカル）	酒石酸水素アドレナリン	1/73,000	ピロ亜硫酸ナトリウム	1.0mL 1.8mL
		キシレステシンA注射液（白水貿易）	アドレナリン	1/80,000	乾燥亜硫酸ナトリウム	1.8mL
		エピリド配合注歯科用カートリッジ（モリタ）	アドレナリン	1/80,000	ピロ亜硫酸ナトリウム	1.8mL
塩酸プロピトカイン	3%	歯科用シタネスト−オクタプレシン（デンツプライシロナ）	フェリプレシン	0.03単位	パラオキシ安息香酸メチル	1.8mL
塩酸メピバカイン	3%	スキャンドネスト カートリッジ3%（日本歯科薬品）				1.8mL

　一般臨床でよく行われている、綿棒などでプロネスパスタアロマやビーゾカイン、ジンジカインゲル、キシロカインゼリーをすくい取って、刺入する歯肉に塗りつけたり、キシロカインポンプスプレーで濡らした綿球を刺入部位に置くなどし、しばらく（1分ほど）経ったのち、注射針を刺入しても、その効果はほとんど期待できないと思われる。

2．局所麻酔薬の選択

　現在、わが国で流通している歯科用の局所麻酔薬は、表1に示すように2％リドカイン（キシロカイン、オーラ注、デンタカイン、キシレステシン、エピリド）、3％プロピトカイン（シタネスト）、3％メピバカイン（スキャンドネスト）の3種類である。

　麻酔を十分に効かせるためには、大量に注入すればよいことになるが、それぞれに極量や中毒量があり、むやみに注入することはもちろんできない。たとえば、リドカイン（1/80,000アドレナリン添加）の極量は500mgであり、2％リドカイン1.8mLのカートリッジに換算すると、13本あまりとなる。しかし、1回の歯科処置のために10カートリッジ以上を使うことはまずなく、そもそも、そのような大量投与では、途中から体外（口腔内）に漏れていることが容易に想像でき、極量に達することはほとんどない。したがって、薬剤の量については、必要十分な量を使用して差し支えない。

　患者は、ひとたび痛みを感じてしまうと、疼痛

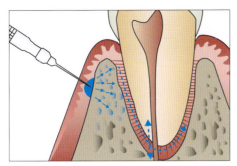
図❷　湿潤麻酔の作用機序

閾値（痛みを感じ始める最小の刺激）が下がる。すなわち、より敏感になり、痛みを我慢できなくなる。十分な量の局所麻酔薬を使用して、切削・切開などの侵襲を加える前に完全な無痛を得るようにしたい。

ただし、比較的大量の投与で注意すべきは、添加されているアドレナリンで、血圧上昇や頻脈、不整脈などを生じることがある。薬剤の添付文書にあるとおり、高血圧、動脈硬化、心不全、甲状腺機能亢進症、糖尿病を合併している患者、血管攣縮（狭心症発作）の既往のある患者への投与には、十分な注意が必要である。

このような症例には、アドレナリンが含まれていない局所麻酔薬を併用することも勧められる。表1に示すように、3％プロピトカインにはフェリプレシン（オクタプレシン）という血管収縮薬が含まれているが、アドレナリンよりは心血管系への影響は大きくないと考えられている。また、3％メピバカインは、血管収縮薬をはじめとする添加剤を含んでいないため、上記のような合併疾患のある患者にはもちろん、薬剤アレルギーの疑いのある症例にも安心して使用できる。

なお、欧米では、2％または4％アーティカイン（1/100,000または1/200,000アドレナリン添加）という局所麻酔薬カートリッジが市販されている。文献によれば、現在われわれが使用している2％リドカイン（1/80,000アドレナリン添加）よりも効果が確実で、作用時間も長いとされている。日本歯科麻酔学会では、厚生労働省に承認を要望しており、可及的に早い時期に使用できるようになれば、薬剤の選択肢が広がると期待されている。

3．浸潤麻酔

局所麻酔法として最も多く採用されているのは、浸潤麻酔であろう。図2に示すように、この麻酔法で念頭に置かねばならないことは、薬剤が「浸潤」し、効果部位に到達して麻酔効果を発揮するためには、ある程度の時間が必要である。前述したように、痛みを感じてしまうと疼痛閾値が下がり、痛みを感じやすくなってしまう。つまり、最初の痛み刺激を完全にコントロールできれば、それ以降の刺激は痛みとして認識されないが、初めに痛みとして認識されると、たとえ浸潤麻酔注射を追加して疼痛閾値を上げようとしても、なかなか効果が得られないという状態になってしまう。言い換えれば、処置が長引いて麻酔が効かなくなることを心配して急いで取り掛かるよりも、十分な時間をおいてから処置に取り掛かったほうが、痛みのコントロールをしやすいということである。

4．歯根膜内麻酔

歯根膜内麻酔とは、通常の浸潤麻酔用のカートリッジ型注射器や電動注射器（図3、4）[2,3]で、ポケット内に少量の局所麻酔薬を注入する方法である。抜髄の際など、大きな刺激があると予想される処置の麻酔法として確実な効果が期待できる。しかし、歯肉の剥離や歯槽骨削除など、口腔外科手術の途中でこの方法を使っても麻酔薬が口腔内に漏れ出すだけで、確実な効果は期待できない。また、歯肉縁の形態に配慮しなければならない場合には、本注射法により歯肉が腫脹することがあるので、適切な方法とはいえない。

なお、浸潤麻酔より前に歯根膜内麻酔を行うと、歯根膜を強大な力で剥離して激しい痛みを及ぼす可能性がある。この際は浸潤麻酔を行ってから歯根膜内麻酔を行うべきである。また、高度の慢性辺縁性歯周炎のある歯では、治療後に歯根膜症状として痛みが残存することがあるので、避けるべ

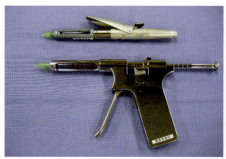
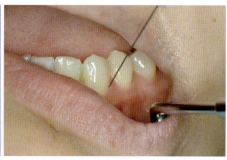

図❸ 歯根膜内用注射器（左図）と歯根膜内麻酔（右図）

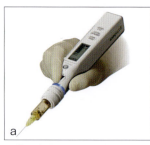
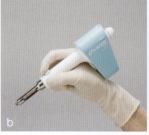
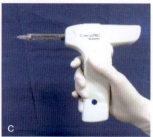
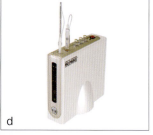

図❹ 各種の電動注射器。a：アネジェクトⅡ（日本歯科薬品）、b：オーラスターST（昭和薬品化工）、c：カートリーエースプロ（デントロニクス）、d：NO Pain Ⅲ（KMG）

きとする記載がある。

5．髄腔内麻酔

抜髄の最中で露髄している場合、または抜歯のために歯冠を除去して露髄している場合には、歯髄に直接、局所麻酔薬を注入する髄腔内麻酔が選択できる。わずかな量で完全な無痛が得られるが、注入時に患者が顔を背けるほどの痛みを生じることが多い。注入直前に痛みがあることを説明してから取り掛かるべきといわれている。

6．骨内麻酔

わが国では正式には販売されていないが、欧米では図5～9に示すような骨内麻酔のための機器が流通している[2,3]。いずれも皮質骨を貫通して、その内側の海綿骨内に薬液を注入する方法で、傍骨膜麻酔となる浸潤麻酔と比べ、より確実なブロックが期待できる。抜髄の途中や抜歯中に痛みを訴えられたときなどの除痛にいずれにも有効な方法といえる

なお、わが国では、このような未認可の機器の輸入を試みると、薬監証明を要求されるので、歯科医師免許証をはじめとする各種の書類を厚生局に提出する必要がある。

7．静脈内鎮静法

痛みには情動からくる痛みもあり、コントロールが難しい。究極的には患者－医療者関係の確立、つまり、患者がこの歯科医師なら安心して任せられるとの信頼関係が確立していれば、痛みもコントロールできることが多い。反対に、初診で痛みを訴えたため、痛みを伴う処置を行わざるを得ず麻酔注射をしたが、抜髄時には麻酔を何本打っても効かなったり、抜歯に取り掛かったが痛みを訴えられ難渋したり、小さな充填処置に予想外に局所麻酔注射を行ったあげく、治療後に麻痺感が長時間続いたという場合もある。

静脈内鎮静法は、患者をリラックスさせられるので、痛みに対して敏感な患者、不安感をもつ患者などには、極めて有効な方法である。血圧計や心電計、パルスオキシメーターをはじめとするモニターを装着し、静脈を確保したうえで、緩和精神安定薬や静脈麻酔薬などの薬液を注入し、至適鎮静状態を得る（図10）。本方法の開始に先立ち、知識・技術とも周到な準備が必要なことはいうまでもない。

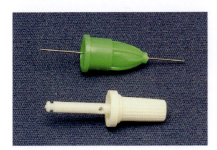

図❺ Stabident（スタビデント：Fairfax Dental）

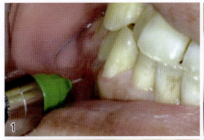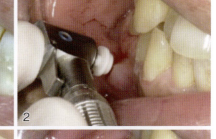
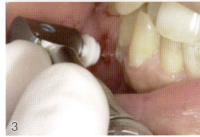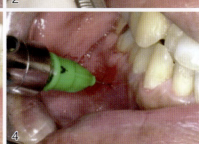

図❻ スタビデントによる骨内麻酔

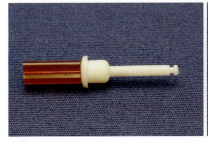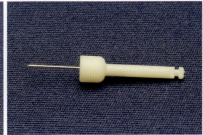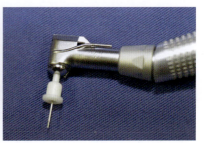

図❼ X-tip（エックスチップ：Dentsply）

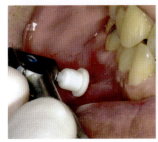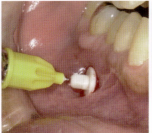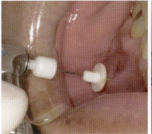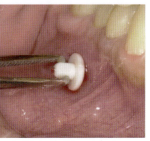

図❽ エックスチップによる骨内麻酔

症例

●症例1：大臼歯の抜髄

- 患者：50歳、女性

 ⌞6にう蝕があるため、抜髄を予定した。表面麻酔を行ったのち、2％リドカイン溶液（1/80,000アドレナリン添加）を用いて、局所麻酔注射を同歯頬側の歯肉頬移行部の根尖相当部と近遠心の歯間乳頭部に計1.8mLの浸潤麻酔を行った。3分後、咬合面の切削を開始したところ、患者が痛いと訴えた。そこで、さらに0.9mLの局所麻酔薬を同歯

の舌側歯肉の根尖相当部に追加した。患者は少し痛みを感じているようだが、我慢できるとのことなので切削を再開した。露髄すると思われる直前まで切削が進んだところ、顔をしかめて痛いと再び訴え、カートリッジ2本目の残り0.9mLを歯肉頬移行部に追加したが、最初の穿刺部位から麻酔薬が漏れてきてしまった。歯間乳頭部に刺入点を求めたが、ポケットからの局所麻酔薬の漏れがみられ、患者は苦い味がすると不満を漏らした。

- 対策

 3.6mLの投与量は決して多くないので、追加で

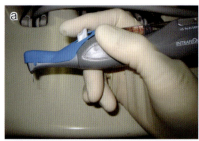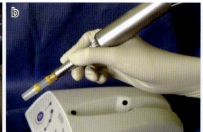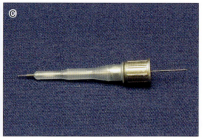

図❾　骨内麻酔用の機器。a：QuickSleeper（Cyberdent）、b：Intraflow（Dental Hitec）、c：Hypo Intraosseous needle（MPL technologies）

投与したい。しかし、3回に及ぶ注入により、穿刺部位からの漏れがあり、舌側の根尖相当部、歯肉頬移行部歯肉、歯間乳頭部は使えない。そこで、歯根膜内麻酔と骨内麻酔を行うのがよいだろう。それまで使っていた通常の浸潤麻酔用のカートリッジ型注射器で33Gの注射針がついていれば、ポケットに深く挿入し、できるだけゆっくりと少量を注入する。その際、プランジャーにかなりの圧力を感じているほうが、歯根膜内に確実に注入されたことになる。歯根膜内麻酔専用の注射器や電動注射器があれば、より軽い圧力あるいはスイッチを押下するだけで注入できる。

もし、骨内麻酔用のデバイスがあれば、積極的に使いたい。ただし、下顎第1大臼歯部では、drillingした際に先端が歯根に衝突する可能性がある。その場合には骨内麻酔は中止する。

露髄直前のため、露髄した際には髄腔内麻酔が使えそうである。しかし、本症例では疼痛閾値が下がったため、わずかな刺激も痛みとして捉えてしまう。露髄時には激しい痛みが出現し、その露髄部位に局所麻酔薬を注入する際には極めて大きな痛みを与えることになる。したがって、髄腔内麻酔はできるだけ避けたい。

◉症例2：埋伏歯の抜歯
▪患者：21歳、女性

埋伏している8̲が周囲炎のため、抜歯を予定した。2％リドカイン溶液（1/80,000アドレナリン添加）を用いて、局所麻酔注射を同歯の周囲のほか、第2大臼歯頬側の歯肉頬移行部、臼後三角まで計3.6mLの浸潤麻酔を行った。1分後、第2大臼歯

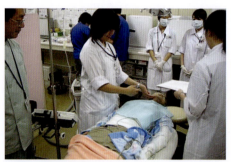

図❿　静脈内鎮静法

頬側の歯肉頬移行部、埋伏している歯の歯冠相当部歯肉をメスで切開・剥離した。すると、抜去する歯の歯冠部がわずかに確認できたので、タービンで歯槽骨を除去して歯冠部を明視下においた。一塊で抜去するのは困難と考え、タービンにて歯冠部を摘出した。その後、歯根に取り掛かったところ、患者が顔を振って痛いと訴えた。

▪対策

歯肉を剥離したうえで、歯冠部を摘出し、歯根部に取り掛かっているため、通常の浸潤麻酔を追加しても効果はない。歯根膜内麻酔は、すでにタービンを使用しているため、あまり期待はできないが、試みてもよいだろう。その際、針先がしっかりと歯根膜腔に入っていることを確認すべきで、低圧で注入できた場合には、薬液が漏れている可能性が高い。そこで、髄腔内麻酔が効果的と考えられる。それまで使用してきたカートリッジ型注射器を使用して、なるべく低速でごく少量を髄腔内に注射する。この際、麻酔には血管収縮薬が添加されている必要はないため、メピバカインのカートリッジの使用が推奨される。下顎孔の伝達麻酔もよいだろう。その際、患者が痛みを訴

えて、顔を動かすなどの体動があり得るため、姿勢を変えないようにとの説明が欠かせない。

最後方臼歯の抜歯の際、歯肉の剥離や歯槽骨の削除、歯の分割抜去が予想される場合、長時間の開口を強いる可能性がある。そこで、静脈内鎮静法が適応になる。処置中の意識は保たれ、術者の指示に従うことができ、血圧・脈拍などのバイタルサインは安定している。また、処置中の好ましくない記憶を残さないことが多く、開口を保持するための開口器を挿入・固定できるので手術操作が容易になる。

◉症例3：歯頸部のレジン充塡

▪ **患者：50歳、男性**

|1|の頬側歯頸部のくさび状のう蝕に対して、レジン充塡を予定した。欠損が小さいため、削除量はごく少量と予想し、欠損部の一部の形態を整えるだけで充塡が可能と考え、局所麻酔を行わずに切削を開始した。ところが、切削を開始したとたんに患者が顔をしかめて痛いと訴えた。そこで、2％リドカイン溶液（1/80,000アドレナリン添加）0.4mLを切削部周囲の歯肉に浸潤麻酔したが、切削を再開すると再度痛みを訴えた。残りの1.4mLを追加注入したが、それでも痛みを訴えた。

▪ **対策**

切削量が少ないため、無麻酔でできると思っていたところに、突然の痛みの訴えがあり、術者としては面食らったかもしれない。ひとたび痛みがあり、疼痛閾値が下がったところで、0.4mLの注入では、薬液量が少ないといわざるを得ない。また、患者の想定外の反応だったため、浸潤麻酔注射を済ませてすぐに切削を再開したのかもしれない。浸潤麻酔の項目で述べたように、十分な量の薬液を注入し、薬液が「浸潤」するまで数分間以上、待機するべきである。待つことによって、処置の間は麻酔効果が切れてしまうことはまずないだろう。なお、注射の部位は、根尖相当部の頬側歯肉が適切である。歯間乳頭部に刺入した場合、注入

後の膨隆によって、充塡部周囲の歯肉の形態が変わってしまうので避けるべきである。

切削した量がほんのわずかであれば、今回は治療を終了し、日を改めて、初めから表面麻酔、浸潤麻酔としっかりとした準備を行ってから、再度切削をするほうが、患者も安心するかもしれない。

◆ おわりに

麻酔は、抜髄や抜歯、レジン充塡などの歯科処置を円滑に行うための手段にすぎない。患者が痛くなく快適に処置が受けられ、歯科医師である術者がその技量を十二分に発揮できるような環境を提供するのが麻酔の役目である[4]。

筆者が学生時代に口腔外科を見学した際、抜歯が始まった患者が「先生、いまだに痛いのですが……」と訴えたところ、口腔外科医は「ナニ!?俺が麻酔をしたのに痛いと言うのか!!」と怒鳴った。患者は、「すみません、もう痛くありません……」と答え、抜歯は粛々と進んだ。このように、痛みは冒頭に示したように、情動にかかわる部分がかなりを占めていることがわかる。36年前の歯科医療の現場とは大きく変わっているため、この戦略は現在では決して通用しないが、情動にかかわる部分、すなわち、患者と医療者（歯科医師）の信頼関係を構築することは、「麻酔が効きにくいとき」という状況を大幅に減らすことができると考える。そのために、かつては問診と呼ばれた医療面接を丁寧に行うことを強く推奨したい。

【参考文献】

1）Fukayama H, et al. : Comparison of topical anesthesia of 20 % benzocaine and 60 % lidocaine gel. Oral Surgery, Oral Medicine, Oral Pathology, Oral Radiology and Endodontology, 94: 157-161, 2002.

2）Fukayama H. : Local anesthesia in dental practice - new methods of local anesthesia. Journal of Korean Dental Society of Anesthesiology, 3（2）: 71-79, 2003.

3）深山治久：歯科局所麻酔法の効率化に関する研究．日本歯科麻酔学会雑誌，32（1）：1-6，2004.

4）深山治久：歯科局所麻酔法の発展を願って．口腔病学会雑誌，77（3）：169-175，2010.

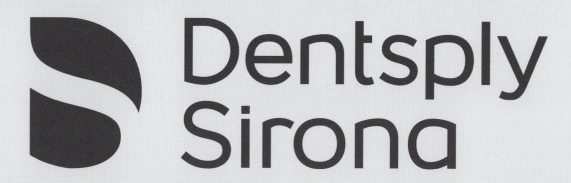

デンタルケアの未来を描く、
新しいストーリーが始まります。

見たこともない革新的なソリューションを生み出すために。
人々のQOL向上につながる、新たな答えを導きだしていくために。
歯科医療用材料と機器、各々のリーディングカンパニーである
「デンツプライ三金」と「シロナデンタルシステムズ」は、ひとつに
なります。デンタルケアの歴史に新しい1ページを、ここから。

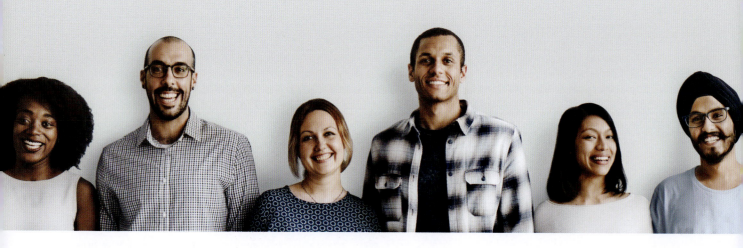

デンツプライ シロナ株式会社
本　社／〒106-0041 東京都港区麻布台1-8-10　麻布偕成ビル　Tel：03-5114-1001　　www.dentsplysirona.com

THE DENTAL
SOLUTIONS
COMPANY

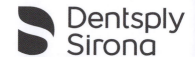

アップグレード
INTEGO/INTEGO pro

発売以来大好評のINTEGO/INTEGO proを大幅アップグレード

価格据置で新発売

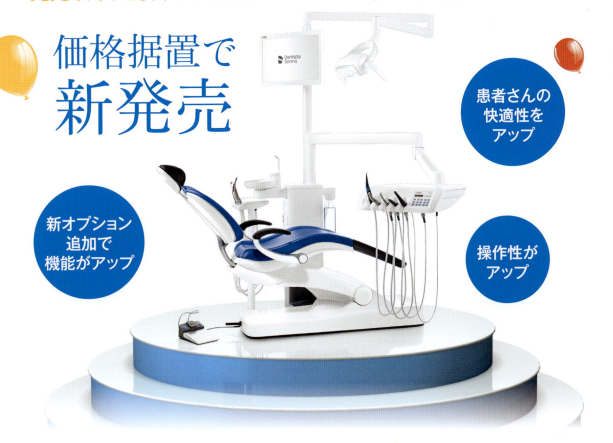

- 患者さんの快適性をアップ
- 新オプション追加で機能がアップ
- 操作性がアップ

患者さんの快適性をアップ

- エルゴモーション機能の追加で受診時の座り心地が大幅アップ
- フラットヘッドレストのヘッドクッション形状が人間工学的に改良されるとともにクッション性、肌触りが改良され、より快適に。

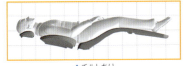
▲チルトあり

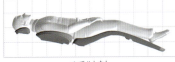
▲チルトなし

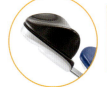

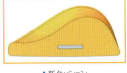
▲新クッション

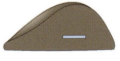
▲現行クッション

操作性がアップ

患者チェアのバックレストの作動スピードがアップ。

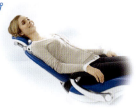

より安全で綺麗な設置

設置用ベースプレートをトリートメントセンターと床の間に取付けることで、トリートメントセンターが安定し、地震などに強く・安全になるとともに、ベースプレートの改良で設置が綺麗になりました。

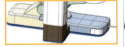
▲新ベースプレート

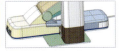
▲従来ベースプレート

製造販売元
デンツプライシロナ株式会社
本社／〒106-0041 東京都港区麻布台1-8-10 麻布偕成ビル

一般的名称:歯科用ユニット 販売名:シロナ INTEGO 認証番号:226AABZI00151000 管理医療機器、特定保守管理医療機器、設置管理医療機器
一般的名称:歯科用ユニット 販売名:シロナ INTEGO pro 認証番号:228AABZI00067000 管理医療機器、特定保守管理医療機器、設置管理医療機器

※改良のため仕様および外観を予告なく変更する場合があります。

■支店・営業所
- ■札幌支店　Tel:011-709-5800
- ■仙台支店　Tel:022-266-4020
- ■東京支店　Tel:03-5148-7895
- ■横浜支店　Tel:045-440-1521
- ■名古屋支店　Tel:052-251-8467
- ■大阪支店　Tel:06-6243-6636
- ■広島支店　Tel:082-546-2301
- ■福岡支店　Tel:092-518-1800
- ■盛岡営業所　Tel:019-604-2340
- ■庄内営業所　Tel:0235-29-1217
- ■静岡営業所　Tel:054-653-2711
- ■宇都宮サービスステーション　Tel:028-614-3710
- ■長野サービスステーション　Tel:026-217-6171

THE DENTAL SOLUTIONS COMPANY

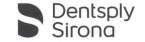

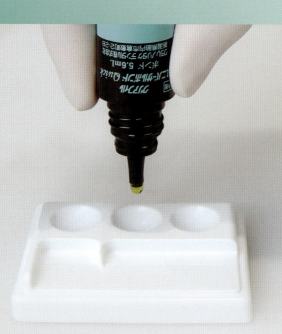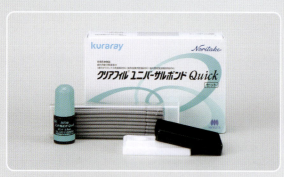

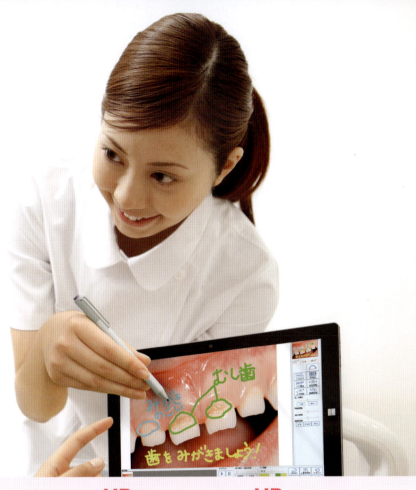

「最近、うちの歯科衛生士は積極的だ。」

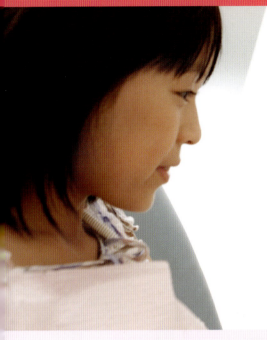

画像を取り込む、直接書く、説明する。伝えやすさ **UP** は、モチベーション **UP** に。

Visual MAX DH
（ビジュアルマックス）

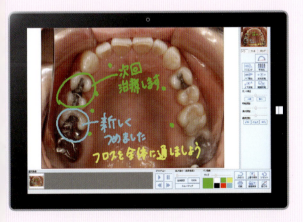

患者コミュニケーションのノウハウを、タブレット1台に集約

主な機能
- ◎ 歯科画像を取り込み。そして、画像に直接書き込み、保存。
- ◎ 歯周検査をはじめとした、充実した検査機能。
  歯周検査のための音声入力機能もオプションにてご用意。
- ◎ さまざまな提供文書を、その場で画像を貼付して作成・印刷。
- ◎ 歯科画像も提供文書も、患者毎に時系列で一括管理。

上記の機能すべてをタブレット1台で！

なんと！

月額目安（7年リース）　月々 **12,900** 円〜（税別）
※搬入調整費、インスト費、オプション費、保守料別途

「スタッフが主役」な医院づくりを応援します

grow up together

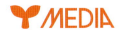
MEDIA

メディア株式会社　【本社】東京都文京区本郷 3-26-6　NREG 本郷三丁目ビル 8F　TEL：03-5684-2510（代）　FAX：03-5684-2516
【Web サイト】www.media-inc.co.jp　　ビジュアルマックス　検索

Dentronics

優しい麻酔注射カルテット

安全性が高く疲れにくいので、ドクターに優しい。
痛みが少ないので、患者さんに優しい。
4人でがんばる、カルテット。

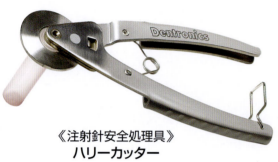

《歯科麻酔用電動注射器》
カートリーエース・プロ

押圧の変動や手振れが少ないので、
注入時の痛みが減少します。
手圧では困難な33G/31G注射針が、
無理なく使えます。
バック機能により、伝麻にも対応します。
1.8mlと1mlカートリッジが使えます。

- 歯科麻酔用電動注射筒
- 管理医療機器/特定保守管理医療機器
- 医療機器承認番号21600BZZ00280000

標準価格 75,000円（税別）

《注射針安全処理具》
ハリーカッター

使用した注射針をその場でカットして、安全に収納します。
年間1万件を超えるともいわれる誤穿刺事故を防ぎます。

標準価格 8,500円（税別）
別売品カートリッジ 1,500円（栓付き5個、税別）

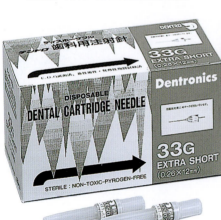
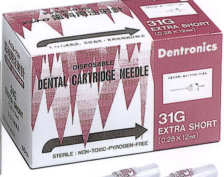
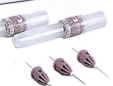
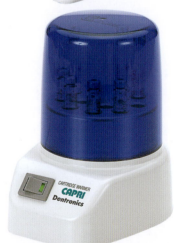

《ディスポーザブル歯科用注射針》
33G/31G EXTRA SHORT

麻酔カートリッジ用。30Gにほぼ匹敵する内径による、快適な注射スピード。
画期的に細い外径（φ0.26/φ0.28）が、患者さんの痛みを大幅に軽減します。
剛性十分な12mmエクストラショートタイプで、カートリーエース・プロに最適です。

- 歯科用注射針
- 管理医療機器
- 医療機器認証番号16000BZZ00641000

33G/31G標準価格 3,000円/2,500円（100本入り、税別）

《カートリッジウォーマー》
カプリ

麻酔液カートリッジを、痛みの少ない温度とされる37℃に温めて保温します。
カートリーエース・プロの真価を、最大限に引き出してくれます。

標準価格 55,000円（税別）

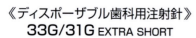

発売元　株式会社デントロニクス
〒169-0075東京都新宿区高田馬場1-30-15　TEL（03）3209-7121　FAX（03）3232-6764

カートリーエース・プロ製造販売元　城田電気炉材株式会社（製造販売業13B2X00051）〒165-0033東京都中野区若宮2-55-3　TEL（03）3330-6370
33G/31G注射針製造販売元　ミサワ医科工業株式会社（製造販売業08B2X10007）〒309-1717 茨城県笠間市旭町351　TEL（0296）77-8804

www.dentronics.co.jp

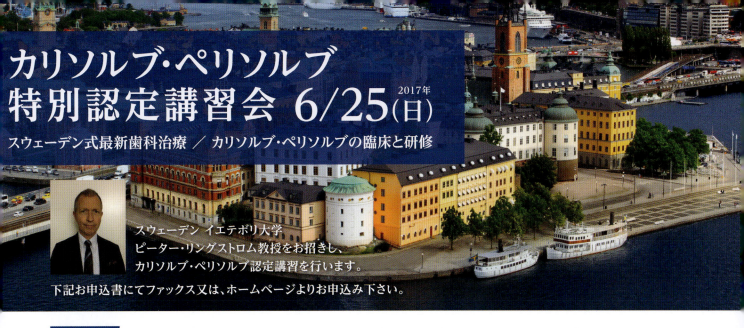

カリソルブ・ペリソルブ特別認定講習会 6/25(日) 2017年

スウェーデン式最新歯科治療 / カリソルブ・ペリソルブの臨床と研修

スウェーデン イエテボリ大学ピーター・リングストロム教授をお招きし、カリソルブ・ペリソルブ認定講習を行います。

下記お申込書にてファックス又は、ホームページよりお申込み下さい。

主催	スウェーデン ルビコンライフサイエンス社　株式会社トータルヘルスコンサルティング
講演内容	カリソルブ・ペリソルブ認定講習会 ■ ピーター・リングストロム　イエテボリ大学教授・スウェーデン王国公衆歯科衛生局専門官 「スウェーデン式最新歯科治療」 スウェーデンはなぜ世界の歯科先進国となったのか？ ■ スウェーデン　ルビコンライフサイエンス社　マグナス・オールソン副社長 「カリソルブ・ペリソルブの臨床と研修」 受講された歯科医師又は衛生士にはカリソルブ・ペリソルブの認定医又は認定衛生士証書とルビコンライフサイエンス社の受講修了書が授与されます。
会場	東京都千代田区　東京歯科大学講堂（予定）　午前の部 10:00～13:00　午後の部 14:00～17:00 ※同じ講演内容となりますので、午前・午後のどちらかでお申し込み下さい。
定員	午前・午後ともに各300名（定員に成り次第締め切らせて頂きます）
参加費	歯科医師21,600円（税込）歯科衛生士・助手・その他10,800円（税込） 下記の申込書にご記入の上FAXにてご送信ください。参加費を個人名にて下記宛てにお振り込みください。お振込をもって登録完了とさせていただきます。なお、参加費の返却は致しかねますのでご了承ください。
振込先	銀行名：ジャパンネット銀行 支店名：本店営業部 種別：普通預金 口座番号：5695726 名義：株式会社トータルヘルスコンサルティング　※振込手数料は別途ご負担下さい。
お問合せ	株式会社トータルヘルスコンサルティング 電話: 03-3526-0360　FAX: 03-3251-5340　Mail: dental@thcjapan.com ホームページ　carisolv.info 又は、perisolv.info

カリソルブ・ペリソルブ特別認定講習 専用申込書

お名前：
貴医院名：
ご住所：〒
お電話番号：
FAX：
メール：
希望時間：□午前　□午後
職種：□歯科医師　□歯科衛生士　□歯科助手　□その他
　　　□カリソルブユーザー　□左記同伴者　□一般

FAX 03-3251-5340

●編集委員略歴

大谷一紀（おおたに かずのり）

1973 年	東京都生まれ
1997 年	日本大学歯学部卒業
1997 年	日本大学歯学部歯科補綴学Ⅲ講座入局
2006 年	東京都台東区・大谷歯科クリニック勤務
2013 年	医療法人社団徳洋会　理事長

現在に至る

....

日本補綴歯科学会 専門医
日本顎咬合学会 認定医
日本歯科審美学会 会員
日本歯科理工学会 会員

三橋 晃（みつはし あきら）

1966 年	神奈川県生まれ
1991 年	神奈川歯科大学卒業
	神奈川歯科大学保存修復学教室入局
2008 年	神奈川歯科大学大学院
	歯学研究科歯髄生物学講座入局
2014 年	神奈川県鎌倉市にて鎌倉デンタルクリニック開業

現在に至る

....

神奈川歯科大学 臨床教授
関東歯内療法学会 副会長
日本顕微鏡歯科学会 理事・指導医
日本歯科保存学会 専門医
日本口腔顔面痛学会 指導医

山城正司（やましろ まさし）

1963 年	沖縄県那覇市生まれ
1988 年	東京医科歯科大学歯学部卒業
	東京医科歯科大学
	第一口腔外科（現顎顔面外科）入局
2007 年	群馬県立がんセンター歯科口腔外科部長
2009 年	東京医科歯科大学大学院顎顔面外科講師
2013 年	NTT 東日本関東病院歯科口腔外科部長

現在に至る

....

日本口腔外科学会 専門医・指導医
日本がん治療認定医機構 がん治療認定医（歯科口腔外科）
口腔腫瘍学会 評議員
頭頸部癌学会 評議員
口腔癌取り扱い規約ワーキンググループ委員

DENTAL DIAMOND 増刊号

日常臨床における 難症例集
求められる診断と適切な対応

発 行 日──2017 年 4 月 1 日　通巻第 616 号
編 集 委 員──大谷一紀｜三橋 晃｜山城正司
発 行 人──濱野 優
発 行 所──株式会社デンタルダイヤモンド社
　　　　　　〒 113-0033
　　　　　　東京都文京区本郷 3-2-15　新興ビル
　　　　　　TEL　03-6801-5810 ㈹
　　　　　　http://www.dental-diamond.co.jp/
　　　　　　振替口座　00160-3-10768
印 刷 所──株式会社エス・ケイ・ジェイ

・ 本書の複製権・翻訳権・上映権・譲渡権・公衆送信権（送信可能化権を含む）は㈱デンタルダイヤモンド社が保有します。
・ ＜JCOPY ㈳出版者著作権管理機構 委託出版物＞
　本書の無断複写は著作権法上での例外を除き禁じられています。複写される場合は、そのつど事前に、㈳出版者著作権
管理機構（電話 03-3513-6969、FAX 03-3513-6979、e-mail : info@jcopy.or.jp）の許諾を得てください。